小儿外治疗法技术操作规范

XIAOER WAIZHI LIAOFA JISHU CAOZUO GUIFAN

顾　问　俞　建　熊　磊
　　　　　闫慧敏　汪受传
主　编　万力生

河南科学技术出版社

·郑州·

内容提要

本书简要介绍了小儿常见外治疾病的种类、治疗操作规范、临床表现、诊断标准、检查方法、注意事项等。本书重点阐述了30种小儿常见外治疾病治疗操作规范,包括翼腭神经节针刺术,皮内针技术,穴位埋线技术,耳穴疗法技术,挑治疗法技术,灸疗、热疗技术,小儿推拿技术,拔罐与刮痧技术,中药穴位贴敷、涂擦、外洗、熏洗技术,经皮给药技术,芳香疗法技术,中药直肠给药技术等。本书适合儿科医师、全科医师及中医技师阅读参考。

图书在版编目(CIP)数据

小儿外治疗法技术操作规范/万力生主编. —郑州:河南科学技术出版社,2023.11

ISBN 978-7-5725-1280-3

Ⅰ.①小… Ⅱ.①万… Ⅲ.①小儿疾病-外治法-技术操作规程 Ⅳ.①R272-65

中国国家版本馆 CIP 数据核字(2023)第 198343 号

出版发行:河南科学技术出版社
　　　　　北京名医世纪文化传媒有限公司
　　　　　地址:北京市丰台区万丰路 316 号万开基地 B 座 115 室　邮编:100161
　　　　　电话:010-63863186　010-63863168
策划编辑:焦万田
责任编辑:焦万田　郭春喜
责任审读:周晓洲
责任校对:龚利霞
封面设计:中通世奥
版式设计:崔刚工作室
责任印制:程晋荣
印　　刷:河南省环发印务有限公司
经　　销:全国新华书店、医学书店、网店
开　　本:850 mm×1168 mm　1/32　印张:13　字数:230 千字
版　　次:2023 年 11 月第 1 版　　2023 年 11 月第 1 次印刷
定　　价:88.00 元

编著者

顾　问　俞　建　熊　磊　闫慧敏　汪受传

主　编　万力生

副主编　王绍洁　吕忠礼　李海朋　吴力群　陈争光
　　　　陈　辉　张国成　金炳旭　杨京华　钟　晖
　　　　郑跃杰　袁　青　曹建国　谢丁一　潘宏光

编　者　(以姓氏笔画为序)

丁　丽	万力生	王　超	王绍洁	卞　菊
史艳平	白　雪	冯　雯	兰　颖	曲晓红
吕忠礼	刘玉玲	刘晓莉	孙克兴	牟青惠
苏晋燕	李　瑶	李小竹	李小倩	李小曼
李子雁	李若男	李彦昕	李海朋	李瑞豪
杨丽艳	杨京华	吴力群	吴伟霞	何　莉
张　君	张少卿	张丹婷	张冬雪	张国成
张金召	张建敏	张翼宇	陈　敏	陈　辉
陈争光	陈秀珍	陈璇如	邵慧迪	林向韶
易　玮	典迎彬	金炳旭	周　钰	郑　波
郑跃杰	赵　勇	赵鑫宇	郝　静	胡　艳
钟　晖	姜丕英	袁　青	袁敬敬	顾小元
徐　玲	徐　博	徐金星	徐建萍	徐振华
殷　洁	曹建国	崔　霞	崔韶阳	矫承媛
梁慧琳	彭金兰	普丽英	谢丁一	谭朱江
潘宏光	薛　飞			

本书为中国中西医结合学会儿科专业委员会小儿外治学学组专家共识

顾　问

俞建教授　中国中西医结合学会儿科专业委员会主任委员

熊磊教授　中华中医药学会儿科专业委员会主任委员

闫慧敏教授　福棠儿童医学发展研究中心中医儿科专业委员会主任委员

汪受传教授　世界中医药学会联合会儿科专业委员会主任委员

30种小儿外治疗法技术操作规范编写负责人（按章节顺序）

袁青教授（广州中医药大学第一附属医院）　负责靳三针技术操作规范编写

陈争光副教授（深圳市儿童医院）　负责翼腭神经节针刺术操作规范编写

吕忠礼教授（北京儿童医院）　负责皮内针技术操作规范编写

金炳旭教授（广州市番禺区中医院）　负责穴位埋线技术操作规范编写

吴力群教授（北京中医药大学东方医院）　负责耳穴疗法技术操作规范编写

李海朋副教授（深圳市儿童医院）　负责挑治疗法技术操作规范编写

陈辉教授（昆明市儿童医院）　负责艾灸、督灸、热熨、中药封包技术操作规范编写

谢丁一教授（江西省中医院）　负责热敏灸、雷火灸、天灸技术操作规范编写

万力生教授（深圳市儿童医院）　负责小儿推拿技术、经皮给药技术

操作规范编写

杨京华教授(广东省中医院) 负责拔罐与刮痧技术操作规范编写

王绍洁教授[大连市妇女儿童医疗中心(集团)] 负责中药穴位贴敷、涂擦、外洗、熏洗技术操作规范编写

熊磊教授(云南中医药大学) 负责芳香疗法技术操作规范编写

张国成教授(陕中医二附院儿童医院) 负责直肠给药技术操作规范编写

郑跃杰教授(深圳市儿童医院) 负责雾化吸入技术操作规范编写

潘宏光教授(深圳市儿童医院)、陈敏教授(北京儿童医院) 负责鼻腔冲洗、鼻腔给药、滴耳技术操作规范编写

钟晖教授(深圳市儿童医院) 负责滴眼、泪道冲洗技术操作规范编写

曹建国教授(深圳市儿童医院) 负责康复技术操作规范编写

前　言

外治疗法源远流长,萌芽于原始社会,奠基于先秦,发展于汉唐,丰富于宋金元,成熟于明清,提高于现代。

清代吴师机《理瀹骈文》,集外治技术之大成,作了一次划时代的实践总结,完善了外治理论,提出"外治之理,亦即内治之理";内病外取,须分三焦论治,提出了"三部应三法"的外治体系。即"上用嚏,中用填,下用坐"。对于"不肯服药之人,不能服药之症",尤其对危重病症,更能显示出其治疗之独特,故有"良丁(名医)不废外治"之说。

很长一段时间,外治疗法被冷落、被质疑,随着现代科技的进步,外治疗法的疗效机制将会日渐揭开神秘面纱。大量的临床数据证明,外治疗法的疗效是安全的、可靠的。外治疗法从被冷落到再次重新发现它的闪光点,受到患者的喜爱,已成为普遍动向和趋势。深圳市儿童医院中医科22项外治疗法已成为中医科发展的有力武器、金字招牌,每年吸引着10多万患儿前来就诊,也吸引了全国20多家医院的医师来进修,100多家单位来参观学习,不仅取得了临床疗效,也取得了很好的社会效益和绩效。同时,也得到上级的认可,成为深圳市中医适宜技术培训基地、广东省中医儿科重点专科小儿推拿协作组组长单位、广东省中西医结合儿科专业委员会外治学学组组长单位、中国中西医结合儿科专业委员会外治学学组组长单位。一张处方+几种外治疗法＝最佳组合（内外合治）、最佳疗效。

当前,外治疗法受到广大家长的好评！穴位贴敷,小儿通便贴、小儿止泻贴、小儿止汗贴、小儿消肿贴,一贴就好,成了"明星贴",很多家长来看病是奔着"明星贴"来的。有一个2岁患儿,吃什么吐什么,大便还不成形,吃了几天西药没效,中药吃不下,用藿香正气液洒在棉球上敷脐,3天就不吐了。很多腹胀、便秘的孩子,几天不排便,肛裂出血,小儿推拿一次就见效。很多家长知道后,孩子一有便秘,就带来做小儿推拿。功能性再发性腹痛、盘肠气痛（脾胃虚寒）的孩子,用镇痛药、解痉药、抑酸药、胃黏膜保护药等效果均不明显,雷火灸20分钟,大汗一出,腹痛立刻缓解。家长觉得太神奇了,很多疼痛的孩子,只要是西药搞不定,都跑来灸一下。

孩子无疑是一个家庭中最受宠的宝贝,外治疗法成为孩子的最爱,也成为儿科临床的新宠。外治疗法具备5大特点:不吃药,不打针,依从性好;简单、方便、灵验;既可单独外用,亦可结合内治法配合应用;容易传播;不良反应小,相对安全。

外治疗法虽好,但也存在潜在的风险,外治疗法的安全性应高度关注。主要存在两个方面:一是操作失误,小儿推拿、康复操有骨折、婴儿摇晃综合征的风险,针刺有气胸、断针、晕针的风险,拔罐、艾灸、雷火灸、热奄包、外洗有烫伤的风险,灌肠有穿孔的风险;皮内针、耳针、敷贴、埋线有感染的风险。二是外治疗法存在一些糟粕,甚至存在一些玄学,民间有很多"玄"术,"玄"是生财之"钥"。作为真正的医者,一定要有质疑的精神,要实事求是,取其精华,去其糟粕,去"玄"求"道"。

为此,我们组织中国中西医结合学会儿科专业委员会小儿外治学学组20位专家共同编写《小儿外治疗法操作规范》专家共识,书中对靳三针、翼腭神经节针刺术、皮内针、穴位埋线、耳穴疗法、挑治、灸疗、热疗、小儿推拿、拔罐、刮痧、穴位贴敷、涂擦、外洗、熏洗、经皮给药、芳香疗法、直肠给药、雾化、鼻腔冲洗、鼻腔给药、滴耳、滴眼、泪道冲洗、康复技术30种外治疗法的适应证、操作方法、注意事项、临床应用进行规范,达成了专家共识。《小儿外治疗法操作规范》专家共识的制定,擦亮了儿科临床技能的金字招牌,规范了儿科外治技术,使临床医师全面了解外治疗法相关知识、易于实际操作,便于在临床中广泛应用。

中国中西医结合学会儿科
专业委员会小儿外治学学组组长　万力生教授
深圳市儿童医院
2023 年 2 月 20 日

目　录

第1章

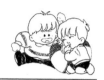

靳三针技术

一、概念

靳三针疗法，是以靳瑞教授为创始人的"靳三针"组穴配方为主的一种临床针灸选穴流派。

靳三针以头部穴组为主，配合辨证取穴。头部穴组主要根据脑的神经功能位于头皮相应分布区域、经络循行和临床经验，采取以区域取穴为主，取额部的"智三针"主攻智力，头顶部的"四神针"主攻神志，颞侧的"颞三针"相应于大脑中央前后回，主肢体运动和感觉，后脑部的"脑三针"相应于小脑部，主攻平衡、技巧及五官功能。

二、适应证

主治儿童自闭症、小儿脑性瘫痪、注意力缺陷多动症、精神发育迟滞、儿童抽动障碍等儿童脑病。

三、操作方法

（一）体位及辅助方法

1. 针前准备

（1）要讲究毫针的选择。毫针在针灸临床上应用最广泛。针刺长度采用 32—35 号 1 寸针灸针。不要采用过细的针灸针进行治疗,因头皮针多,细针不宜入针,且部分患儿合作度差,容易引起弯针等情况的发生。

(2)不宜空腹、精神疲惫,针刺环境要安静。空腹治疗容易引起晕针,在良好精神及安静的环境下患儿情绪稳定,不容易紧张,可以更加配合治疗。

(3)宜在白天进行针刺,上、下午皆可。

2. 体位

(1)配合治疗的患儿,采取自己端坐位,面向医师,先针刺手足,后针刺头面。考虑针刺手足后,患儿手足挣扎减少,利于头部针刺的操作。

(2)让患儿坐在家长身前,面向医师。首先家长用左手抓住患儿的右手,右手抓住患儿的左手,然后家长两手紧抱胸前。这时医师将患儿的右足提起放在自己的右腿上进行足部穴位的针刺,同法再针刺左足,针完后将患儿双足分别放置于家长大腿的外侧,一般针刺足部穴位后患儿基本不踢腿。接着取患者的一侧手掌,轻抓示指或中指头,从远端穴位开始针刺,若患儿手臂挣扎,可让家长轻抓手腕或手肘处。同法针刺另一侧手部穴位,针完后将患儿的双手轻放于身体外侧。最后让家长固定患儿腰部和头部,即用双手撑住头枕部和下颌,两肘夹住患儿腰部,将患儿的头部稍稍压低,医师可一手扶助患儿头部帮助固定,另一手进行针刺,头针刺的顺序:四神针、脑三针、头智针、颞三针、颞上三针、舌三针。醒神针等刺激性穴位最后针刺。

(二)技术标准、步骤与疗程

1. **针刺手法** 入针宜"正指直刺,无针左右,神在秋毫,用意在针"。主张消毒后把针放在穴位上缓慢进针,采用捻转进针法。一般右手拇、示、中指持针,三指协同快速捻转,使针尖刺入皮肤。对头皮针运用捻转行导气同经手法得气,关节以下的穴位运用提插法得气。得气后留针,得气与否,直接关系到治疗的效果。

2. 针刺步骤　先针手足,再针头部,最后针刺刺激性穴位。手足针刺顺序为从远端到近端。头部针刺的顺序:四神针、脑三针、头智针、颞三针、颞上三针、舌三针。

(1)选穴

①主穴穴组

手三针:合谷、曲池、外关(图 1-9)。

足三针:足三里、三阴交、太冲(图 1-10)。

四神针:百会穴前后左右各旁开 1.5 寸(图 1-1)。

定神针:印堂、左右阳白穴上各 0.5 寸(图 1-4)。

脑三针:脑户、双脑空,共 3 穴(图 1-2)。

脑上三针:脑三针上 1 寸,共 3 穴。

智三针:神庭、双本神,共 3 穴(图 1-3)。

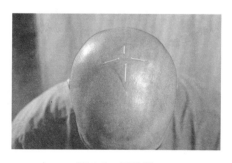

图 1-1　四神针

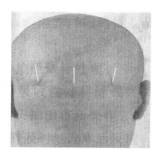

图 1-2　脑三针

颞三针:耳尖直上入发际 2 寸及同一水平前后各 1 寸,共 3 穴(图 1-5)。

颞上三针:左耳尖直上入发际 3 寸及同一水平前后各 1 寸,共 3 穴。

舌三针:拇指间横纹平下颌前缘,拇指尖处为第 1 针(上廉泉),其左右各旁开 1 寸处为第 2 针(廉泉左)、第 3 针(廉泉右)(图 1-6)。

②醒神穴组:人中、少商、隐白。

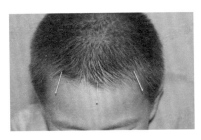

图 1-3　智三针

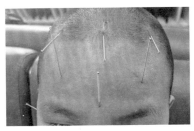

图 1-4　定神针

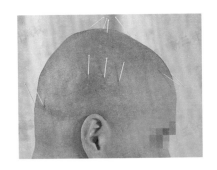

图 1-5　颞三针

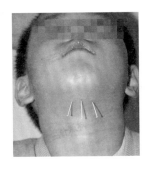

图 1-6　舌三针

③调心神脑神穴组

手智针:内关、神门、劳宫(图1-7)。

足智针:涌泉、泉中(趾端至足跟后缘连线中点)、泉中内(平泉中穴向外旁开0.8寸)(图1-8)。

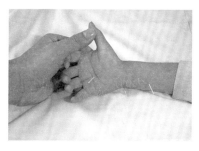

图1-7 手智针

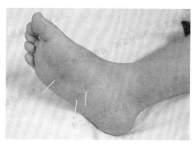

图1-8 足智针

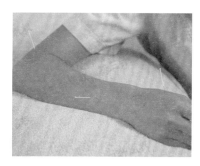

图1-9 手三针

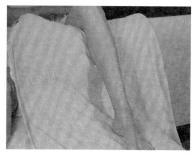

图1-10 足三针

(2)辨证分型及随证配穴:肝郁气滞型,加合谷、太冲穴;心肝火旺型,加少府、行间穴;痰迷心窍型,加丰隆、大陵穴;肾精亏虚型加太溪穴。

3. 针刺的角度 是指进针时针身与皮肤表面所构成的

夹角,是根据针刺部位皮肤的厚薄、穴位和脏腑器官的关系而决定的。针刺角度的大小,是保证针刺疗效和防止意外事故发生的重要环节。常用的针刺角度有直针、斜针、平针三种。头部穴位多用平刺或斜刺,用1寸针,入针6~7分,不宜过深,尤其是小儿好动,易造成弯针或断针,断针多在针身与针柄之间断,故进针时宜剩3分在皮外;舌三针在下颌骨后和廉泉之间取穴,正中旁开0.6~0.8寸(不足1寸),垂直向上进针,要避开颈总动脉;小儿手智三针宜浅刺,内关穴一定要留针,但不宜太深。

(1)直针:即针身与皮肤表面呈直角刺入穴位。常用于针刺肌肉较丰厚的四肢、腰、臀、腹部位的穴位。

(2)斜针:即针身与皮肤表面约呈45°斜刺。适用于针刺皮肉较浅薄的胸、背部位的穴位。

(3)平针:即针身与皮肤表面约呈15°刺入穴内。常用于针刺皮肉浅薄的头部穴位。

4. 针刺方法及顺序

(1)头针刺的顺序依次为四神针、脑三针、头智针、颞三针、颞上三针、舌三针。

(2)四神针向前后左右各平刺0.5~0.8寸;脑三针向下平刺0.5~0.8寸;智三针向后平刺0.5~0.8寸;颞三针、颞上三针均向下平刺0.5~0.8寸;舌三针向上(舌根部)直刺0.5~0.8寸;手智针的内关穴直刺0.5~0.8寸,神门穴直刺0.3寸,劳宫穴向合谷穴方向斜刺0.5寸;足智针的涌泉穴向太冲穴方向斜刺0.5~0.8寸,泉中穴、泉中内穴直刺0.5寸;醒神针各穴直刺0.2~0.3寸;合谷、太冲、丰隆穴直刺0.5寸;少府、行间、大陵、太溪各穴直刺

0.2～0.3寸。

5. 补泻手法　头部穴位多留针,补泻手法多选五输穴运用提插法行补泻手法。虚者行补法,实者行泻法,不盛不虚行导气同精法。

6. 留针及行针时间　留针30分钟至1小时,每10分钟行针1次。对头皮针运用捻转行针手法,关节以下的穴位及临症配穴运用提插法行补泻手法。留针时要叮嘱患儿家长,不要随便移动患儿体位,并随时向医师报告患儿异常,切忌自己移动体位。

7. 出针方法及注意事项

(1)出针时,先以左手拇、示指分开,轻按于针周围皮肤,右手持针柄,轻微捻转,并缓慢将针提至皮下,然后迅速拔出。为了防止出血,可用干棉球按压针孔。出完针后,应检查针数,以免遗漏,造成不良影响。在四肢部位的针有时因伸屈或扭转引起滞针,应小心地退针;头部的针因头发长(尤其是女患儿)而较易漏针,或不易发现出血。较简单的办法是待出针后以手掌将头摸一遍,如有漏针会马上摸到,如有出血也能及时发现。

(2)有时头部穴位出针后过一段时间才出血,注意棉球按压止血。肢体穴位出针可随证运用补泻手法,实证可在某些穴位慢摇出针,虚证则用快速出针法。

8. 针刺量　每日白天针刺1次,每周3～5次,120次为1个疗程。每个疗程间可以休息2周到1个月。

四、注意事项

1. 患儿在过于饥饿、疲劳,精神过度紧张时,不宜立即进行针刺。对身体瘦弱、气虚血亏的患儿,进行针刺时手法不宜过强,并应尽量选用卧位。

2. 常有自发性出血或损伤后出血不止的患儿,不宜针刺。

3. 皮肤有感染、溃疡、瘢痕或肿瘤的部位,不宜针刺。

4. 意外情况及处理方法如下。

(1)滞针:是在行针时或留针后医者感觉针下涩滞,捻转、提插、出针均感困难而患儿则感觉剧痛、哭闹的现象。若患儿精神紧张,局部肌肉过度收缩时,可稍延长留针时间,或于滞针腧穴附近进行循按或叩弹针柄,或在附近再刺一针,以宣散气血,而缓解肌肉的紧张。若行针不当,或单向捻针而滞针者,可向相反方向将针捻回,并用刮柄、弹柄法,使缠绕的肌纤维回释,即可消除滞针。

(2)弯针:是进针时或将针刺入穴位后,由于患儿体位的变化,针身在体内形成弯曲。出现弯针后,即不得再行提插、捻转等手法。如针柄轻微弯曲,应慢慢将针起出。若弯曲角度过大时,应顺着弯曲方向将针起出。若由于患儿移动体位所致,应使患儿慢慢恢复原来体位,局部肌肉放松后,再将针缓缓起出。切忌强行拔针,以免将针体折断,留在体内。

(3)血肿:是针刺部位出现皮下出血而引起的肿痛。注意出针后棉球按压出血针口。若微量的皮下出血而局部小块青紫时,一般不必处理,可以自行消退。若局部肿胀疼痛较剧,青紫面积大而影响到活动功能时,可先做冷敷止血后,再做热敷或在局部轻轻揉按,以促使局部瘀血消散吸收。

五、临床运用

1. 儿童自闭症

（1）选穴及补泻手法

①主穴：四神针、脑三针、定神针、启闭针、舌三针、足智针、手智针。头部穴组、足智针用捻转行针，内关穴行导法，神门穴行补法，劳宫穴行泻法。

②配穴：肝郁气滞型，配合谷、太冲穴，行导法；心肝火旺型，配少府、行间穴，行泻法；痰迷心窍型，配丰隆、大陵穴，行泻法；肾精亏虚型，配太溪穴，行补法。

（2）取穴要点及入针方法

①患儿取坐位，或由家长坐位，再抱住患儿，让患儿坐在其腿上。

②针具以 1 寸毫针为主。

③脑三针，针刺时先扎脑户穴，再扎脑空穴。施术者左手掌心向着受术者额头，轻扶固定，右手示指在受术者后发际正中上 0.5 寸的凹陷处探及哑门穴后，在哑门穴直上 3 寸处垂直向下寻穴，约在哑门穴直上 2.5 寸处可触及枕外隆突上的凹陷，此处即为脑户穴。用乙醇棉球消毒后，施术者手持针柄，将针尖置于受术者的脑户穴上，向上拖动针身 2～3 分，两神合一。针身与皮肤呈 45°斜刺入针，快速捻转透皮后，扳平针身，使针尖垂直向下，平刺缓慢进针。若针下有阻力感，则可能扎中骨膜或血管，应将针身稍微退出，调整方向，重新进针，得气为度。取脑空穴时，施术者左手轻扶固定受术者额头，右手在受术者胸锁乳突肌与斜方肌上端之间平风府穴的凹陷中探及风池穴后，在风池穴直上 2.5 寸

处垂直向下寻穴,约在风池穴直上 2 寸处可触及一凹陷,此处即为脑空穴。入针方法同脑户穴。脑三针入针完毕后,3 支毫针应在同一水平线上,针尖距离相等。

④四神针,施术者先正视受术者的印堂穴,印堂穴直上入前发际 3.5 寸(即距离百会穴 1.5 寸)的凹陷处为前顶穴(四神Ⅰ针)。用乙醇棉球消毒后,施术者手持针柄,针尖向前发际方向,置于受术者的前顶穴上,向百会方向拖动针身 2～3 分,两神合一,斜刺进针,快速捻转透皮后,缓慢进针,得气为度。后顶穴(四神Ⅱ针)在后正中线上,与百会穴的距离同前顶穴,针刺时针尖向后发际方向,入针方法同前顶穴。四神Ⅲ针和四神Ⅳ针在百会穴左右各旁开 1.5 寸处,针刺时针尖向各自本侧的耳尖,入针方法同前顶穴。四神针入针完毕后,4 支毫针的针柄往往靠在一起,呈尖塔状。

⑤足智针,施术者用左手固定足弓,右手持针柄,并用针柄点探涌泉穴,然后掉转针尖方向,使其垂直于足底皮肤,置于穴位上,两神合一,快速捻转透皮后,针尖向太冲穴方向,缓慢进针 3～5 分,得气为度。泉中穴在足趾关节与足跟连线的中点上,方向为直刺,入针方法同涌泉穴。泉中内穴在泉中穴与内踝前下方凹陷处的连线上,约当泉中穴旁开 0.8～1 寸处,针刺时针尖稍向足心方向,入针方法同涌泉穴。

⑥劳宫穴,施术者在受术者手掌心,当第 2、3 掌骨之间偏于第 3 掌骨,握拳屈指时中指尖处探及劳宫穴。用乙醇棉球消毒穴位后,手持针柄,将针尖置于受术者的穴位上,两神合一,快速捻转透皮后,缓慢入针。针下应无阻力感,否则可能刺中骨膜,此时应将针身稍退出,调整角度,重新入

针,得气为度。

⑦神门穴,受术者仰掌,施术者在其手腕关节手掌侧,尺侧腕屈肌腱的桡侧凹陷处探及神门穴。用乙醇棉球消毒穴位后,手持针柄,将针尖置于受术者的穴位上,两神合一,快速捻转透皮后,缓慢入针。针下应无阻力感,否则可能刺中肌腱,此时应将针身稍退出,调整角度,重新入针,得气为度。

⑧定神针,施术者正视受术者两眉头正中的印堂穴,用乙醇棉球消毒后,手持针柄,将针尖置于受术者穴位上,两神合一,缓慢向上拖动针柄 2～3 分,快速捻转透皮后,缓慢入针,针尖约到达印堂穴的位置时,将针身稍向前倾斜,与皮肤呈约 45°,使针尖定在印堂穴上,做到有根有神。阳白穴入针方法同印堂穴。定神针入针完毕后,所有针身应垂直于地面,两个阳白穴高度、与印堂穴的距离应相等。

⑨听宫、人中、隐白为鬼穴,针刺时要察言观色,以患儿有叫喊声为佳;舌三针多以拇指横纹压住下颌来定位,将拇指向上一推,指下就是第一针,相当于上廉泉穴,上廉泉穴各旁开 0.8 寸就是第二、第三针。

头部穴位于针尖直刺进针后平刺;四肢部穴位采用直刺方法,捻转进针,得气后留针 1 小时,每间隔 5～10 分钟运针 1 次。启闭针多速刺,不留针。若为实证,隐白穴出针时要摇大其孔,令其气出。若有出血,则让其自然流出,不必马上给予按压。

2. 小儿脑性瘫痪

(1)选穴及补泻手法

①主穴:四神针、颞三针、颞上三针、脑三针、脑上三针。

②配穴:阴急阳缓型,取阳经穴为主;阳急阴缓型,取阴经穴为主;阴阳俱虚型,取督脉与背腧穴为主。上肢阴阳经脉失调,配手三针;下肢阴阳经脉失调,配足三针。元神受累至智力障碍,配智三针、手智针、足智针;注意力不集中,配定神针;听力障碍,配耳三针;语言不利,配舌三针、风府透哑门穴。颈腰经脉失养,配颈三针、腰三针;阴阳跷脉失调,配痫三针。

头皮针运用捻转飞法,五输穴运用提插法行补泻手法。阴急阳缓型的阳经穴用补法,阴经穴泻法;阳急阴缓型的阳经穴用泻法,阴经穴用补法;阴阳俱虚型的在背腧穴及督脉穴上用补法,可加灸法。

(2)取穴要点及入针方法

①患儿取坐位,或由家长坐位,再抱住患儿,让患儿坐在其腿上,阴阳俱虚型可取仰卧位。

②针具多采用 1 寸毫针。

③四神针、脑三针参考儿童自闭症取穴要点。

④颞三针位于巅部,是少阳经分布的区域,针刺可鼓舞少阳升发之机。颞三针在解剖上与大脑颞叶相对应,颞叶与肢体运动功能关系密切,故针刺颞三针有利于患肢的康复。为了避免针刺耐受,常选取颞上三针与颞三针交替进行。针刺颞上三针时,常以 1.5 寸针向颞三针方向透刺。

⑤颞上三针为颞三针上一寸,临床上为了降低穴位的耐受性,通常与颞三针交替使用,针刺时透刺颞三针,脑上三针同理。脑三针在解剖上与小脑相对应,小脑与人体的平衡、技巧、五官的功能关系密切,针刺脑三针有利于语言不利、口眼㖞斜的康复。四神针位于巅顶,是调神最常用的

穴组之一。根据经络学说中的"头上有病足下取",常选取足智针来治疗脑病。针刺时,深度越浅,针感往往越强,故针刺深度以 3～5 分为宜。

头部穴位于针尖直刺进针后平刺;四肢部穴位采用直刺方法,捻转进针,得气后留针 1 小时,每间隔 5～10 分钟运针 1 次。

3. 注意力缺陷多动症

(1)选穴及补泻手法

①主穴:四神针、定神针、脑三针、手智针、足智针。

②配穴:肾虚肝旺型,采用泻南补北法,即补太溪穴,泻少府、行间穴;心脾不足型,补三阴交、神门、足三里穴;痰热内扰型,泻内关、丰隆穴。

(2)取穴要点及入针方法

①患儿取坐位,或由家长坐位,再抱住患儿,让患儿坐在其腿上。

②针具采用 1 寸毫针。

③劳宫穴,施术者在受术者手掌心,当第 2、3 掌骨之间偏于第 3 掌骨,握拳屈指时中指尖处探及劳宫穴。用乙醇棉球消毒穴位后,手持针柄,将针尖置于受术者的穴位上,两神合一,快速捻转透皮后,缓慢入针。针下应无阻力感,否则可能刺中骨膜,此时应将针身稍退出,调整角度,重新入针,得气为度。

④神门穴,受术者仰掌,施术者在其手腕关节手掌侧,尺侧腕屈肌腱的桡侧凹陷处探及神门穴。用乙醇棉球消毒穴位后,手持针柄,将针尖置于受术者的穴位上,两神合一,快速捻转透皮后,缓慢入针。针下应无阻力感,否则可能刺

中肌腱,此时应将针身稍退出,调整角度,重新入针,得气为度。

⑤四神针、足智针、脑三针、定神针见儿童自闭症。

头部穴位于针尖直刺进针后平刺;四肢部穴位采用直刺方法,捻转进针,得气后留针 1 小时,每间隔 5~10 分钟运针 1 次。得气后,头部穴位采用捻转飞法行针,行间、少府、丰隆穴用提插泻法;太溪、三阴交、足三里穴用提插补法。

4. 精神发育迟滞

(1)选穴及补泻手法

①主穴:四神针、脑三针、颞三针、智三针、手智针、足智针。

②配穴:肝肾不足型,补太冲、太溪、三阴交穴;脾肾两虚型,补太溪、三阴交、脾俞、胃俞穴;痰瘀阻滞型,泻血海、丰隆穴;脾虚肝亢型,补三阴交、脾俞穴,泻行间穴;阴虚风动型,补太溪、太冲穴,泻血海穴。

得气后头部穴位采用捻转飞法行针,补泻手法主要在五输穴上,行提插补泻为主。

(2)取穴要点及入针方法

①患儿取坐位,或由家属坐位,再抱住患儿,让患儿坐在其腿上。

②针具采用 1 寸的一次性针灸针

③智三针,针刺时先扎神庭穴,再扎本神穴。施术者手持针柄,正视受术者的印堂穴,沿印堂穴直上,在入前发际 0.5 寸处,先以针柄探穴,用乙醇棉球消毒后,掉转针尖方向,将其置于穴位上,两神合一,斜刺入针,快速捻转透皮后,缓慢向上沿皮平刺 3~5 分,察言观色,得气为度。第一

针将前发际平均分为左右两段,在神庭穴左右两边,在目测前发际的外 1/3 点处,探及本神穴,入针方法同神庭穴。智三针入针完毕后,3 支针应均匀分布于前发际的左 1/6 至右 1/6 点上,呈与前发际相平行的弧度。

④四神针、脑三针、足智针见儿童自闭症取穴要点;手智针见注意力缺陷多动症取穴要点。脑上三针见小儿脑性瘫痪取穴要点。

头部穴位于针尖直刺进针后平刺;四肢部穴位采用直刺方法,捻转进针,得气后留针 1 小时,每间隔 5～10 分钟运针 1 次。

5. 抽动症

(1)选穴及补泻手法

①主穴:四神针、定神针、脑三针、颞三针、痫三针。

②配穴:脾虚痰聚型,补足三里、三阴交穴,泻丰隆穴;气郁化火型,导太冲、合谷穴、泻劳宫穴;肝风内动型,补太冲、太溪、三阴交穴。

头部穴位采用捻转飞法行针,四肢穴针用提插补泻法,太冲、内关穴行导法,太溪、三阴交、足三里、神门穴行补法,丰隆、劳宫穴行导法。

(2)取穴要点及入针方法

①患儿取坐位,或由家长坐位,再抱住患儿,让患儿坐在其腿上。

②针具,采用 1 寸毫针。

③内关,由于内关穴在腕横纹上 2 寸的两筋之间,故受术者应取休息体位,才能显露穴位,否则两筋扭曲,不利于取穴。用乙醇棉球消毒穴位后,施术者手持针柄,避开显露

的静脉,将针尖置于受术者的穴位上,两神合一,快速捻转透皮后,缓慢入针,得气为度。

④申脉穴,施术者在受术者外踝直下方的凹陷中(往往在靠近赤白肉际处入针针感最强)探及申脉穴,用乙醇棉球消毒后,手持针柄,将针尖置于穴位上,以与皮肤呈45°快速捻转透皮,入针1~2分后,扳平针身,平刺缓慢入针,察言观色,得气为度。

⑤照海穴,施术者在受术者内踝尖下方的凹陷中(往往在靠近赤白肉际处入针针感最强)探及照海穴,用乙醇棉球消毒后,手持针柄,将针尖置于穴位上,以与皮肤呈45°快速捻转透皮,入针1~2分后,扳平针身,平刺缓慢入针,察言观色,得气为度。

⑥四神针、脑三针、定神针见儿童自闭症取穴要点。颞三针见小儿脑性瘫痪取穴要点。

头部穴位于针尖直刺进针后平刺;四肢部穴位采用直刺方法,捻转进针,得气后留针1小时,每间隔5~10分钟运针1次。

(靳三针技术协作组广州中医药大学第一附属医院袁青教授执笔)

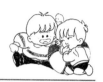

第 2 章

翼腭神经节针刺术

一、概念

翼腭神经节针刺术,亦称为"针刺翼腭神经节法""新吾针刺法""蝶腭神经节针刺术",是由原首都医科大学附属北京同仁医院耳鼻喉科主任、北京市耳鼻咽喉研究所副所长李新吾主任医师于 20 世纪 60 年代创制,采用毫针针刺翼腭神经节,从而治疗鼻部疾病的技术与方法。

翼腭神经节,过去称为蝶腭神经节,是内脏神经系统内最大的副交感神经节,位于颅骨侧部深达 55mm 的翼腭窝内,上颌神经的下方,为一扁平的呈粉色或灰色的小结,直径 3～5mm,组成该神经节的神经元是副交感后多极神经元。

二、适应证

翼腭神经节针刺术广泛应用于儿科鼻病,主要包括过敏性鼻炎、急慢性鼻炎、急慢性鼻窦炎、下鼻甲肥大、肥厚性鼻炎、干燥性鼻炎、萎缩性鼻炎、药物性鼻炎、嗜酸粒细胞增多性鼻炎等。

三、操作方法

1. 体位要求　医师与患者均取坐位。医师坐在患者的一侧稍后方,患者头位略高于医师或与医师等高,稍微偏向另侧,稍后仰,保持头部固定不动,便于进针。位置摆定后,医师用手按住患者头顶,以纠正患者头部至适宜位置,便于掌握进针方位。

2. **体表定位** 建立两条平行线。

(1)外平行线:以眶下孔(四白穴)为起点,向后经颧骨弓表面,到同侧外耳门中点画一条横线,即外平行线。此线的中点即是翼腭神经节的体表投影位置。

(2)内平行线:将其虚设在 50mm 深处,以翼腭神经节为中心,向其前后延伸,与外平行线等高、等距、等长。此线中点即是翼腭神经节所在。

3. **取穴**

(1)"翼腭神经节"的取穴位置:颧骨弓的下缘与冠突之间的缝隙中,相当于颞骨颧突和颧骨颞突合缝线部位稍显膨大处,命名为颧颞结节。

(2)取穴方法:医者以左手示指在颧颞结节的稍后方向上轻轻按压,可触摸到颧骨弓向前上方的最高点(此凹陷处为弓形切迹),弓下 1~2mm 处露出的缝隙即是进针点。

4. **针具选择与器具**

(1)针具:宜选取细而坚硬、弹性小,直径 0.35mm,针身长度 60mm,一次性不锈钢毫针(图 2-1)。

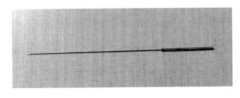

图 2-1　选择针具(直径 0.35mm、针身长度 60mm)

（2）其他器具：75％乙醇，棉签，棉球，治疗盘。

5. 消毒　以 75％乙醇溶液对进针点局部皮肤和手指消毒。

6. 针刺操作步骤（图 2-2）

（1）进针：以左手示指指尖紧按于"弓形切迹"的中央后，右手拇、示指持针，将针从左手示指指尖中心刺入皮肤。待毫针刺入皮肤后，根据外平行线中央向内平行线中心方向刺进。

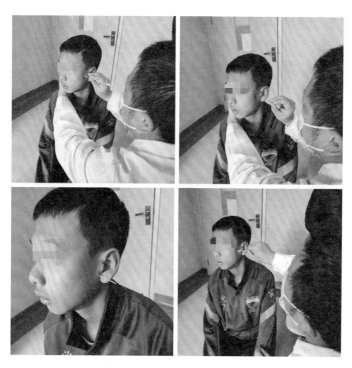

图 2-2　翼腭神经节针刺术操作图

（2）进针方向：要根据所触摸到的进针点与深部翼腭神经节所在的位置来决定。由于个体差异和解剖的复杂性，一般来说，翼腭神经节的位置多在所选进针点的内上方，且多偏前，少数在其内上方居中，深达 55mm 处。故针刺之前，就要预先计算好方向，才能朝着深在而看不见的靶心，不偏不倚地将针刺进。进针时需从颧弓的下沿向内上方缓慢、平稳刺入，进针宜慢不宜快。

（3）针感：刺中翼腭神经节后，在鼻部、眼、上唇、牙齿或耳部会有放电样感觉，部分患者半边面部会有麻胀感，甚至鼻腔内类似喷水感。患儿相应部位会有抽搐，医师手下会有一定阻力。

（4）出针：找到针感后，可以连续提插数次，然后将针拔出，不留针，并立即用棉球按压针眼 2～3 分钟。

7. 疗程　每周针 1 次，每次针一侧即可，左右交替，6～8 次为 1 个疗程。

四、注意事项

1. 临床选择年龄在 5 岁以上患儿，初次接受治疗的患儿，应充分告知，消除其紧张情绪。

2. 告知患儿在定位、进针过程中避免咬牙，尽量使肌肉放松。

3. 注意施术部位及操作者右手拇指、示指的消毒。

4. 避免过度捻转提插，尽量留针。

5. 嘱患儿拔针后，按压针孔不少于 5 分钟，避免碰触、按揉施术部位。

6. 患儿有凝血功能障碍、长期服用抗凝血药物、对针灸极度恐惧容易晕针;空腹、严重心脏病及心功能不全患者,应避免使用。

7. 针刺翼腭神经节应有定期性、连续性,若拖延时间过长,或断续治疗,会逐渐丧失敏感性,效果不佳,甚至失效。

五、常见不良反应与处理

1. 表皮出血　由于进针部位皮下血管丰富,起针后有可能进针点出血。

(1)应对:消毒干棉球压迫针刺局部约 2 分钟。

(2)预防:快速进针,进皮后柔和提插找取针感,快速出针。

2. 牙痛　针刺时或针刺后一侧牙龈部酸痛,不能咀嚼硬东西,张嘴费力。

(1)应对:可不处理,一般数小时到数日后缓解。如果牙痛明显,可针刺同侧合谷穴,强刺激,留针至疼痛减轻。

(2)预防:手法娴熟,掌握好针刺方向和角度,避免长时间大幅度提插捻转。

3. 瘀血肿胀　针刺路径深部分布众多动脉血管,一旦刺穿,会引起针刺一侧的面颊或颧颞,或眼睑下等部位肿胀、瘀血。由于面颊部皮下组织疏松,深部动脉一旦出血,皮肤外压迫无法止住,只能是出血量达到一定程度,压迫住出血点,才能止住。

(1)应对:局部立即冷敷以止血,24 小时后热敷,帮助瘀血吸收,一般 7～10 天后瘀血消散。

(2)预防:正确选取穴位,手法娴熟,注意进针方向和角度。

4. 晕针　针刺过程中,患者出现头晕、心慌、出冷汗,晕厥。

(1)应对:立即起针,扶患者平躺(去除枕头),休息片刻即能缓解。

(2)预防:不要空腹治疗。针刺前讲明可能出现的针刺感觉,指导患者放松颈部,不咬牙。医师手法要娴熟,避免长时间提插捻转,刺激不要太强,随时观察患者表情。

5. 感染　针刺数日后,局部红、肿、热、痛,如果向颅内蔓延则非常危险。

(1)应对:立即就医,给予消炎等对症处理,并密切观察病情发展。

(2)预防:针刺前,医师双手及患者针刺部位严格消毒,使用一次性针具。进针后,避免长时间提插捻转。皮肤表面、皮下或牙龈等部位有炎症时禁止针刺。

(翼腭神经节针刺技术协作组深圳市儿童医院陈争光副教授执笔)

第3章

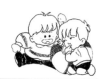

皮内针技术

一、概念

皮内针疗法是将特制的颗粒型或揿钉型针具刺入腧穴及皮内，固定留置一定时间，给皮部弱而长时间的刺激，以调整脏腑经络功能，达到防治疾病目的的一种方法，属中医外治法之一。

二、适应证

皮内针疗法可广泛应用于儿科疾病，如反复呼吸道感染、支气管肺炎、过敏性鼻炎、厌食、积滞、臂丛神经损伤、面神经麻痹、脑性瘫痪、遗尿症等。

三、操作方法

（一）皮内针的类型

1. 颗粒型皮内针　针尾呈椭圆颗粒状的皮内针，又称麦粒型皮内针（图3-1）。

2. 揿钉型皮内针　针尾呈环形并垂直于针身的皮内针，又称图钉型皮内针，通称揿针，揿针分传统型揿针及创新型揿针（图3-2，图3-3）。

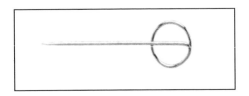

图 3-1　颗粒型皮内针

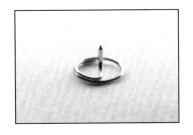

图 3-2　揿钉型(传统型揿针)

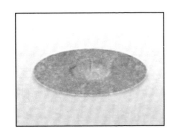

图 3-3　揿钉型(创新型揿针)

(二)操作步骤

1. 施术前准备

(1)针具选择:根据疾病和操作部位的不同选择相应的皮内针。

(2)部位选择:宜选择易于固定且不妨碍活动的腧穴。

(3)体位选择:宜选择患者舒适、医者便于操作的治疗体位。

(4)环境要求:应注意环境清洁卫生,避免污染。

(5)消毒:针具应选择高压蒸汽消毒法,宜使用一次性皮内针。操作前医者双手应先用肥皂水清洗,再用 75% 乙醇棉球擦拭。在施术部位用 75% 乙醇或 1%～2% 聚维酮碘消毒。

2. 施术方法

(1)颗粒型皮内针及传统型揿针

①进针:使用颗粒型皮内针应一手将腧穴部皮肤向两侧舒张,另一手持镊子夹持针尾平刺入腧穴皮内。使用揿钉型皮内针应一手固定腧穴部皮肤,另一手持镊子夹持针尾直刺入腧穴皮内。

②固定:对颗粒型皮内针宜先在针尾下垫一橡皮膏,然后用脱敏胶布从针尾沿针身向刺入的方向覆盖、粘贴固定。对揿钉型皮内针宜用脱敏胶布覆盖针尾、粘贴固定。固定后刺激宜每日按压 3～4 次,每次约 1 分钟,以患儿耐受为度,两次间隔约 4 小时。埋针时间 24～48 小时。

③出针:一手固定埋针部位两侧皮肤,另一手取下胶布,然后持镊子夹持针尾,将针取出。

④施术后处理:应用消毒干棉签按压针孔,局部常规消毒。

(2)颗粒型皮内针操作步骤(图 3-4)

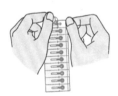

①打开密封纸

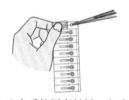

②左手按压密封纸,右手使用镊子取出皮内针

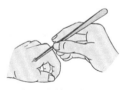

③镊子夹持皮内针针尾

④斜刺入腧穴

图 3-4　颗粒型皮内针操作图

（3）创新型揿针操作步骤（图 3-5）

①对腧穴部皮肤进行消毒

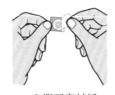

②撕开密封纸

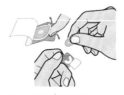

③向下弯折塑料盒，夹持剥离纸和胶布向上提取揿针

④垂直贴针于已消毒的腧穴部皮肤

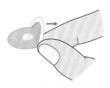

⑤拿掉剩余的剥离纸

⑥轻轻按压胶布，使其完全与皮肤贴合

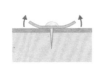

⑦对角掀起胶布两端

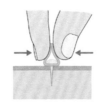

⑧夹住胶布和树脂底端

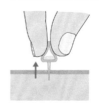

⑨垂直提起揿针

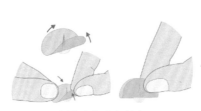

⑩用胶布包裹好针尖

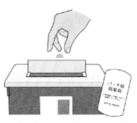

⑪扔进附带的废弃盒，再倒入医疗锐器盒

图 3-5　创新型揿针操作图

四、注意事项

1. 初次接受治疗的患儿,应首先消除其紧张情绪。

2. 操作时宜选取卧位、坐位或家长怀抱患儿。

3. 埋针部位持续疼痛时,应调整针的深度、方向,调整后仍疼痛应出针。

4. 埋针期间应避免洗澡,以免引起局部感染,或洗澡后再埋针。局部发生感染应立即出针,并进行相应处理。

5. 有皮肤过敏史的患儿,忌用易引起过敏的胶布。

6. 关节和颜面部宜选用短针。

7. 嘱患儿及家长切勿随意撕下胶布。

8. 传染性皮肤病、疮疡痈疖、外伤骨折处、未愈合的伤口、溃疡、瘢痕及不明原因的包块等,不宜直接在病灶部位埋针。

9. 有出血倾向的疾病,如血小板减少、白血病、血友病、再生障碍性贫血等忌用;正在使用抗凝药物或化疗药物的患儿要详细了解情况后慎用。

10. 危急重症,如急性传染病,心、肺、肝、肾衰竭,肝硬化腹水,全身重度水肿,恶性肿瘤中晚期,破伤风,狂犬病,精神病发作期等均慎用。

五、临床运用

(一)神经系统疾病

1. 脑性瘫痪

(1)取穴:夹脊穴(颈段、胸段、腰骶段),耳穴(腰骶椎、肾、脾、神门、皮质下、颈、肩等)。

（2）配穴：下肢瘫痪者，可加环跳、阳陵泉、委中、太冲、足三里、三阴交穴；上肢瘫痪患者，可加肩三针、曲池、外关、合谷、阳池穴等；吞咽无力者，可加颊车、地仓穴。

2. 精神发育迟滞

（1）取穴：印堂、三阴交、内关、神门、通里、劳宫、合谷、太冲、夹脊穴（颈段、胸段、腰骶段），耳穴（腰骶椎、肾、脾、神门、皮质下、颈、肩等）。

（2）配穴：下肢瘫痪者，可加环跳、阳陵泉、委中、太冲、足三里、三阴交穴；上肢瘫患者，可加肩三针、曲池、外关、合谷、阳池穴等；吞咽无力者，可加颊车、地仓穴。

3. 臂丛神经损伤

（1）取穴：合谷、手三里、肩贞、肩髃、曲池、阳池、外关、患侧夹脊穴。

（2）配穴：尺神经损伤明显者，加少海穴；腋神经损伤明显者，加极泉穴。

4. 脑炎后遗症

（1）取穴：哑门、肾俞、风池、足三里、大椎、内关。

（2）配穴：角弓反张者，加天柱穴；腰软无力者，加腰阳关、命门穴；上肢痉挛者，加肩髃、肩髎、外关穴；下肢痉挛者，加阳陵泉、太冲穴等。

5. 脊髓损伤及感染性多发神经根炎

（1）取穴：以脾胃经及夹脊穴为主。脊髓损伤节段的上下端两侧夹脊穴。

（2）配穴：尿潴留者，加双肾俞穴，双会阳穴。

6. 面神经麻痹

（1）取穴：翳风、承泣、四白、地仓、颊车、听会、牵正、耳门、下关。

(2)配穴:合谷、阳白、三阴交、太冲。

7. 注意力缺陷与多动障碍

(1)取穴:神门、内关、太溪、合谷、皮质下、交感。

(2)配穴:足三里、脑点(对耳屏下缘)。

8. 抽动秽语综合征

(1)取穴:印堂、阳白、太阳、迎香、颊车、合谷、三阴交、绝骨、耳穴(神门、肝、脾、皮质下、颈椎)。

(2)配穴:曲池、外关、阳陵泉。

9. 遗尿症

(1)取穴:肾俞穴、膀胱俞、关元、耳穴(遗尿点、肾、膀胱)。

(2)配穴:肺脾气虚者,加肺俞、脾俞、三阴交、足三里;肝经郁热者,加太冲、太溪。

(二)呼吸系统疾病

1. 反复呼吸道感染 取大椎、肺俞、肾俞、脾俞、气海、足三里、关元穴。

2. 支气管肺炎

(1)取穴:大椎、尺泽、孔最、合谷、丰隆、足三里。

(2)配穴:高热者,加曲池穴;咳嗽者,加列缺穴;喘重者,加定喘穴。

(三)消化系统疾病

1. 泄泻

(1)取穴:足三里、中脘、下脘、天枢、大横、气海、关元、脾俞、胃俞。

(2)配穴:发热者,加大椎穴;呕吐者,加内关穴;脾虚者,加足三里穴;风寒者,加合谷穴。

2. 小儿积滞

(1)取穴:足三里、中脘、天枢、大横、气海、梁门、脾俞、胃俞、耳穴(胃、大肠、交感、脾)。

(2)配穴:积滞化热者,加曲池、大椎穴;烦躁者,加神门穴。

3. 小儿厌食

(1)取穴:脾俞、胃俞、中脘、天枢、足三里、耳穴(胃、脾、皮质下、小肠、大肠、交感、神门、皮质下)。

(2)配穴:脾失健运者,加阴陵泉、三阴交穴;脾胃阴虚者,加三阴交、内关穴。

(四)五官科疾病

1. 吞咽及构音障碍

(1)取穴:上廉泉、天突、合谷、内关、中脘、耳穴(面颊、口、舌、咽喉、脑干、皮质下)。

(2)配穴:风痰阻络者,加足三里、丰隆穴;肝阳上亢者,加太冲、三阴交穴;气虚血瘀者,加关元穴。

2. 先天性肌性斜颈　取阿是穴、水沟、劳宫、阳陵泉。

3. 过敏性鼻炎

(1)取穴:印堂、迎香、肺俞、列缺、耳穴(肺、气管、内鼻、外鼻、大肠、过敏点、肾上腺)。

(2)配穴:气虚者,加足三里、气海穴;阴虚者,加关元、太溪穴;风热者,加大椎穴。

4. 近视　取阳白、太阳、耳穴(眼、目1、目2、肝、皮质下)。

(五)皮肤科疾病(荨麻疹)

1. 取穴　肺俞、膈俞。

2. 配穴　风池、曲池、血海、足三里、合谷。

3. 耳穴　神门、肾上腺、胃。

（皮内针技术协作组北京儿童医院吕忠礼教授、上海儿童医学中心孙克兴教授、北京中医药大学第三附属医院崔霞教授、成都中医院冯雯教授执笔）

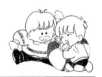

第4章

穴位埋线技术

一、概念

穴位埋线疗法是在传统针刺疗法基础上发展起来的一种穴位刺激方法，在中医学的脏腑、经络、气血等基础理论的指导下，把羊肠线、胶原蛋白线或高分子聚合物线（PGA或PGLA线等）埋植在相应腧穴或特定部位中，利用线体对穴位的持久性刺激作用来防治疾病的方法。

二、适应证

穴位埋线疗法多用于治疗慢性疾病，如反复呼吸道感染、过敏性鼻炎、便秘、臂丛神经损伤、脑性瘫痪、小儿遗尿症、孤独症谱系障碍、癫痫、注意缺陷多动障碍、脑炎后遗症、脊髓炎后遗症、缺血缺氧性脑病后遗症等。

三、禁忌证

1. 应根据不同治疗部位选择适当的深度和角度，治疗的部位不应妨碍机体的正常功能和活动。应避免伤及内脏、脊髓、大血管和神经干，不应埋入关节腔内。

2. 皮肤局部有皮肤病，或施术部位炎症或溃疡、破损者,禁用。

3. 有其他各种疾病导致皮肤和皮下组织吸收和修复功能障碍者,慎用。

4. 凝血机制障碍或有心、脑、肾衰竭者,或患有严重代谢性疾病者,有重要血管、神经及重要脏器而施术时无法避开者,禁用。

5. 禁用针刺的穴位,如神阙。

6. 患者精神紧张、大汗、劳累后或饥饿时,慎用。

四、操作方法

1. 穴位埋线工具的选择　应根据小儿年龄、体型、病情需要和操作部位选择不同类别、不同型号的埋线针具和可吸收外科缝线。埋线针具可选用一次性使用无菌注射针头、医用缝合针、套管针等,其中套管针一般可由一次性使用无菌注射针头配适当粗细的磨平针尖的针灸针改造而成。或用适当型号的腰椎穿刺针代替。也可以选用一次性成品注射埋线针,或其他合适的替代物。

2. 穴位选择　应根据小儿病情选择腧穴或经验效穴或特定的阳性反应点。

3. 体位选择　应选择小儿舒适、医者便于操作的体位。

4. 环境要求　应注意环境清洁卫生,避免污染。医者应戴一次性医用外科口罩和帽子,必要时戴一次性无菌手套、穿无菌手术衣。

5. 消毒

(1)器械消毒:根据材料选择适当的消毒或灭菌方法,应符合国家规定的医疗用品卫生标准及消毒与灭菌标准的要求。

（2）部位消毒：用0.5％的聚维酮碘在施术部位由中心向外环行消毒。也可采用2％碘酒擦拭，再用75％乙醇脱碘的方法。

（3）术者消毒：医师双手应用肥皂水清洗、流水冲净，再用75％乙醇或0.5％聚维酮碘擦拭，然后戴无菌手套。

6. 施术方法

（1）套管针埋线法：对拟操作的穴位及穴周皮肤消毒后，取一段适当长度的可吸收性外科缝线，放入套管针的前端，后接针芯，用一手拇指和示指固定拟进针穴位，另一只手持针刺入穴位，达到所需的深度，施以适当的提插捻转手法，当出现针感后，边推针芯，边退针管，将可吸收性外科缝线埋植在穴位的肌层或皮下组织内。拔针后用无菌干棉球（签）按压针孔止血，然后用无菌敷贴覆盖，30分钟后揭去无菌敷料。

（2）一次性使用无菌注射针头埋线法：对拟操作的穴位及穴周皮肤消毒后，取一段适当长度的可吸收性外科缝线，放入一次性使用无菌注射针头前端，线体1/3～1/2留在针尖外，用一手拇指和示指固定拟进针穴位，另一只手持针刺入穴位，达到所需的深度，旋转180°退针，将可吸收性外科缝线埋植在穴位的肌层或皮下组织内（图4-1、图4-2）。拔针后用无菌干棉球（签）按压针孔止血，然后用无菌敷贴覆盖，30分钟后揭去无菌敷料。

7. 疗程　治疗间隔及疗程根据病情及所选部位对线的吸收程度而定，间隔时间可为1个星期至1个月；疗程可为3～10次。每次选择2～6个穴位为埋线点。

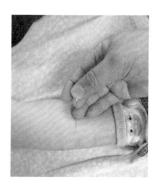

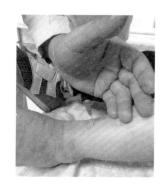

图 4-1　穴位埋线①　　　　　图 4-2　穴位埋线②

8. 注意事项

（1）根据植入线体材料特性，在使用前可使用适当的药液、生理盐水浸泡一定时间，应保证溶液的安全无毒和清洁无菌。

（2）操作过程应保持无菌操作，埋线操作后创面应保持干燥、清洁，防止感染。埋线后可用无菌敷料保护针孔，治疗部位 4～6 小时避免沾水。

（3）埋线治疗 72 小时内忌食牛肉、羊肉、海鲜、鸡蛋及辛辣刺激食物。

（4）若发生晕针应立即停止治疗，按照晕针处理。

（5）埋线操作后，拟留置体内的可吸收性外科缝线线头不应露出体外，如果暴露体外，可将线头抽出重新操作。

（6）埋线操作后应进行定期随访，并及时处理术后反应。

（7）头部穴位埋线后应用无菌棉球按压 3～5 分钟。

9. 穴位埋线术后反应的处理

（1）在术后 1～5 日，由于针具刺入时的损伤及线体的刺激,埋线局部出现红、肿、热、痛等无菌性炎症反应,少数患者反应较重,伤口处有少量渗出液,此为正常现象,一般不需要处理。若渗液较多,可按疖肿化脓处理,进行局部的排脓、消毒、换药,直至愈合。

(2)局部出现血肿一般先予以冷敷止血,再行热敷消瘀。

(3)少数患者可有全身反应,表现为埋线后 4～24 小时体温上升,一般在 38℃ 左右,局部无感染现象,持续 2～4 日体温可恢复正常。如出现高热不退,应酌情给予消炎、退热药物治疗。

(4)由于埋线疗法间隔较长,宜对埋线患者进行不定期随访,了解患者埋线后的反应,及时给出处理方案。

(5)如患者对线过敏,治疗后出现局部红肿、瘙痒、发热等反应较为严重,甚至切口处脂肪液化,线体溢出,应适当作抗过敏处理,必要时切开取线。

五、临床运用

1. 脑性瘫痪

(1)主穴:百会、三阴交、足三里。

(2)配穴:上肢瘫痪,配外关、手三里穴;下肢瘫痪,配行间、悬钟、承扶、血海、丰隆、阳陵泉穴;伴认知障碍,配四神聪、风池穴;脾虚肝亢型,配肝俞、脾俞穴;肝肾亏损型,配肝俞、肾俞穴;心脾两虚型,配脾俞、心俞穴;痰瘀阻滞型,配丰隆、血海穴;脾肾虚弱型,配脾俞、肾俞穴。

2. 精神发育迟滞

(1)主穴:百会、四神聪、神门。

(2)配穴:脾肾两虚,配脾俞、肾俞、太溪穴;心脾两虚,配脾俞、心俞穴；肝肾不足，配肝俞、肾俞穴；痰瘀阻滞，配膈俞、足三里穴。

3. 孤独症谱系障碍

（1）主穴：四神聪、神门。

（2）配穴：心肝火旺，配行间穴；痰迷心窍，配丰隆、内关穴；心脾两虚，配心俞、脾俞穴；瘀阻脑络，配百会、长强穴；肾精亏虚，配太溪、肾俞穴。

4. 注意缺陷多动障碍

（1）主穴：百会、神门、四神聪、内关、三阴交。

（2）配穴：肾虚肝亢，配太溪、太冲穴；心脾两虚，配心俞、脾俞穴；痰火内扰，配丰隆穴。

5. 遗尿

（1）主穴：关元、中极、膀胱俞、三阴交。

（2）配穴：肾气不足，配肾俞、太溪穴；肺脾气虚，配肺俞、脾俞穴；心肾失交，配通里、大钟穴；肝经郁热，配太冲穴。

6. 便秘

（1）主穴：天枢。

（2）配穴：热秘，配合谷穴；气秘，配中脘穴；冷秘，配关元穴；虚秘，配脾俞穴；大便干结，配下巨虚穴。

7. 慢惊风（癫痫）

（1）主穴：百会、脾俞、肾俞、肝俞、足三里。

（2）配穴：脾肾阳虚，配关元穴；肝肾阴虚，配太溪穴。

8. 脊髓炎后遗症

（1）主穴：上肢障碍，取肩髃、臂臑、手三里；下肢障碍，取足三里、伏兔、梁丘、阳陵泉。

（2）配穴：肌肉萎缩明显为阳性点，局部可取 2～4 个点埋线治疗。

9. 反复呼吸道感染

（1）主穴：肺俞、足三里。

（2）配穴：肺脾气虚，配脾俞穴；脾肾两虚，配膏肓、肾俞穴；痰多，配中脘、丰隆穴。

10. 臂丛神经损伤　取肩髃、臂臑、极泉（进针点为极泉下1寸）、手三里穴。

11. 过敏性鼻炎

（1）主穴：印堂、肺俞。

（2）配穴：肺虚感寒型，配肾俞、足三里穴；脾气虚弱型，配气海、脾俞穴；肾阳亏虚型，配关元、三阴交、肾俞穴。

［穴位埋线技术协作组广州市番禺区中医院金炳旭主任中医师、广州中医药大学针灸康复临床医学院易玮教授、广州中医药大学附属南海妇产儿童医院赵勇主任中医师、新疆医科大学第一医院周钰副主任医师、广州中医药大学深圳医院（福田）崔韶阳主任中医师、深圳市罗湖区中医院杨丽艳副主任中医师参加，金炳旭主任中医师执笔］

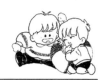

第5章

耳穴疗法技术

一、概念

耳穴是指分布在耳郭上的一些特定区域,在耳穴位置表面贴敷压丸(如王不留行等),即耳穴贴压疗法。这种疗法既能持续刺激穴位,调整脏腑经络功能,达到防治疾病的目的,又安全、接受度高,无不良反应,属中医外治法之一。

二、适应证

耳穴贴压法可广泛应用于儿科疾病,如感冒、咳嗽、鼻炎、哮喘、厌食、腹泻、便秘、夜啼、痤疮、肥胖、近视、抽动症、遗尿症等。

三、操作方法

1. 耳穴贴的类型 以王不留行、磁珠、磁片等为主,或小绿豆、油菜籽、莱菔子等表面光滑、硬度适宜、直径在 2mm 左右的球状物为宜。临床多用王不留行(图 5-1)和磁珠耳穴贴(图 5-2)。

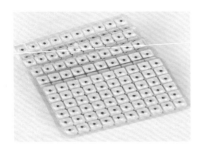 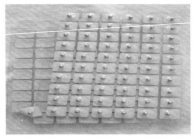

图 5-1　王不留行耳穴贴　　　　图 5-2　磁珠耳穴贴

2. 操作步骤

(1)施术前准备

①备好耳穴贴、探针、持物钳或镊子、75％乙醇、医用棉签。

②宜选择患者舒适、医者便于操作的治疗体位,多取坐位。

③要求应注意环境清洁卫生,避免污染。

④操作前医者双手应先用肥皂水或洗手液清洗。施术部位用75％乙醇消毒并用医用棉签擦干。

(2)施术方法(图 5-3)

①选穴:用探针在所选耳穴区查找敏感点,做好标记。

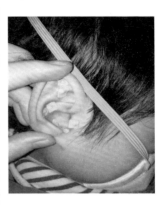

图 5-3　耳穴贴压图

②贴压:用镊子或持物钳夹取耳穴贴,将耳穴贴上的药粒对准所选耳穴固定,并适当按压贴固。每次贴压一侧耳穴,3～5日

换另一侧贴压。

③贴压后刺激:宜每日按压 2～3 次,每次约 1 分钟,以患儿耐受为度。

④取贴:一手固定患侧耳,另一手轻轻取下耳穴贴。

四、注意事项

1. 初次接受治疗的患儿,应首先消除其紧张情绪。

2. 严格消毒,防止耳部皮肤破损后感染。

3. 对耳穴压丸所使用的胶布或所使用的王不留行等过敏者及耳部表面皮肤有破溃者,应忌用本法。

4. 年幼儿、严重器质性病变者,应避免使用强刺激法。

5. 耳穴压贴在耳部的停留时间不宜过久,应不超过 7 日,双耳交替进行贴压,避免双耳同时进行耳穴压贴。

6. 耳部的不同区域对应不同的脏腑穴位,不能胡乱选穴,以免加重病情。

五、临床运用

(一)呼吸系统疾病

1. 感冒

(1)主穴:肺、内鼻、咽喉、大肠。

(2)配穴:发热,耳尖放血;前头痛取额,偏头痛取颞,后头痛取枕,巅头痛取顶。头晕,晕区。全身痛,肝、脾、口。胃纳不佳,胃、三焦、腹胀区。咳嗽,气管、支气管、平喘点。

2. 咳嗽

(1)主穴:气管、支气管、肺、平喘点、神门、肾上腺。

(2)配穴:脾、肾、内分泌、耳尖。

3. 支气管哮喘

(1)主穴:气管、支气管、肺、交感、肾上腺、喘点。

(2)配穴:风溪、神门、枕、脾、肾、内分泌、艇角。

(二)消化系统疾病

1. 泄泻

(1)主穴:大肠、直肠、脾、神门、交感。

(2)配穴:肾阳虚证,加肾;肠胃不和证,加小肠、胃。

2. 便秘

(1)主穴:大肠、小肠、直肠、皮质下。

(2)配穴:虚证,加肾、脾、胃;实证,加肝、胆、肺、三焦。

3. 厌食

(1)主穴:脾、胃、肝、皮质下、三焦。

(2)配穴:便秘,加大肠、便秘点;纳呆,加小肠、胰。

4. 肥胖

(1)主穴:胃、口、食管、饥点、胰腺、内分泌、兴奋点。

(2)配穴:胃肠腑热证,加耳尖、大肠;脾胃虚弱证,加脾、三焦;气滞血瘀证,加肝、交感;真元不足证,加肾、三焦、膀胱。

(三)神经系统疾病

1. 夜啼

(1)主穴:神门、内分泌、交感。

(2)配穴:脾寒证,加脾;心热证,加心;惊恐证,加肝。

2. 遗尿

(1)主穴:膀胱、肾、腰骶椎、皮质下、缘中、三焦、神门。

(2)配穴:肺脾气虚证,加肺、肾;肾气不足证,加脾、胃;

心肾不交证,加肝、胆、脾、胃。

3. 注意缺陷多动障碍

(1)主穴:神门、皮质下、脑干。

(2)配穴:肝肾阴虚证,加肝、肾;心脾两虚证,加脾、心;痰火内扰证,加中枢(中枢非标准耳穴,位于耳郭背面耳舟后隆起的上段)。

4. 抽动障碍

(1)主穴:神门、缘中、心、肝、脾、内分泌、肾上腺、皮质下、耳尖。

(2)配穴:肝风内扰证,加结节、耳中、艇中;痰热互结证,加肺、交感;脾虚肝亢证,加三焦、脑干;肝肾阴虚证,加肾。并根据症状加用眼、屏间前、咽喉、口、内鼻、外鼻等。

(四)五官科疾病

1. 近视

(1)主穴:眼、屏间前、屏间后。

(2)配穴:肝肾阴虚证,加肝、肾;气虚神伤证,加心、脾。

2. 急性扁桃体炎

(1)主穴:扁桃体、咽喉。

(2)配穴:风热外犯证,加肺、气管、内分泌;肺胃热盛证,加肺、胃、耳尖、肾上腺、神门。

3. 鼻炎

(1)主穴:内鼻、外鼻、肺、外耳。

(2)配穴:肺经伏热证,加肺;肺气虚寒证,加肺、肾上腺;肺气虚弱证,加脾、内分泌;肾阳不足证,加肾、肾上腺、内分泌;反复喷嚏流涕者,加风溪;咽痒咽干、咳嗽者,加风溪、咽喉;头痛,头昏,失眠者,加神门。

4. 腺样体肥大

（1）主穴：咽喉、内鼻、扁桃体、内分泌、肾上腺、耳颞神经点、胸腺、交感。

（2）配穴：风溪、神门。

（五）皮肤科疾病

1. 荨麻疹

（1）主穴：肺、风溪、皮质下、肾上腺、神门。

（2）配穴：外感风寒证，加大肠；风热外袭证，加耳尖；肠胃湿热证，加脾、胃；血热内扰证，加肝、心；血行不畅证，加肝、心、脾；脾胃虚寒证，加脾、胃、肾；冲任不调证，加肝、肾、内分泌。

2. 痤疮

（1）主穴：耳尖放血、相应部位点刺放血、面颊、内分泌、肺、脾、肾上腺。

（2）配穴：肺热血热证，加心；胃肠湿热证，加胃；痰湿凝结证，加肝。

（耳穴疗法技术协作组北京中医药大学东直门医院吴力群教授执笔）

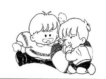

第6章

挑治疗法技术

一、概念

挑治疗法又称"挑四缝法""挑痄积法",是用三棱针(或其他钢针)选准特定部位和穴位,挑破皮层挤出黏液,用以治疗小儿痄积(包括虫积)的一种外治方法。

四缝穴,奇穴名见《奇效良方》。位于第2～5指掌侧面,近端指关节横纹中点。局部解剖:有指纤维鞘,指滑液鞘,屈指深肌腱,深部为关节腔。有指掌侧固有神经和动、静脉分支。

二、适应证和禁忌证

1. 适应证

(1)小儿脾系疾病:痄症、厌食、泄泻、积滞、便秘、肠系膜淋巴结炎、蛔虫病等。

(2)小儿肺系疾病:小儿百日咳、鹅口疮、哮喘等。

(3)其他系统疾病:夜啼症、多汗症、遗尿症、抽动症等。

2. 禁忌证

(1)手指皮肤破溃、皮疹者。

(2)指关节红肿炎症者。

（3）血液病患者。

三、操作方法

1. 四缝穴定位　四缝穴在小儿第2～5指掌侧,近端指关节横纹中央,一侧四穴。

2. 操作前准备与要求

（1）针具选择:根据患儿年龄及手指胖瘦选用不同规格的三棱针。针身应光滑、无锈蚀,针尖应锋利、无倒钩。

（2）部位选择:患儿四缝穴,根据病情选择单侧或双侧。

（3）体位选择:患儿取坐位,医师取便于操作的体位。

（4）环境要求:应注意环境清洁卫生,避免污染。

（5）消毒

①针具消毒:宜选择一次性三棱针。

②部位消毒:可用0.5％聚维酮碘在四缝穴周围消毒3遍。

③医师消毒:医师应用肥皂水清洗双手,戴一次性无菌手套。

3. 施术方法

（1）充分显露患儿施治部位,年幼患儿应由患儿家长帮助固定操作部位,以保障操作准确。

（2）手指感觉灵敏,大多数人多畏痛拒针。对儿童作解释劝服,或由父母辅助使之针刺,有的哭闹拒针,需助手辅助进行针刺。

（3）令患儿伸手,仰掌,第2～5指并拢,医师左手拇指横压患儿四指端,其余四指稍用力托患儿指背,右手持三棱针,对准患儿第2～5指掌侧,近端指关节的横纹中央,避开血管迅速刺入 0.5～3mm 深后退针,用手挤出淡黄色或透明黏液或少许淡红色血液,以血色变红为度,不超过 5 滴(图6-1)。

(4)一般每 2 周针挑 1 次,针后白色黏液渐少,即是好的现象。白黏液渐消失,而针出血液则痊愈。

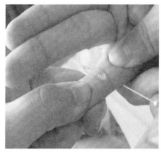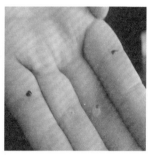

图 6-1 挑治出的"疳积液"

(5)健康、饮食正常的小儿针刺四缝穴后是挤不出黏液的。厌食、疳积患儿针刺四缝穴后往往能挤出白色或黄色的黏液。病情轻者,能挤出黏液的指数少,黏液量不多,黏液质清稀透明无色,不能牵丝;病情重者,能挤出黏液的指数多,黏液量多,黏液质稠浊,色黄或灰白,能牵丝。

(6)示指挤出的黄水多,孩子的胃口不好;中指挤出的黄水多,孩子手指甲边上容易长倒刺,容易上火,脾气也急躁;环指挤出的黄水多,这类孩子往往汗多、脾气暴躁、自控能力差;小指挤出的黄水多,则多见于肾虚弱、有遗尿,肾炎的孩子。如果孩子吃零食饮料太多,四缝穴挤出的多是黑色血液。

4. 施术后处理 施术后,可用消毒棉签拭干,并用无菌棉球按压 5～10 分钟。若仍有出血,适当延长按压时间。

四、注意事项

1. 操作前医师应与家长或患儿沟通,取得其同意。

2. 严格消毒,防止感染。

3. 点刺时手法宜轻、快、准,不可用力过猛,防止刺入过深。应避开血管。

4. 医师避免接触患者所出血液,严格遵守无菌操作流程。

5. 患儿精神紧张、大汗、饥饿时不宜挑治。

6. 挑治当天应避免劳累,多饮水,并少吃刺激性、油腻食物。挑治后 2 小时内暂停洗手,防止针孔感染。一般 2 周 1 次。

7. 手指皮肤破溃或皮疹者、指关节红肿炎症者、血液病患者均不可行该疗法。

(挑治疗法技术协作组深圳市儿童医院李海朋副教授、万力生教授执笔)

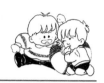

第7章

灸疗、热疗技术

第一节 艾 灸

一、概念

艾灸是以中医理论为指导,辨证施治为原则,用艾绒或以艾绒为主要成分制成的灸材,点燃后悬置或放置在穴位或病变部位,进行烧灼、温熨,借灸火的热力及药物的作用,达到治病、防病和保健目的的一种外治方法。小儿艾灸是结合小儿生理、病理特点,运用艾灸疗法,将艾条、艾炷等作用于小儿经脉、特定穴位等体表循行部位或覆盖区域,直接或间接地施以适当的温热刺激,具有疏通经络,调和气血,平衡阴阳,扶助正气,改善机体的内部环境,调节脏腑器官的生理功能的作用,是促进小儿生长发育,增强抗病能力,治疗和防治疾病的一种中医传统外治疗法。

二、适应证与禁忌证

1. 适应证 小儿艾灸适用于各年龄段的儿童,具体选用何种灸法要根据小儿的身体状况、疾病情况等多方面综合考虑。

（1）肺系病证：如感冒、咳嗽、哮喘、过敏性鼻炎。

（2）脾系病证：如积食、腹泻、厌食、小儿流涎症。

（3）头面五官病证：如近视、睑腺炎、贝尔面瘫。

（4）心肝系病证：如夜啼、手足心热。

（5）肾系病证：如小儿遗尿。

2. **禁忌证**　①应避免在头面部或重要脏器、大血管附近的穴位施灸；②高热、吐血及肝阳头痛等病症，一般不适宜施灸；③对于过饱、过饥、过劳、大渴、大惊、大恐、大怒的小儿，慎用灸疗。

三、操作方法

1. 施术前准备

（1）灸材选择：依据病症及拟选取的施灸部位，选择与之相适应的灸材（清艾条、药艾条、艾炷）、灸具（灸架、灸筒、灸盒等）。检查灸材有无霉变、潮湿，包装有无破损；检查灸具有无破漏、损毁；间接灸还应将所选灸材与辅料适当处理成合适的大小、形状、平整度、气孔等。准备好火柴或打火机、线香、纸捻等点火工具及治疗盘、弯盘、镊子、灭火管等辅助用具。

（2）穴位选择及定位：穴位的选择依据各疾病的诊疗标准，根据病症选取适当的穴位或治疗部位。

（3）体位选择：选择患者舒适、医者便于操作的治疗体位。

（4）环境要求：应注意环境清洁卫生，避免污染。

（5）消毒

①针具消毒：应用温针灸时所使用的针具可选择高压消毒法。可选择一次性针具。

②部位消毒：用温针灸时所采用的针刺部位可用含

75％乙醇或 0.5％～1％聚维酮碘的棉球在施术部位由中心向外做环形擦拭。

③术者消毒:术者双手用洗手液清洗,再用乙醇或聚维酮碘棉球擦拭。

2. 施术方法

(1)艾条灸

①悬起灸法(包括温和灸、回旋灸、雀啄灸):术者手持艾条,将艾条的一端点燃,直接悬于施灸部位之上,与之保持一定距离,使热力较为温和地作用于施灸部位。其中将艾条燃着端悬于施灸部位上距皮肤 2～3cm 处,灸至患者有温热舒适无灼痛的感觉、皮肤稍有红晕者为温和灸(图 7-1-1);将艾条燃着端悬于施灸部位上距皮肤 2～3cm 处,平行往复回旋熏灸,使皮肤有温热感而不至于灼痛者为回旋灸(图 7-1-2);将艾条燃着端悬于施灸部位上距皮肤 2～3cm 处,对准穴位,上下移动,使之像鸟雀啄食样,一起一落,忽近忽远地施灸为雀啄灸(图 7-1-3)。

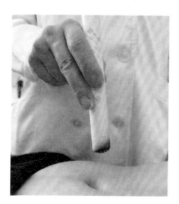

图 7-1-1 温和灸

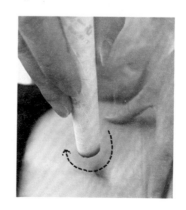

图 7-1-2 回旋灸

②实按灸法：在施灸部位上铺设 6～8 层绵纸、纱布、绸布或棉布；术者手持艾条，将艾条的一端点燃，艾条燃着端对准施灸部位直按其上，停 1～2 秒，使热力透达深部。待患者感到按灸局部灼烫、疼痛即拿开艾条。每次每穴可按灸 3～7 次，移去艾条和铺设的纸或布，见皮肤红晕为度（图 7-1-4）。

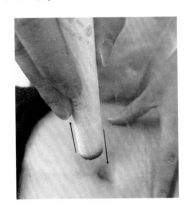

图 7-1-3　雀啄灸

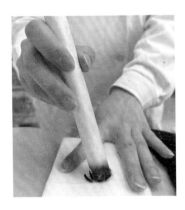

图 7-1-4　实按灸

（2）艾炷灸

①直接灸法：首先在穴位皮肤局部可以先涂增加黏附或刺激作用的液汁，如大蒜汁、凡士林、甘油等，然后将艾炷粘贴其上，自艾炷尖端点燃艾炷（图 7-1-5）。在艾炷燃烧过半，局部皮肤潮红、灼痛时术者即用镊子移

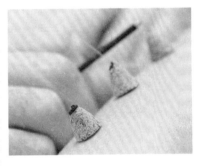

图 7-1-5　直接灸

去艾炷,更换另一艾炷,连续灸足应灸的壮数。因此法刺激量轻且灸灼不引起化脓、不留瘢痕,故称为非化脓灸法(无瘢痕灸)。

在艾炷燃烧过半,局部皮肤潮红、灼痛时术者用手在施灸穴位的周围轻轻拍或抓挠,以分散患者注意力减轻施灸时的痛感。待艾炷燃毕,即可以另一艾炷粘上,继续燃烧,直至灸足应灸的壮数。因此法刺激量重,局部组织灸灼后产生无菌性化脓现象(灸疮)并留有瘢痕,故称为化脓灸法(瘢痕灸)。

②间接灸法:将选定备好的中药材置放灸处,再把艾炷放在药物上,自艾炷尖端点燃;艾炷燃烧至局部皮肤潮红,患者有痛觉时,可将间隔药材稍许上提,使之离开皮肤片刻,旋即放下,再行灸治,反复进行。需刺激量轻者,在艾炷燃至 2/3 时即移去艾炷,或更换另一艾炷续灸,直至灸足应灸的壮数;需刺激量重者,在艾炷燃至 2/3 时术者可用手在施灸部位的周围轻轻拍打或抓挠,以分散患者注意力,减轻施灸时的痛苦。待艾炷燃毕,再更换另一艾炷续灸,直至灸足应灸的壮数。间接灸常包括隔姜灸(图 7-1-6)、隔盐灸、隔椒饼灸、隔豉饼灸、隔附子饼灸等。

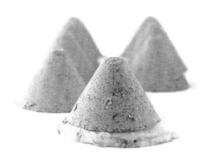

图 7-1-6　隔姜灸

(3)温针灸:首先在选定的腧穴上针刺,毫针刺入穴位得气并施行适当的补泻手法后,在留针时将 2~3g 艾绒包裹于毫针针柄顶端捏紧成团状,或将1～3cm长短的艾条段直接插在针柄上,点燃施灸,待艾绒或艾条燃尽无热度后除去灰烬,艾灸结束,将针取出(图7-1-7)。

(4)温灸器灸

①灸架灸法:将艾条点燃后插入灸架顶孔,对准穴位固定好灸架,通过上下调节插入艾条的高度以调节艾灸温度,以患者感到温热略烫可耐受为宜,灸毕移去灸架,取出艾条并熄灭(图7-1-8)。

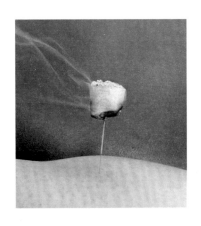 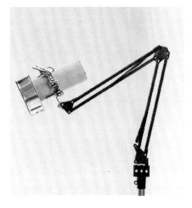

图7-1-7　温针灸　　　　　图7-1-8　灸架灸

②灸筒灸法:首先取出灸筒的内筒装入艾绒后安上外筒,点燃内筒中央部的艾绒,放置室外,待灸筒外面热烫而艾烟较少时,盖上顶盖取回。医师在施灸部位上隔8～10层棉布或纱布,将灸筒放置其上,以患者感到舒适,热力足而不烫皮肤为宜;灸毕移去灸筒,取出灸艾并熄灭灰烬(图7-1-9)。

③灸盒灸法：将灸盒安放于施灸部位的中央，点燃艾条段或艾绒后，置放于灸盒内中下部的铁纱上，盖上盒盖。灸至患者有温热舒适无灼痛的感觉、皮肤稍有红晕为度。如患者感到灼烫，可略掀开盒盖或抬起灸盒，使之离开皮肤片刻，旋即放下，再行灸治，反复进行，直至灸足应灸量；灸毕移去灸盒，取出灸艾并熄灭灰烬（图7-1-10）。

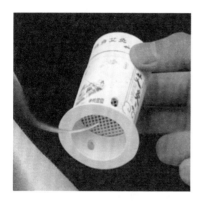

图 7-1-9　灸筒灸

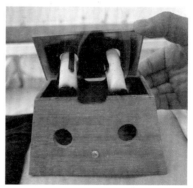

图 7-1-10　灸盒灸

3. 施术后处理

（1）施灸后，皮肤多有红晕灼热感，不需要处理，可自行消失。

（2）灸后如对表皮基底层以上的皮肤组织造成灼伤可发生水肿或水疱。如水疱直径在 1cm 左右，一般不需要任何处理，待其自行吸收即可；如水疱较大，可用消毒针剪刺破或剪开疱皮放出水疱内容物，并剪去疱皮，暴露被破坏的基底层，涂搽消炎膏药以防止感染，创面的无菌脓液不必清理，直至结痂自愈。灸疱皮肤可以在 5～8 日结痂并自动脱落,愈后一般不留瘢痕。

(3)灸后有时会破坏皮肤基底层或真皮组织,发生水肿、溃烂、体液渗出,甚至形成无菌性化脓。轻者仅破坏皮肤基底层,受损伤的皮肤在 7～20 日结痂并自行脱落,留有永久性浅在瘢痕;重者真皮组织被破坏,创面在 20～50 日结厚痂自动脱落,愈后留有永久性瘢痕,即古代医著所记载的灸疮。

(4)在灸疮化脓期间,不宜从事体力劳动,要注意休息,严防感染。若感染发生,轻度发红或红肿,可在局部做消炎处理,一般短时间内可消失;如出现红、肿、热、痛且范围较大,在上述处理的同时口服或外用消炎药物;化脓部位较深,则应请外科医师协助处理。

四、注意事项

1. 施灸时,艾灸火力应先小后大,灸量先少后多,患者感觉先轻后重,以使患者逐渐适应。艾炷灸的灸量一般以艾炷的大小和壮数的多少计算,炷小、壮数少则量小,炷大、壮数多则量大;艾条温和灸、温灸器灸则以时间计算;艾条实按灸是以熨灸的次数计算。艾灸部位如在头面胸部、四肢末端皮薄而多筋骨处,灸量宜小;在腰腹部、肩及两股等皮厚而肌肉丰满处,灸量可大。病情如属沉寒痼冷、阳气欲脱者,灸量宜大;若属外感、痈疽痹痛,则应掌握适度,以灸量小为宜。凡体质强壮者,可灸量大;久病、体质虚弱、小儿患者,灸量宜小。艾灸治疗时间及疗程每次施灸时间 10～40 分钟,依病症辨证确定。5～15 次可为 1 个疗程,瘢痕灸一次间隔 6～10 日。

2. 需采用瘢痕灸时,必须先征得患者及家属同意和配合,并且使其对此疗法有充分的了解。

3. 在体毛较多的部位施灸时,需剃去毛发,应事先征得患者的同意。

4. 在艾灸前,向患者及家属解释清楚可能发生的状况。患者如伴有意识不清、感觉障碍、精神错乱、局部循环障碍,或患有糖尿病,施灸时应特别注意。

5. 直接灸时,操作部位应注意预防感染,如避免沾水、保持治疗部位洁净。

6. 注意晕灸的发生,如发生晕灸现象,应立即停止艾灸,使患者头低位平卧,注意保暖,轻者一般休息片刻,或饮温开水后即可恢复;重者可掐按人中、内关、足三里穴即可恢复;严重时按晕厥处理。

7. 患者在精神紧张、大汗、劳累后或饥饿时,不适宜应用本疗法。

8. 注意防止艾灰脱落或艾炷倾倒而烫伤皮肤或烧坏衣被。艾条灸毕后,应将剩下的艾条套入灭火管内或将燃头浸入水中,以彻底熄灭,防止再燃。如有艾灰脱落床上,应清扫干净,以免复燃。

9. 对婴幼儿施灸时,医者应将另一手的示指、中指垫在施灸部位旁,体会热度,以免发生烫伤。

五、临床运用

1. 肺系病证

(1)感冒

主穴:外劳宫、曲池、风门、肺俞、神阙、肺经。

配穴：鼻塞严重者，加迎香、上星穴；咳嗽严重者，加天突、定喘穴；体虚无力者，加足三里穴。

（2）咳嗽

主穴：肺俞、定喘、风门、尺泽、天突、肺经、内八卦。

配穴：咳嗽痰多者，加丰隆、脾俞穴；咽喉肿痛者，加合谷、列缺穴；体虚无力者，加足三里穴。

（3）过敏性鼻炎

主穴：二人上马、大椎、迎香、肺俞、脾俞、肾俞。

配穴：鼻塞严重者，加上星穴；手足不温者，加神阙、照海穴；体虚无力者，加足三里穴。

（4）哮喘

主穴：定喘、膻中、足三里、肾俞、肺俞、小横纹。

配穴：哮喘兼寒邪阻肺者，加风门穴；痰多发热者，加大椎穴；体虚不欲进食者，加脾俞穴。

2. 脾胃系病证

（1）积食

主穴：螺蛳骨、肚角、神阙、中脘、气海、板门、外八卦。

配穴：脾胃虚弱者，加脾俞、胃俞、四缝穴；腹胀满者，加胃脘穴；大便溏薄者，加三阴交穴。

（2）腹泻

主穴：神阙、天枢、水分、足三里、关元、大肠、龟尾。

配穴：寒湿者，加阴陵泉穴；湿热者，加内庭穴；食滞者，加中脘穴；脾虚者，加脾俞、太白穴；肾虚者，加命门穴。

（3）厌食

主穴：中脘、神阙、足三里、脾经、胃经、板门。

配穴：肚腹胀大者，加四缝、公孙穴；大便酸臭者，加天枢穴;身体虚弱者,加气海穴;畏寒肢冷者,加脊柱穴。

3. 头面五官病证

(1)近视

主穴:四白、合谷、曲池、光明、肾经、肝经、脾经、脊柱。

配穴:目痛者,加阳白穴;脾胃虚弱者,加足三里穴;先天不足者,加肾经。

(2)贝尔面瘫

主穴:颊车、迎香、下关、合谷、足三里、面部、耳后部位、面部足阳明经。

配穴:乳突疼痛者,加翳风穴;人中㖞斜者,加水沟穴。

(3)睑腺炎

主穴:太阳、合谷、风池、后溪、隐白、脾经。

配穴:脾胃蕴热者,加曲池穴周围;外感风热者,加攒竹穴周围。

4. 心肝系病证

(1)夜啼

主穴:内劳宫、身柱、心经、总筋、天河水、五指节。

配穴:虚寒者,加腹部任脉;阳气不足者,加背部督脉;心经积热者,加神门穴周围;暴受惊恐者,加百会穴周围。

(2)手足心热

主穴:关元、三阴交、脾俞、肾俞、膀胱俞、肝经。

配穴:阴虚者,加任脉;阳虚者,加督脉。

(3)流涎症

主穴:颊车、合谷、足三里、涌泉、三阴交、脾经、肾经。

配穴:脾胃虚弱者,加脾经;阳气不足者,加督脉、命门穴周围。

5. 肾系病证(遗尿症)

主穴:关元、中极、照海、三阴交、七节骨。

配穴:下元虚寒者,加命门、肾俞、气海穴;肺脾气虚者,加足三里、膀胱俞、气海穴;肝经湿热者,加太冲、行间、肝俞穴。

(灸疗、热疗技术协作组:昆明市儿童医院陈辉主任医师、徐博主治医师、徐建萍住院医师、普丽英主管护师执笔)

第二节　雷火灸

一、概念

雷火灸疗法是以经络腧穴理论为基础,以雷火灸条熏烤经络、腧穴或患处以治疗全身疾病的一种灸类技术,属中医外治法之一。

雷火灸条是由 20 多味中药经炮制,碾成粉末,与艾绒配制而成。

二、适应证

1. 呼吸系统疾病　感冒、咳嗽、哮喘、反复呼吸道感染等。

2. 消化系统疾病　厌食、呕吐、腹泻、便秘、疳积等。

3. 泌尿系统疾病　遗尿、尿频、尿急、尿潴留等。

4. 头面五官疾病　近视、斜视、睑腺炎、鼻炎、耳鸣等。

5. 其他　夜啼、惊风、抽动症等疑难杂症。

三、操作方法

1. **雀啄法**　雷火灸火头对准应灸部位或穴位,做形如鸡啄米、雀啄食运动,火头距皮肤 1~2cm(图 7-2-1)。此方法多用于泻邪气。

2. **小回旋灸法**　雷火灸火头对准应灸的部位或穴位,做固定的圆弧形旋转,距离皮肤 1~2cm 为泻(图 7-2-2)。

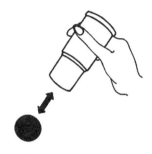

图 7-2-1　雀啄灸

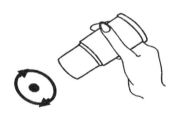

图 7-2-2　小回旋灸

3. **螺旋形灸法**　雷火灸火头对准应灸部位中心点,螺旋式旋转至碗口大,并反复操作。一般距离皮肤 1~2cm,做顺时针方向旋转(图 7-2-3)。

4. **横行灸法**　雷火灸火头悬至病灶部位之上,灸时左右摆动,距离皮肤 2~3cm,为平补平泻;距离皮肤 3~5cm,为补(图 7-2-4)。

5. **纵向灸法**　雷火灸火头悬至病灶部位之上,灸时火头上下移动,距离皮肤 2~3cm 为平补平泻;3~5cm 为补(图 7-2-5)。

6. **斜形灸法**　雷火灸火头悬至病灶部位之上,火头斜行移动,距离皮肤 1～2cm 为泻;3～5cm 为补(图 7-2-6)。此方法在治疗鼻炎等多种疾病时常采用。

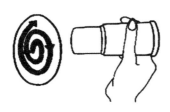

图 7-2-3　螺旋形灸

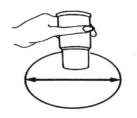

图 7-2-4　横行灸

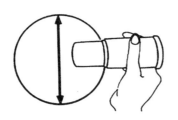

图 7-2-5　纵向灸

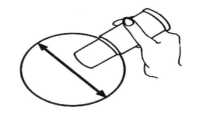

图 7-2-6　斜形灸

7. 拉辣式灸法　此为雷火灸创新手法。用示指、中指、环指平压躯干软组织,指尖处为施灸部位,手指往后移,火头随指尖移动,距离皮肤 2cm(图 7-2-7)。用时保持红火,患者皮肤需有灼热感。

8. 摆阵法　用单、双孔或多孔温灸盒,根据患者不同病情在患者身体部位用两个或两个以上的温灸盒平行、斜行或丁字形摆出横阵、竖阵、斜阵、丁字阵等(图 7-2-8)。

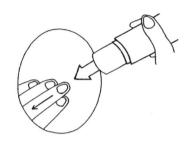

图 7-2-7　拉辣式灸

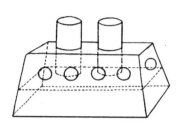

图 7-2-8　摆阵法

四、注意事项

1. 治疗前需先与家长及患儿做好沟通,家长及患儿需配合好以防烫伤。

2. 治疗时,火头应保持红火,与皮肤保持适当距离,随时注意患儿反应,以患儿能忍受适宜为度,以避免灼伤。

3. 施灸的部位和穴位以皮肤微红、深部组织发热为度。

4. 点穴时,若配合按摩手法(以拇指或示指指腹轻揉穴位)疗效更佳。

5. 治疗后,勿即刻洗涤,同时避免着凉,嘱适当饮温开水。

6. 对艾灸烟雾过敏者禁用该法。

7. 有出血倾向及发热、过饱、过饥的患儿不予施灸。

五、临床运用

1. 小儿腹泻

(1)灸疗部位:胃脘部,下腹部。

(2)穴位:中脘、神阙、关元、天枢、足三里、曲池。

（3）操作方法

①点燃 1 支灸药，距离皮肤 3～5cm，来回灸上腹部和下腹部，每移动 8 次，用手轻压一下，以灸至皮肤发红、深部组织发热为度，每处不可少于 10 分钟（图 7-2-9）。

②然后对准中脘、神阙、天枢、关元、足三里穴，距离穴位 3cm，用小螺旋法，每旋转 6 次为 1 壮，每穴各灸 8 壮；若遇湿热型，加灸曲池穴（图 7-2-10）。

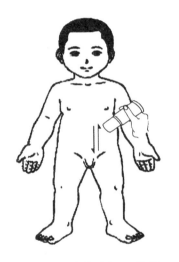

图 7-2-9　灸胃脘部、下腹部

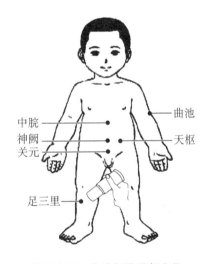

图 7-2-10　灸腹部及腿部穴位

（4）疗程：湿热型腹泻每日灸 1 次，其他类型腹泻灸 2 次。以 3 日为 1 个疗程，根据病情可灸第 2 个疗程，休息 2 日再灸。一般 1～3 个疗程可明显好转或治愈。

2. 肠系膜淋巴结炎

（1）灸疗部位：腹部。

（2）穴位：中脘、神阙、关元、双侧天枢、双侧足三里、阿是穴。

（3）辨证加减

①腹部中寒：加大椎、手十指冲穴；发热者，加列缺穴。

②乳食积滞：加腹结，发热者加列缺穴、大椎至第 3 胸椎。

③脏腑虚冷：加胃俞、肾俞穴。

④气滞血瘀：加肝俞、肾俞穴。

（4）操作

①患儿仰卧位，5 岁以下患儿采用单孔灸盒以脐（神阙）为中心灸腹部，每日 1 次，每次 5～10 分钟。

②5 岁以上患儿用双孔灸盒，以脐（神阙）为中心上至中脘下至关元，包括两侧天枢穴，每日 1 次，每次 10～15 分钟。疼痛偏于右下腹者，可以把灸盒下部向右下腹摆放。

③病程偏久者，加灸双侧足三里，采用小回旋灸法或雀啄灸，每穴 10 分钟。

3. 小儿遗尿症

（1）灸疗部位：小腹部。

（2）穴位：关元、三阴交、命门、脾俞、肾俞、气海、足三里。

（3）操作方法：点燃 1 支灸药，装入单孔灸盒内，距离皮肤 4～5cm，放在小腹部进行温灸，时间 10 分钟，灸至皮肤发红、深部组织发热为度；灸关元、三阴交、气海穴，用小回旋法，距离皮肤 3cm，每旋转 6 次为 1 壮，每穴各灸 6 壮。肾虚者，加命门、肾俞穴；脾肾虚者，加肺俞、脾俞、足三里穴；膀胱失约者，加气海穴。

（4）疗程：每日灸 1 次，3～5 日为 1 个疗程，观察疗效，多数小儿遗尿治愈或明显好转。根据情况休息 2 日再灸 3

日或 5 日。

4.小儿慢性胃炎

(1)灸疗部位:胃脘部。

(2)穴位:天枢、足三里、脾俞、胃俞。

(3)操作方法:点燃 1 支灸药,距离胃脘部 3～5cm,做旋转横行或纵向温灸,每移动灸 8 次,轻揉胃脘穴 1 次,灸至皮肤发红、深部组织发热为度,时间不少于 15 分钟。灸天枢、足三里、脾俞、胃俞穴,距离皮肤 3cm,用小回旋灸法,每旋转 8 次轻揉一下穴位,每穴各灸 8 次。

(4)疗程:每日用灸 1～2 次,每 5 日为 1 个疗程,观察 3 日。若小儿进食逐渐正常,呕吐、腹泻停止,腹痛不再发作,即可停灸。

(灸疗、热疗技术协作组广东省中医院陈璇如教授执笔)

第三节 督 灸

一、概念

督灸,古称"铺灸""长蛇灸",泛指在督脉及邻近督脉的背腧穴上施以灸法,融合了药熨疗法、隔物灸法等特点,具有施灸面积广、灸量大、灸治时间长等特点。诸阳经通过大椎穴交汇于督脉,故通过督脉给予隔姜灸可刺激经气,发挥补虚泻实、强腰固脊、调节阴阳、扶正祛邪、培本固元的功效,从而达到预防和治疗疾病的目的。

二、适应证

督灸疗法可广泛应用于儿科疾病,尤其是对呼吸系统疾病效果更显著,如反复呼吸道感染、支气管肺炎、过敏性鼻炎、哮喘、泄泻、厌食、积滞、遗尿症、强直性脊柱炎、小儿虚寒性疾病等。

三、操作方法

1. 传统督灸

(1)施灸材料

①生姜饼制备:将新鲜生姜粉碎为绿豆大小,控掉总重的 1/3 水分后放入通督灸的专用容器中,制备成高 2cm、宽 8cm、长 25cm 的姜饼(图 7-3-1)。

②三角艾炷制备:将艾绒放置于通督灸艾炷专用制备器具中,制备成宽 3cm、长 10cm 的三角艾炷(图 7-3-2)。

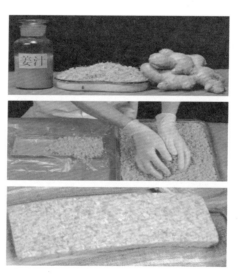

图 7-3-1　生姜饼制备

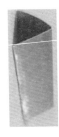
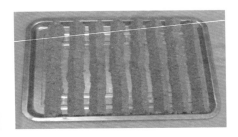

图 7-3-2　三角艾炷制备

（2）药物调配：将通督灸使用的中药粉碎成细粉，逐一放置于专用的容器中，根据患者四诊资料，运用经方理论辨证论治，一病一方，一证一方。在专用药盘中调配，待生姜饼做好后把药粉均匀撒在生姜饼中间的浅槽中，适度按压使药粉完全接触生姜，并浸湿待用。药物通过生姜汁的浸润可增强对皮肤的渗透作用（图 7-3-3）。

（3）施灸部位、体位与消毒：患者裸露背腰部俯卧于通督灸专用治疗床上，双手自然下垂于治疗床两旁，选取患者背腰部正中线及左右旁开各 5～6cm 作为施灸部位。医者用肥皂水洗净双手，并用 75％乙醇棉球对施术部位消毒（图 7-3-4）。

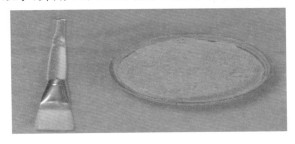

图 7-3-3　药物调配

将生姜饼铺于脊柱两侧,并空出背腰部正中线及左右旁开各5～6cm 的空间铺上三角艾炷,从背部点燃艾炷(图 7-3-5)。

(4)艾烟净化设备:将升降式艾烟净化设备调试到合理位置,悬于患者治疗部位上方,并固定。

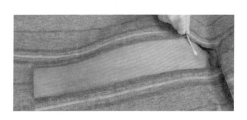

图 7-3-4　术前消毒

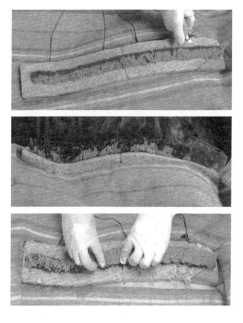

图 7-3-5　具体操作

(5)清理:待艾炷全部燃尽后,将生姜饼与艾炷一起清理(图7-3-6)。

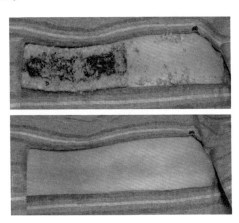

图 7-3-6　术后清理

2. **督灸盒**　患儿采取俯卧位,医者以75％乙醇棉球沿施术部位自上而下常规消毒3遍,将督灸盒中的艾炷点燃后,放于患儿背部即可,操作过程中若患儿感觉背部温度过高,可将督灸盒抬高,温度合适后放下。此过程可以反复,督灸盒没有温度后即可拿开盒子。此方法操作简单,减少督灸过程中的烫伤、起疱等问题,值得推广。指导患者做完督灸治疗后,起居有常,注意腰背部保暖,避免外伤(图7-3-7至图7-3-9)。

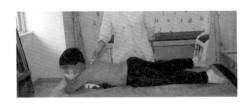

图 7-3-7　术前消毒

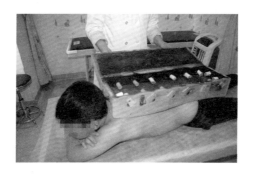

图 7-3-8 将督灸盒放置在患儿背部

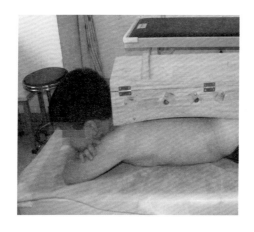

图 7-3-9 点燃艾炷并关闭督灸盒

四、注意事项

1. 初次接受治疗的患儿,应首先消除其紧张情绪。

2. 操作时宜选取俯卧位。

3. 施术过程中注意患儿的呼吸,尽量不要憋气。

4. 督灸期间应避免洗澡,以免引起局部感染。

5. 背部传染性皮肤病、疮疡痈疖、外伤骨折处、未愈合的伤口、溃疡、瘢痕及不明原因的包块等，不宜直接在病灶部位督灸。

6. 严重糖尿病患者慎用；精神紧张、大汗、劳累后或饥饿时不适宜应用本疗法；施灸前后调节饮食，忌食辛辣油腻肥甘之品，禁食海鲜、韭菜、羊肉、狗肉等发物；施灸后注意保暖，适当休息，不能熬夜和久居空调室；注意防止艾灰脱落后艾炷倾倒而烫伤皮肤或烧坏衣被。施灸完毕后，应将药灸饼浸入水中，以彻底熄灭，防止再燃。如有艾灰脱落于床上，应清扫干净，以免复燃烧坏被褥等物品。

7. 后背腰部脊柱有手术史及有内置固定金属者禁用。

8. 有出血倾向的疾病，如血小板减少、白血病、血友病、再生障碍性贫血等忌用；正在使用抗凝药物或化疗药物的患儿要详细了解情况后慎用。

9. 危急重症，如急性传染病，心、肺、肝、肾功能衰竭，肝硬化腹水，全身重度水肿、破伤风、狂犬病、精神病发作期等均慎用。

五、临床运用

1. 适应证候

（1）阳虚证：脊柱关节畏寒肢冷，自汗，口淡不渴，大便稀溏，小便清长，或尿少，面色白，水肿，神疲，乏力，气短，舌淡胖嫩，苔白滑等。

（2）寒证：肢体、关节冷痛，恶寒，畏寒，喜暖，口淡不渴，肢冷蜷卧，痰、涎、涕清稀，小便清长，大便稀溏，面色白，舌淡，苔白而润，脉紧或迟等。

（3）湿证：肢体、关节重痛，局部关节肿胀，头昏头闷，腹胀腹泻，纳呆，口黏腻，小便短小不利，大便溏而不爽，舌淡，苔腻，脉弦滑、细濡等。

（4）瘀证

①疼痛：呈刺痛，固定不移，拒按，日久不愈。

②瘀斑：肌肤或舌质见瘀斑（点）。

③癥积包块：按之有形，质硬，固定不移，或触痛拒按，外伤见局部青紫肿痛。

④出血：紫暗或成块，或见大便黑色，或出血淋漓反复不止。

⑤全身表现：毛发枯黄脱落，面色黧黑，肌肤甲错，眼睑下发青发暗，白睛布有紫色血丝，牙龈发暗，胸颈见红缕赤痕，腹大坚满或青筋暴露，关节变形、肿痛，唇指（趾）发绀，下肢脉络怒张等。

⑥舌脉：舌暗、青紫、瘀斑（点），舌下脉络怒张，脉涩或结。

2. 适应病种

（1）骨关节系统疾病：强直性脊柱炎、骨性关节炎、软组织损伤等。脊柱相关疾病，如脊柱周围发生软组织损伤，或小关节的错位、增生退变及无菌性炎症后，从某种程度上压迫脊血管和神经，使内脏神经功能紊乱，从而引发相应的脏腑和组织器官表现出某些临床症状和体征，出现不同程度的颈、肩、腰腿痛，属中医学"痹症"范畴。颈、腰椎疾病一般是由脊柱及其周围软组织损伤加之感受风寒湿邪，气血不通，邪留关节、肌肉，不通则痛，而督灸可以散寒除湿、温通经络，配合其他疗法效果更好。研究表明，督灸治疗颈椎病可改善患者颈部僵直、肌肉紧绷和牵拉，督灸可改善颈部肌肉、关节及周围气血的运行,起到疏理经络、通达关节的作用。另外,督灸对于痛症等方面临床疗效亦较显著。

(2)呼吸系统疾病:慢性支气管炎、过敏性哮喘、过敏性咳嗽、过敏性鼻炎及肺功能减退者的保健调养;呼吸系统疾病急性发作时,不宜做通督灸,待患者病情趋于平稳以后再施灸。呼吸系统疾病大多数是由炎症反应和免疫失调引起,而灸疗的机制在于抗炎的同时可以提高机体的免疫功能。此外,督灸治疗虚寒性哮喘在三伏天起效更快,即冬病夏治。

(3)消化系统疾病:泄泻、厌食、积滞、功能性消化不良。督灸通过背部背腧穴的温热作用来调理脾胃虚寒、饮食不节引起的脾胃系统疾病。

(4)其他疾病:督灸对于小儿脾肾阳虚,膀胱气化不利的遗尿亦有良效,但因为通督灸施灸时间长、小儿配合不好,临床上治疗案例较少。

(灸疗、热疗技术协作组:昆明市儿童医院陈辉主任医师、李若男住院医师、张翼宇副主任医师、殷洁主治医师执笔)

第四节 热 敏 灸

一、概念

热敏灸是采用艾热,通过探敏定位找到热敏穴位,施以特定手法激发艾灸得气,达到个体化消敏灸量,显著提高疗效的一种新灸法。

热敏灸源于经典、基于临床、继承创新,是陈日新教授带领科研团队历经三十余年的科研成果,是具有自主知识产权的创新技术,无创痛、安全,患者易于接受。

近年来,随着热敏灸技术的广泛应用,热敏灸在中医儿科临床中日益凸显出重要价值和地位。小儿穴位经络敏感,容易激发艾灸得气,能够取得较好的灸疗效果。热敏灸疗法属于中医悬灸,不接触身体,无痛苦、无损伤、操作简便、成本低廉,并且具有温补阳气、温化寒湿、温经通络、温养心神的作用,对小儿感冒发热、咳喘、腹泻、积滞、遗尿、斜颈、身体虚弱等有独特的临床疗效与优势。

二、适应证

热敏灸适用于出现热敏穴位的各种病症,不拘寒、热、虚、实、表、里证,根据小儿生理病理特点,目前主要应用于小儿感冒发热、咳喘、腹泻、积滞、遗尿、斜颈、身体虚弱等病症。

三、操作方法

1. 施灸前准备

(1)工具选择:根据病情需要和热敏穴位直径的不同而选择不同直径的艾条。施灸时可选择安全的辅助工具或手持艾条施灸(图 7-4-1,图 7-4-2)。

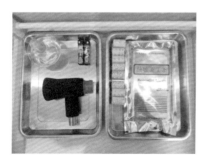

图 7-4-1 灸具与艾条

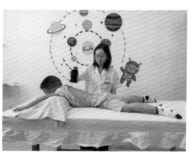

图 7-4-2 小儿灸具施灸示意图

（2）部位选择：依据探感定位（灸感定位法）和辨敏施灸原则，选取施灸部位。

（3）体位选择：体位以被灸者感到舒适，充分显露施灸部位，肌肉放松为原则。常用体位有卧位、坐位。建议首选卧位。

（4）环境要求：同门诊治疗室的要求，并应设有排烟或消烟装置。环境温度应保持在 24～30℃ 为宜。

（5）灸前宣教：医师应在施灸前与被灸者或其家属沟通，告知大概施灸过程，以及常见艾灸得气感应，消除被灸者的紧张情绪，使其精神放松。对于年龄稍大的儿童，可以与医师沟通交流者，应告知患儿在治疗过程中注意力集中，认真体会在施灸过程中的艾灸得气感应，并及时与医师沟通交流。

（6）得气：艾灸得气是一组与疗效相关的、舒适的身心感应，包括透热、扩热、传热、非热觉、肢端热、身烘热、喜热、皮肤扩散性潮红、面红（或额出汗）、胃肠蠕动等感应。

①透热：灸热从施灸部位皮肤表面直接向深部组织穿透，甚至直达胸、腹腔，或施灸部位的皮肤不（或微）热，而皮肤下深部组织甚至胸腹腔脏器感觉甚热，这种现象又称表面不（微）热深部热。

②扩热：灸热以施灸部位为中心向周围扩散。

③传热：灸热从施灸部位开始沿某一路线向远部传导，甚至到达疾病部位，或施灸部位不（或微）热，而远离施灸的部位感觉甚热，这种现象又称局部不（微）热远部热。

④非热觉：施灸部位或远离施灸部位产生酸、胀、压、重、痛、麻、冷等非热感觉。

⑤皮肤扩散性潮红：施灸部位的皮肤呈现均匀的向四

周扩散性的潮红。

⑥面红（或额汗出）：施灸躯干四肢部位的穴位，面部皮肤潮红或额部、颈项部微汗出。

⑦胃肠蠕动：施灸中自觉胃部紧缩感或腹中肠鸣。

⑧肢端热：施灸中自觉四肢末端或掌心、足心逐渐温热。

⑨身烘热：施灸中自觉全身或上半身由里而表的阵阵温热、欲汗出或微汗出。

⑩喜热：施灸中自觉舒适感、舒畅感，甚至身体轻松感。

以上10类艾灸得气感应或单独出现或多种同时出现，因病位、病性、病情、施灸穴位的不同，艾灸得气的类型也不同。

2. 操作流程　如图7-4-3所示。

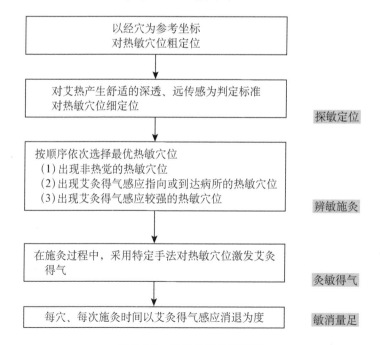

图 7-4-3　热敏灸操作流程图

3. 施灸步骤

(1)探敏定位:艾热距离体表约 3cm,具体距离调节在以被灸者热感强度舒适而无灼痛的范围内,施灸部位以传统穴位定位为中心,在其四周范围内进行悬灸探查,被灸者出现 10 类热敏灸感中的 1 类或 1 类以上的部位,即为热敏穴位,不拘是否在传统腧穴的标准位置上。

(2)辨敏施灸:是通过辨别热敏穴位的艾灸得气特点,从而选取最优热敏穴位施灸。按下列顺序依次选择最优穴位:①出现非热觉的热敏穴位;②出现艾灸得气感应指向或到达病所的热敏穴位;③出现艾灸得气感应较强的热敏穴位。

(3)灸敏得气:在施灸过程中,采用特定手法对热敏穴位激发艾灸得气。特定手法包括回旋灸、雀啄灸、温和灸、循经往返灸等单式手法及其组合的复式手法。

(4)敏消量足:每穴、每次的施灸时间以艾灸得气感应消退为度,小儿平均施灸时间约为 20 分钟。具体时间因病、因人、因穴而异。

四、注意事项

1. 施灸前应告知被灸者及其家属艾灸过程,消除对热敏灸的恐惧感或紧张感。

2. 施灸时应根据患者年龄、性别、体质、病情,采取舒适的体位,并充分显露施灸部位。热敏灸操作时应注意热感强度适宜,避免烫伤,注意防止艾火脱落灼伤患者或烧坏衣物。

3. 治疗后应告知被灸者在施灸结束后 2 小时之内不宜

洗澡与劳累,注意保暖,避风寒。如果局部出现水疱,较小时,宜保护水疱,勿使破裂,一般数日即可吸收自愈;如水疱过大,用注射器从水疱低位刺入,将渗出液吸出后,保持局部清洁,以防感染。热敏灸结束后,须将燃着的艾条彻底熄灭,以防复燃。

4. 3 岁以内婴幼儿慎灸。3 岁以内婴幼儿很难准确表达艾灸得气感应,需要医师通过患儿表现和皮肤红晕情况等综合判断,因此要谨慎施灸。

5. 昏迷、脑出血急性期、大量吐(咯)血的患者不宜施灸;感觉障碍与皮肤溃疡处不宜施灸;过饥、过饱、过劳状态等不宜施灸。

五、临床运用

小儿热敏灸常见病症热敏穴位高发区如下。

1. 风寒感冒　①中脘、天枢、关元;②大椎、至阳;③噎嗝或肺俞。

2. 咳嗽　①大椎、风门、肺俞;②神阙。

3. 体虚易感冒　①风门、肺俞;②神阙;③足三里。

4. 哮喘　①大椎或定喘;②膏肓;③神阙。

5. 脾虚腹泻　①神阙、关元;②大肠俞、关元俞。

6. 食积　①脾俞、胃俞、脊中;②建里、下脘、外陵。

7. 斜颈　①督脉背部区段;②腹部阳明胃经区段。

(灸疗、热疗技术协作组江西中医药大学附属医院谢丁一教授执笔)

第五节 天 灸

一、概念

天灸疗法是以经络腧穴理论及中医实践治疗学为基础,在特定时间将有一定刺激性的中药涂敷于穴位或患处,促使局部皮肤潮红或发疱以治疗全身疾病的一种灸类技术,属中医外治法之一。

二、适应证与禁忌证

1. 适应证 天灸疗法可广泛应用于儿科疾病,如支气管哮喘、过敏性鼻炎、虚人感冒、慢性咳嗽、功能性腹胀、慢性胃炎、反流性胃炎、胃动力性疾病、便秘、抑郁障碍、睡眠障碍、肥胖症、遗尿等。

2. 禁忌证

(1)局部皮肤溃疡者。

(2)对药物刺激皮肤过敏明显者。

(3)发热患者。

(4)严重的肝肾功能不全、糖尿病血糖高控制不佳者。

三、操作方法

1. 常用的药物 蒜、生姜、葱白、胡椒、黄芥子、延胡索、鹅不食草、墨旱莲、大黄、威灵仙、丁香、肉桂、细辛、吴茱萸、天南星等。

2. 药物的加工 流程为配药→清洗→粉碎→过筛→混

合。依照处方配药,清水清洗后晾干,续将药物粉碎成细末,然后以60~80目的细筛筛过,混合拌匀而成。使用时取药散适量,以姜汁调和成药饼后置于胶布上贴敷于穴位或患处(图7-5-1)。

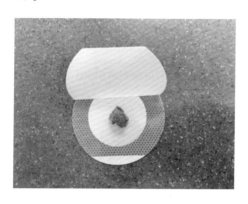

图7-5-1　天灸贴

3. 选穴原则　按照辨证一般选取背部膀胱经、督脉,腹部任脉、胃经、脾经穴位为主,必要时配合四肢穴位,一般选8~12个穴位。

4. 时间的选择　时间选择一般以三伏天及三九天为多,根据需要,可平时贴药治疗。

(1)三伏天:分为初伏、中伏、末伏。夏至后第三个庚日为初伏,第四个庚日为中伏,立秋后第一个庚日为末伏,三日均为庚日。

(2)三九天:以冬至这一天为"一九",相隔九天为"二九",再隔九天为"三九"。三九天灸技术是三伏天灸技术的补充。两者相互配合,相得益彰。

5. 操作规范流程(图 7-5-2,图 7-5-3)

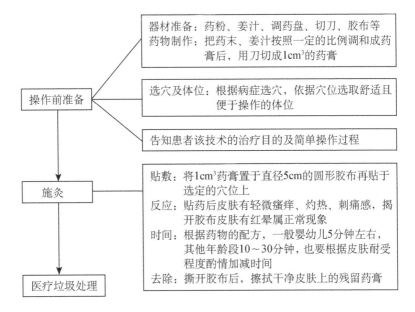

器材准备:药粉、姜汁、调药盘、切刀、胶布等
药物制作:把药末、姜汁按照一定的比例调和成药膏后,用刀切成1cm³的药膏

操作前准备

选穴及体位:根据病症选穴,依据穴位选取舒适且便于操作的体位

告知患者该技术的治疗目的及简单操作过程

施灸

贴敷:将1cm³药膏置于直径5cm的圆形胶布再贴于选定的穴位上
反应:贴药后皮肤有轻微瘙痒、灼热、刺痛感,揭开胶布皮肤有红晕属正常现象
时间:根据药物的配方,一般婴幼儿5分钟左右,其他年龄段10~30分钟,也要根据皮肤耐受程度酌情加减时间
去除:撕开胶布后,擦拭干净皮肤上的残留药膏

医疗垃圾处理

图 7-5-2　天灸疗法操作规范流程图

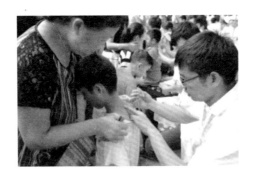

图 7-5-3　天灸贴敷图

6．技术要点

（1）穴位配伍、定位准确是疗效的关键。

（2）药物配伍的比例是疗效的保证。

（3）药物的精细加工是疗效的基础。

（4）皮肤渗透剂的选择会影响药效。

（5）贴敷时间的把握是疗效安全的保障。

7．注意事项

（1）贴药时皮肤应保持干燥，贴药后不宜剧烈活动，以免出汗致膏药脱落。

（2）贴药后局部皮肤出现红晕属正常现象，部分可出现较小的水疱，无明显不适可不予处理。

（3）贴药后若出现瘙痒、灼热、刺痛等难以忍受的症状，应尽快去除膏药，避免搔抓致皮肤破损。

（4）若局部皮肤出现较大水疱溃破应保护创面，必要时外科处理。

（5）贴药当日禁海鲜、牛肉、芋头、花生等食物，并避免进食生冷、辛辣食品。

四、临床运用

1．**支气管哮喘**　适用于哮喘发作期的辅助治疗或缓解期。

（1）主穴：定喘、肺俞、心俞、天突、中脘、脾俞。

（2）配穴：风寒外袭证，配风门穴；痰浊阻肺证，配滑肉门穴；肺气不足证，配气海、足三里穴；肺肾气虚证，配肾俞、关元穴；脾气亏虚证，配大横穴。

2．**过敏性鼻炎**　适用于鼻炎发作期及缓解期。

（1）主穴：大椎、肺俞、心俞、胆俞、中脘、肾俞。

（2）配穴：肺虚感寒证，加风门穴；脾气虚弱证，加足三里穴；肾阳亏虚证，加关元穴。

3. 抑郁障碍　适用于轻中度抑郁障碍。

（1）主穴：肺俞、膈俞、肝俞、胆俞、鸠尾、中脘、气海。

（2）配穴：肝气郁结证，加期门穴；气郁化火证，加曲池穴；痰气郁结证，加脾俞穴；心脾两虚证，加心俞、脾俞穴；心肾不交证，加心俞、肾俞穴；心虚胆怯证，加心俞穴。

4. 消化不良

（1）主穴：膈俞、胃俞、中脘、大横、足三里。

（2）配穴：脾虚气滞证，加脾俞、气海穴；肝胃不和证，加肝俞穴；脾胃湿热证，加阴陵泉穴；脾胃虚寒证，加脾俞穴；胃胀明显者，加建里、滑肉门穴；恶心呕吐者，加内关穴。

5. 失眠

（1）主穴：魄户、神堂、魂门、中脘、下脘、气海、关元、命门。

（2）配穴：心脾两虚证，加心俞、脾俞穴；心肾不交证，加心俞、肾俞穴；心胆气虚证，加心俞穴；痰湿证，加足三里穴；焦虑症者，加肾俞、命门穴。

6. 阈下抑郁

（1）主穴：四花、脾俞、肝俞、中脘。

（2）配穴：脾气虚证，加章门穴；心气虚证，加心俞穴；肾气虚证，加肾俞穴；肺气虚证，加肺俞穴；肝气虚证，加期门穴。

（灸疗、热疗技术协作组广东省中医院针灸科徐振华教授执笔）

第六节 热 熨

一、概念

热熨疗法是根据中医辨证施治原则,选药证相符合的中药和辅料,加热后,用布包好(图 7-6-1),在患者身体局部或腧穴,做来回往返或旋转的移动,使药力或热力通过体表毛窍透内的一种中医传统外治法。具有操作简便,适应证广,不良反应小的特点。

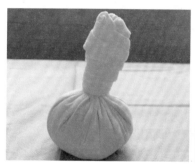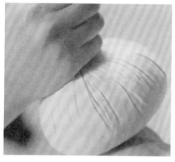

图 7-6-1 热熨包

二、适应证与禁忌证

1. 适应证

(1)呼吸系统疾病:感冒、咳嗽。

(2)消化系统疾病:消化不良、呕吐、厌食、胃痛、腹泻、腹胀、功能性腹痛、便秘。

(3)泌尿系统疾病:小儿遗尿、尿潴留、尿频。

（4）神经系统疾病：小儿面瘫、失眠、偏头痛。

（5）其他疾病：小儿肌性斜颈、小儿脑瘫、软组织挫伤、头痛、手足寒冷等。在热熨疗法适应证中，根据患儿病情，必要时与其他治疗方法配合，操作时注意温度适宜，防止烫伤患儿（图7-6-2）。

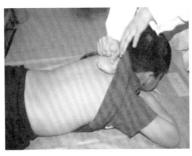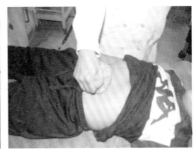

图 7-6-2　热熨疗法背部、腹部操作图

2. 禁忌证

（1）热熨施术局部皮肤有大面积创伤、溃疡、感染或有较严重的皮肤病者。

（2）对药物严重过敏者。

（3）高热、神昏、谵语、神经分裂症患儿禁用热熨法。

（4）出血性疾病，如血小板减少性紫癜、过敏性血小板减少性紫癜、月经过多、崩漏等，不宜用热熨法。

（5）艾滋病、结核病或其他传染病患者慎用热熨法。

（6）肢体感觉障碍（如严重糖尿病患儿）患者慎用热熨法。如果使用应严格按照操作技术规程进行，以免烫伤。

（7）颜面五官部位慎用热熨法，如果使用温度不宜过高，时间不宜过长。

三、操作方法

(一)分类

1. 按中药热熨操作方法分类　可分为中药干热熨法和中药湿热熨法。

(1)中药干热熨法:是将加热的固体,如盐、米、沙子、花椒、小茴香或中药粉末趁热放入布袋中在体表等进行热熨。

(2)中药湿热熨法:是将根据病情配伍的中草药置于布袋内,放入锅中蒸 20 分钟,拿出待温度适当后放置于治疗部位上;或将药袋在水中加热煮沸 20 分钟后,将小毛巾或多层纱布垫趁热浸在药液内,取出拧至药液不下滴,待温度适当后放在治疗部位上,上面再盖以棉垫或热水袋,以免热气散失,每 5 分钟更换一次,每次 20~30 分钟,每日敷 3~4 次。

2. 按中药热熨的材料分类　可分为食熨法和药熨法。

(1)食熨法:分为盐熨法、蛋熨法、葱熨法、醋熨法、生姜熨法。

①盐熨法:将食盐放入锅中爆炒,在适宜温度时装进布袋,置于手心、足心、背部、脘腹等处进行熨烫。盐熨法适用于腹泻、呕吐、腹痛、痛经、肌肉酸痛、手脚抽筋等病证。

②蛋熨法:用一熟鸡蛋或鸭蛋在水里加热,温度适当时,去壳趁热置于患者腹部、背部、四肢等处,来回快速地滚动;或先在治疗部位用刮痧法进行刮拭,然后再在其上用蛋进行滚熨。适用于小儿寒湿腹痛、四肢厥冷、伤风感冒、腹泻等疾病。

③葱熨法:葱,生者辛散,熟者甘温。葱熨法常用于外感风寒、阳气脱失、二便不通、后背发凉、痰多气喘等病症。

将锅炒热后,放适量大葱丝,炒2分钟后一起放入布袋里,熨烫患者背部、颈部、前额、腹部。

④醋熨法:醋味酸、苦,性温,无毒,可消痈肿,散水气,杀邪毒,除癥结痞块,治疗四肢厥冷、瘀血肿块、发热惊风、吐泻转筋等病证。将食盐500g炒热后,加入粉末状的香附30g,洒陈醋炒匀,加入布袋热手心、足心、腹部;或喷洒在中药包上进行使用。

⑤生姜熨法:生姜辛,性微温,无毒。有解表散寒、温中止呕之功效。可治疗消化不良、呕吐腹泻等疾病。将生姜500g捣烂放入锅中炒热,装入布袋内,置病变部位,上放热水袋保温。

⑥麸皮熨法:麸皮味甘,性平,无毒。有通肠开胃,下气,磨积块的功效。治疗小儿胸胁痛、小儿腹泻等病症。小麦麸500~1000g,置于锅内炒至极热,用适量酒或醋拌调,装入布袋中,熨胸胁或腹部。

⑦其他:常用的食熨法还有椒姜熨、茴香熨、肉桂熨等,可参照上面的方法使用,或几种材料结合使用。

(2)药熨法:所采用的中草药是根据病情配伍,进行蒸、煮加热后,温度合适时在患处进行热熨的方法,需根据病情辨证对熨烫药物进行选择。

①外感风寒:选葱白、生姜、麻黄、桂枝、防风、柴胡、薄荷。

②痹症筋伤:选伸筋草、透骨草、麻黄、细辛、红花、木瓜、威灵仙、细辛、防风、花椒、川芎、肉桂、鸡血藤、海风藤、羌活、独活、桂枝、桑枝、牛膝、川乌、草乌。

③消化系统疾病:选黄芪、桂枝、干姜、生姜、附子、吴茱

萸、法半夏、陈皮、青皮、白术、莱菔子、木香、香附、花椒、枳壳、枳实、延胡索、大黄、芒硝。

④皮肤疾病：蚕沙、防风、荆芥穗、蛇床子、苦参、刺蒺藜、白鲜皮、地肤子、艾叶、黄柏等。

(二)操作步骤

1. 部位及体位选择　根据病情,选取热熨部位。外感类病症主要热熨颈部、背部；脾胃病症主要热熨上腹部、脐周和背部；泌尿系统病症主要热熨腹部、脐下腹部、腰骶部；痹痛类病症主要热熨各关节及患处。根据需要可采用坐位、俯卧位、仰卧位、侧卧位等体位,便于操作者进行操作也保证患儿热熨过程中的舒适(图 7-6-3)。

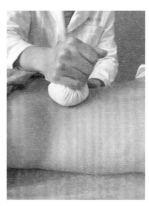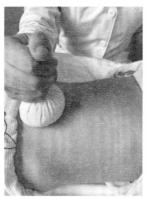

图 7-6-3　热熨疗法俯卧位和仰卧位

2. 加热热熨药物　加热方式通常使用炒热、蒸热、煎煮和现代的微波炉加热法。炒热时火不宜过大,并应随时观察,避免将药物炒焦；微波炉加热法通常用于盐包、砂石包,加热时可以往布包上适量洒水至湿润,以免加热过程中起火。

3. **热熨患处**　取出加热好的热熨包,待温度合适后趁热热熨患处,通常准备两个及以上的热熨包,以保证热熨过程连续不间断,最后将热熨包放在患处或症状最明显处,上覆盖棉垫或热水袋,继续热熨 5 分钟,促进药力入内。

4. **清洁保温**　热熨操作结束后,可用干净毛巾擦拭热熨部位,保证局部干燥,然后覆盖衣物,注意局部保暖,防止受寒。

四、注意事项

1. 包裹热熨药品的布宜使用纯棉布,避免使用有孔或容易破损的材质,如纱布、无纺布、茶袋纸,包扎紧,以免热熨时内容物漏出。

2. 药熨包应准备 2 个及以上,热熨时轮流交替使用,连续进行。

3. 药熨包温度以患儿能耐受而又觉温热舒适且不烫伤皮肤为度。操作者用自己手腕内侧部测试药熨包的热度,温度合适再进行热熨。3 岁以下热熨温度 40℃ 以下,3 岁以上 45℃ 左右;每日热熨 1～3 次。

4. 药熨初始时热熨包温度较高,热熨手法应轻、快;待热度降低后,则应熨得重、慢。

5. 中药液体湿热熨时,纱布或毛巾垫的更换时间要注意掌握,以保持一定的湿度、清洁度与温度。用于有渗出液的皮肤疾病时,将中药液体分次倒出进行热熨,避免药液中含有渗出液而造成感染。部分疾病湿热熨的次数应根据症状的轻重而适当增减。

6. 热熨的面积不可过大,应随着季节、室温而定,一般不超过全身面积的 1/3,以免过度的体表蒸发造成脱水,对幼儿及病在颈、胸等部位的患者应特别注意。

7. 热熨过程中密切观察患儿情况,若在热熨过程中出现头晕、头痛、恶心、心悸等不适反应,应立即停止治疗,使患者平卧休息;使用生姜、葱白一类的鲜药要密切观察皮肤情况,一旦出现皮肤过敏现象应及时中止。

8. 热熨时应注意室内温度,宜保持在 20～25℃,熨后腠理疏松开泄,注意避风保暖,以防风寒邪气内侵,最好热熨结束后,让患者暂时不离开室内,待汗消失、腠理闭合后再行离开。

9. 热熨药袋可反复使用 2～5 次,使用之后及时晾干,潮湿地区可将药袋放凉后装入塑料袋,放入冰箱保存,以防霉变;药液湿热熨的液体应新鲜配制,用后的纱布或毛巾垫应洗净消毒后使用,各患者之间不可交叉使用,用于有渗出液的皮肤疾病,布垫煮沸消毒。

10. 如有不慎起水疱,大者局部消毒刺破,保持创面清爽干燥,必要时皮肤科就诊,小者可局部自行吸收。

五、临床运用

1. 风寒感冒

组方:葱白 50g,生姜 50g,淡豆豉 50g,青盐 200g。

制作方法:葱白切成丝,生姜拍碎,与淡豆豉和青盐混合。

用法:打成粉末用纯棉布包好在微波炉中加热 30 秒,分成 2 包先熨背部,重点大椎、肺俞、风门等穴位处,然后趁热放置脐上,上置热水袋进行加热保温,以头部微汗出为宜。

2. 风寒咳嗽及痰湿咳嗽

组方:麻黄、杏仁、紫苏子、当归各 30g,前胡、白前、桑叶、莱菔子、桔梗各 20g,清半夏、细辛各 10g。

制作方法:将上述药物打成细粉,装入大小合适的纯棉布袋中。

用法:放入蒸屉中开锅后蒸 10～15 分钟,趁热取出敷于大椎、肺俞穴及肺区上,每次 20～30 分钟,每日 1 次,每剂药可连续使用 3 日。

3. 腹痛

(1)腹部中寒及脾胃虚寒

组方:吴茱萸、肉桂、干姜、香附、延胡索、木香、陈皮各 10g。

制作方法:将上述药物打成细粉,装入大小合适的纯棉布袋中。

用法:用微波炉加热 20～30 秒,趁热取出置于神阙穴,婴幼儿可用肚兜固定,温度不宜过高,每日 2～3 次,每剂药可连续使用 5 日。

(2)乳食积滞

组方:焦山楂、炒麦芽各 20g,苍术、厚朴、枳壳、槟榔各 15g,陈皮 10g。

制作方法:将上述药物打成细粉,装入大小合适的纯棉布袋中。

用法:用微波炉加热 20～30 秒,趁热取出置于神阙穴,婴幼儿可用肚兜固定,温度不宜过高,每日 2～3 次,每剂药可连续使用 5 日。

（3）气滞血瘀

组方：白芍 30g，柴胡、香附、枳壳、川芎、赤芍、当归各15g，肉桂、干姜、小茴香、蒲黄、五灵脂、没药、延胡索、炙甘草各 10g。

制作方法：上述药物分装入 2 个棉布袋中。

用法：将药袋放入蒸屉中加热，趁热拿出热熨腹部疼痛处，每日 1 次，每次 20～30 分钟，2 个药袋可反复进行。

4. 气虚便秘

组方：生白术、炒白术各 20g，生黄芪、当归各 10g，葱白、生姜各 5g。

制作方法：将上述药物打成细粉，装入大小合适的纯棉布袋中。

用法：装入棉布袋内，微波炉加热 20～30 秒，趁热热熨腹部及腰骶部，冷后可再进行加热，反复进行热熨。

5. 泄泻

（1）风寒

组方：藿香 15g，陈皮 10g，炒白术 30g，木香 10g，生姜 10片，连须葱白 3 根，黄酒或白酒适量。

制作方法：连须葱白切成粗丝，生姜切片，其余药物打成细末，混合均匀后置于微波炉加热到适合温度，再喷入黄酒或白酒，装入棉布袋中。

用法：趁热熨脐腹、小腹部及腰骶下部，凉后可再次加热进行热熨，反复 30～50 分钟。

（2）脾虚

组方：白术、炒山药各 24g，炒薏苡仁 30g，炒白芍、茯苓、仙鹤草各 20g，升麻 6g，葛根 10g，青盐 1000g。

制作方法:将上述除青盐外的药物混合均匀粉碎成粗末,密闭保存备用。每次使用 15g 药粉与青盐混合放入锅内炒热后分装于 2 个棉布袋中。

用法:趁热热熨整个腹部及腰骶部 20～30 分钟,最后将棉布袋置于中脘、神阙穴处。每日 1 次,10 日为 1 个疗程,在整个疗程中青盐可不进行更换,每次加入新鲜药粉即可。

6. 积滞

(1)乳积

组方:生姜、生山楂、紫苏各 30g,木香 10g,厚朴 20g。

制作方法:上药除生姜外混合均匀共研粗末,密封保存。

用法:将生姜拍碎,与其他药末混合炒热后装入棉布袋中,趁热在小儿胃脘部及脐腹部进行顺时针及自上而下地推熨 20～25 分钟,以胃部觉得松快为宜。

(2)食积

组方:莱菔子、枳实、厚朴各等分,青盐、麸皮各 50g。

制作方法:前 3 味药物混合粉碎成细末,密封保存。

用法:每次取用 30g 药粉,与青盐、麸皮混合后放入微波炉加热,装入棉布袋中,趁热在小儿胃脘部及脐腹部进行顺时针及自上而下的推熨 20～25 分钟,以胃部觉得松快为宜。

7. 气虚汗证

组方:党参、黄芪、麻黄根、浮小麦各 20g,生白术、防风、白芍、干姜各 10g,麸皮 100g。

制作方法:将前 8 味药物混合均匀粉碎成粗末,密封保存。

用法:每次取 50g 药粉与麸皮 100g 混合,装入布袋中,表面洒几滴水,微波炉加热 15~30 秒,取出对小儿全身进行热熨,重点热熨肺俞、足三里、合谷、复溜穴各 2~3 分钟。凉后可再进行加热,以透热为度,每日 1~2 次,每次 30 分钟,15 日为 1 个疗程。

8. 遗尿

(1)肺脾气虚

组方:麻黄 5g,补骨脂 5g,桑螵蛸 10g。

制作方法:上述药物按比例混合粉碎成粗末,密封保存。

用法:用时取 100g 青盐与 15g 药粉混合均匀,放入微波炉加热,趁热装入棉布袋中,待温度适宜的时候在小儿的脐腹、小腹和腰骶处热熨 15~20 分钟,每日 1~2 次,温度以小儿能够耐受为宜。青盐可继续使用,15 日为 1 个疗程。

(2)肾气不足

组方:山茱萸、覆盆子、补骨脂、菟丝子、五味子、桑螵蛸、金樱子各 30g,丁香、肉桂、仙茅、生龙骨、白胡椒各 15g,青盐适量。

制作方法:上述药物除青盐外,混合粉碎成粗末,密封保存。

用法:用时取 100g 青盐与 15g 药粉混合均匀,放入微波炉加热,趁热装入棉布袋中,待温度适宜的时候在小儿的脐腹、小腹和腰骶处热熨 15~20 分钟,每日 1~2 次,温度以小儿能够耐受为宜,15 日为 1 个疗程。也可将上药做成药兜让小儿贴身佩戴,每天用热水袋进行热熨 1~2 次。

9. 脾虚痰阻肥胖症

组方:佩兰 20g,白芷、苍术、生白术各 15g,独活、木香、桂枝各 10g,花椒、艾叶各 5g。

制作方法:上述药粉混合均匀装入 1 个棉布袋中。

用法:将棉布袋放入蒸屉上加热 20 分钟,取出趁热在患者腹部进行顺时针旋转摩擦热熨,以局部发红透热为度,每次 20～30 分钟,每日 1～2 次,每剂药可用 5 日,1 个月为 1 个疗程。

10. 小儿面瘫

组方:羌活、荆芥、防风、威灵仙、僵蚕、白附子、全蝎等各 10g。

制作方法:药物混合粉碎成细末,密封保存。

用法:每次取 30g 药粉,装入棉布袋中,微波炉加热 20 秒,垫棉布袋在患侧面部及合谷穴、肺俞穴、足三里穴处热熨。注意面瘫初期不宜热熨面部,而是选用远端穴位合谷、外关、风池、肺俞、足三里等腧穴处热熨。后期面瘫中后期选用患侧面部、耳及耳后乳突附近热熨,以及合谷穴热熨。患侧面部操作时药包温度以患儿皮肤耐受为度,15～20 分钟。面部热熨谨慎操作以防烫伤。

11. 小儿肌性斜颈

组方:透骨草、徐长卿、威灵仙、伸筋草、木瓜、桂枝各 20g,川芎、红花、桃仁各 10g。

制作方法:将药物按比例混合均匀粉碎成细末,密封保存。

用法:取适量药粉装入棉布袋中,放入微波炉加热 20～30 秒,趁热取出置于患儿胸锁乳突肌、包块及肩胛提肌等部位,每日 2～3 次,包块型斜颈重点置于包块部位,非包块型重点置于胸锁乳突肌及肩胛提肌,可交替部位进行热熨。

（灸疗、热疗技术协作组：昆明市儿童医院陈辉主任医师、苏晋燕主治医师、李瑶住院医师、李子雁护师执笔）

第七节　中药封包

一、概念

中药封包疗法可分为干热敷和湿热敷。干热敷是将加热好的中药药包置于身体的患病部位或身体的某一特定位置（如穴位上），通过药包的热蒸气使局部的毛细血管扩张，血液循环加速，利用其温热达到温经通络、调和气血、祛湿驱寒作用的一种外治方法。湿热敷是根据患者症状、体征、中医四诊合参，选择不同功效的中药，打粉，用清水或蜂蜜之类的辅料调匀，置于患处，可起到祛风止痒、活血通络、清热解毒、利湿消肿等作用。中医特色治疗的中药封包与新剂型透皮贴有着异曲同工之处，二者均为经皮给药，使药物透过人体皮肤，由毛细血管吸收入血的一种非口服治疗方法。

二、适应证

伤风感冒、支气管炎、肺炎、小儿斜颈、腮腺炎、淋巴结炎、腹痛、腹胀、腹泻、胃痛、骨折、滑膜炎、银屑病等。

三、操作方法

1. 辨病辨证选药　根据患儿疾病类型选择适宜的中药

封包类型及用药。

（1）干热敷：将不同中药打粉，封包到一个棉布袋中，使用时加热至适宜温度（注意患儿可耐受温度），置于患病部位（图7-7-1）。

（2）湿热敷：选择不同中药打粉，选择适宜的介质调匀成糊状，置于无菌纱布上，贴敷于患病部位（图7-7-2）。

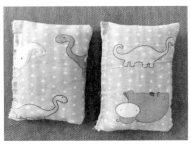

图 7-7-1　干热敷药包　　　　　图 7-7-2　湿热敷药物、敷贴

2. 操作步骤

（1）施术前准备

①评估患者的病情及发病部位、既往史、有无过敏史、透药部位的皮肤情况、对热的耐受程度、心理状态及疾病的治疗信心。

②选择患儿舒适体位，显露需封包部位，冬季注意保暖，必要时以屏风遮挡。

（2）施术方法

①干热敷

· 根据患儿年龄及所需热敷的体表面积选择相对应大小的型号。

封包分四种型号：特大（15cm×15cm）；大（10cm×10cm）；中（5cm×5cm）；小（<5cm×5cm）。

• 将药袋置于蒸锅或微波炉中加热至 50℃左右。

• 选取相应穴位或部位敷药，先轻提药袋，使其间断接触皮肤，至温度适宜时将药袋热敷患处。

• 每日 1～2 次，每次热敷时间根据药包温度决定，一般 20～30 分钟，可重复加热使用，用后晾干。

②湿热敷

• 选取合适介质将所选药粉调成糊状，将药物置于无菌纱布或敷贴上。

• 将无菌纱布或敷贴覆于患处进行封包。

• 每日 1～2 次，一般持续时间不超过 30 分钟，后揭去封包膜。每个密封的面积不超过体表面积的 50%。

四、禁忌证

1. 皮肤对该药物过敏，局部皮肤皮损处于急性炎症期，有糜烂、渗出，皮肤水肿，感觉异常，传染性皮肤病等禁用。

2. 经期患者慎用。

3. 不明肿块、出血倾向者慎用。

4. 24 小时急性期内应用冷敷，禁止热敷。

五、注意事项

1. 此治疗有内病外治的效果，但许多系统损伤疾病仍需内外兼治。

2. 出现过敏反应时应停止治疗，严重者需积极对症治疗。

3. 注意观察,避免皮肤烫伤。

六、临床运用

1. 呼吸系统疾病

(1)感冒

①风寒感冒

处方:香豉 3g,葱白头 3 根。

操作方法:将香豉研末,葱白头捣烂如泥,两味混合,加入滚水少许调和,敷贴于劳宫穴。

②风热感冒

处方:薄荷 30g,大黄、当归、赤芍、甘草各 15g,炒僵蚕 6g。

操作方法:将药用麻油熬,黄丹加六一散收,贴敷胸口。

(2)咳嗽

①风寒咳嗽

处方:麻黄、杏仁、甘草各等分,葱白头 3 根。

操作方法:将前 3 味药研成细末,加葱白头一起捣烂和匀,做成直径 5cm 的药饼贴敷于脐部,盖上塑料薄膜,胶布固定,每日贴敷 1～2 次。

②痰湿咳嗽

处方:麻黄、细辛各 10g,白豆蔻、猪牙皂各 6g,白芥子 16g。

操作方法:共研细末,过 100 目筛,贮瓶备用。用时取药末 0.7g,置万应膏(或普通黑膏药)中间,铺匀,稍加热后,贴患儿背部肺俞穴,每张膏药可贴 3 日。

(3)肺炎喘嗽

①风热郁肺

处方:金银花 15g,连翘 10g,款冬花 10g,前胡 10g,白前 10g,苦杏仁 10g,瓜蒌 6g。

操作方法:将药物研磨过筛后放置于布袋中,封包,将药包进行微波炉加热,然后放置于患儿膻中与肺俞穴热敷。每次 10 分钟,每日 2 次,药包温度以患儿耐受为宜。连续治疗 7 日后,自第 8 日增加至每日 3 次(图 7-7-3)。用药过程中告知患儿家长禁止给患儿食用辛辣生冷、刺激性食物,共治疗 14 日。

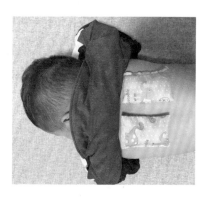

图 7-7-3　背部封包治疗

②风寒郁肺

处方:紫苏子 10g,白芥子 10g,莱菔子 10g,黄芩 10g,苦杏仁 10g。

操作方法:将药物研磨过筛后放置于布袋中,将药包进行微波炉加热,放置于患儿膻中与肺俞穴热敷,每次 10 分钟,每日 2 次,药包温度以患儿耐受为宜。连续治疗 7 日后,自第 8 日增加至每日 3 次。用药过程中告知患儿家长禁止给患儿食用辛辣生冷、刺激性食物,共治疗 14 日。

（4）腮腺炎

处方：如意金黄散加减（姜黄、大黄、黄柏、苍术、厚朴、陈皮、甘草、生天南星、白芷、天花粉）。

操作方法：上药研磨成粉，取约 10g 加温水搅拌成糊状，均匀塌至敷贴上，贴于患处，每日 1 次，每次 6～8 小时，连用 6 日为 1 个疗程。

2. 消化系统疾病

（1）呕吐

处方：葱白、白胡椒各 5g，生姜 30g，酒曲 15g。

使用方法：上药共捣烂炒热，做成饼状敷脐上，纱布盖后胶布固定 3 小时可取下。

（2）泄泻

处方 1：苦参、苍术各适量。

操作方法：上药分别研成细末，瓶贮备用。如泄泻热重者，取苦参 9g，苍术 3g（3∶1）；湿重者，苦参 3g，苍术 9g（1∶3）。和匀后用醋调成稀糊状，涂敷两足心，外用纱布包扎，4～12 小时换药 1 次。

处方 2：丁香、肉桂各 1 份，白胡椒 2 份。

操作方法：上药研成细末，瓶贮备用。每次取药末 1～2g，用醋调敷脐部或命门穴，胶布封贴，每日换药 1 次，至愈为止。

（3）乙型肝炎

处方：香附子 30g，延胡索 30g，鸡血藤 30g，枳实 30g，丹参 30g，柴胡 30g，白芍 30g，艾叶 20g，干姜 20g，蛇舌草 30g，半枝莲 30g。

使用方法：在使用护肝药物治疗的同时，应用中药封包。取上药碾成粉末,用棉布包裹封口,做成中药封包,中药封包浸水后放微波炉高火加热 7～8 分钟,用毛巾包裹后,待局部温度合适敷于上腹部肝区,每日 2 次,每次 20～30 分钟。

3. 运动系统疾病

(1)关节炎

处方:延胡索、当归、赤芍、乳香、没药、川芎、苏木、桃仁、川续断、骨碎补、桑枝、薄荷各 10g,血竭、冰片各 5g,自然铜、大黄各 15g。

操作方法:将上述中药打成粉装入备好的 15cm×15cm 大小的布袋中,封好袋口,将药包进行微波炉加热,然后放置患处热敷,通过药力和热力作用,起到调理气血、祛风散寒、活血止痛、利水消肿、强身健骨、补益肝肾的作用。

(2)滑膜炎

处方:红花、桃仁、延胡索、当归、赤芍、乳香、没药、川芎、苏木、川续断、骨碎补、桑枝、蒲公英、土牛膝、血竭各 10g。

操作方法:将上述中药打成粉装于备好的 15cm×15cm 大小的布袋中,封好袋口,将药包进行微波炉加热,然后放置患处热敷,通过药力和热力作用,起到调理气血、祛风散寒、活血止痛、利水消肿、强身健骨、补益肝肾的作用。

4. 其他

(1)淋巴结炎

处方:如意金黄散加减(姜黄、大黄、黄柏、苍术、厚朴、陈皮、甘草、生天南星、白芷、天花粉)。

操作方法:上药研磨成粉,加温水搅拌成糊状,均匀塌至敷贴于患处,每日 1 次,每次 6～8 小时,连用 6 日为 1 个疗程。

(2)银屑病

处方:生天南星、白芷、天花粉、大黄、黄柏、姜黄、苍术、厚朴、陈皮、甘草等。

操作方法:上述药物研磨成粉,取约 10g 加水搅拌成糊状,敷于患处,每日 1 次,连用 6 日为 1 个疗程。红外线照射治疗:红外线治疗灯预热 15 分钟,将预热的红外线治疗灯调节角度,对准中药敷贴的位置,垂直照射 15 分钟,灯距照射部位 30～50cm,温度调节在 50～70℃,以感觉温热、不烫为宜。

(3)小儿肌性斜颈(图 7-7-4,图 7-7-5)

处方 1:红花、桃仁、芒硝、郁金各 50g,血竭 10g,蜂蜜、糖各 100g。

操作方法:将前 5 味药共研成细末,再将蜂蜜、糖以文火煎熬 10～15 分钟,待冷却后加入药末调匀即成。根据肿块大小,取一比肿块稍大的纱布,涂上软膏(图 7-7-5),敷贴肿块上,外胶布固定,隔日换药 1 次。

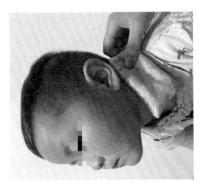
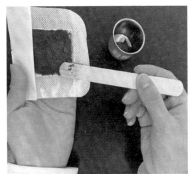

图 7-7-4　颈部封包治疗　　图 7-7-5　温热敷封包

处方 2:延胡索 15g,威灵仙 20g,伸筋草 30g,乳香 20g,红花 20g,桂枝 15g,透骨草 30g,鸡血藤 30g。

操作方法:将上述中药打成粉装于备好的 10cm×10cm 大小的布袋中,封好袋口,将药包进行微波炉加热,温度以感觉温热、不烫为宜,然后放置于患儿胸锁乳突肌、颈部包块(见图 7-7-4)及肩胛提肌等部位热敷,每次 20 分钟,每日 1 次,1 个月为 1 个疗程。通过药力和热力的作用,起到活血祛瘀,散寒通痹,疏经通络,消肿止痛的功效。

(灸疗、热疗技术协作组:昆明市儿童医院陈辉主任医师、李小竹主治医师、李小曼主治医师、张金召主管护师执笔)

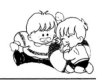

第8章

小儿推拿技术

一、概念

小儿推拿是以中医儿科学理论为指导,辨证施治为原则,运用手法技巧于小儿体表特定部位或穴位之上,疏通经络,调和气血,平衡阴阳,扶助正气,改善机体的内部环境,调节脏腑器官的生理功能,以促进小儿生长发育,增强抗病能力,治疗和防治疾病的一种外治疗法。

二、适应证与禁忌证

1. 对象 小儿推拿疗法适用的对象一般是 6 个月以上、5 岁以下的小儿,尤其适用于 1/2 - 3 岁的婴幼儿。5 岁以上的孩子也可以应用此法,但因为随着年龄的增长,机体对按摩的感知力下降,所以疗程相对要长一些。

2. 适应证

(1)新生儿疾病:如黄疸不退、不吃乳、先天性肌性斜颈、臂丛神经损伤、先天性足内翻、足外翻等。

(2)呼吸系统疾病:如最常见的感冒、发热、咳嗽、哮喘、反复呼吸道感染等。

(3)消化系统疾病:如厌食、呕吐、腹泻、便秘、疳积、脱肛、肠梗阻、肠系膜淋巴结炎等。

（4）泌尿系统疾病：如遗尿、尿频、尿急、尿潴留等。

（5）头面五官疾病：如近视眼、斜视、睑腺炎、结膜炎、鼻炎、鼻出血、耳鸣等疾病。

（6）其他：夜啼、惊风、抽动症、生长痛、脑瘫等疑难杂症。

3. 禁忌证

（1）天花、胎毒及一切疮疡疾患。

（2）由结核杆菌引起的疾患。

（3）脓毒血症。

（4）正在出血的局部。

（5）骨折、脱位及扭伤等病症的急性期。

（6）急性传染病的传染期。

（7）传染性及溃疡性皮肤病。

（8）烫伤局部。

（9）危重病症一定在抢救脱离危险期后，方可配合推拿治疗。

三、操作方法

小儿推拿手法的基本要求是柔和、均匀、持久、有力，轻而不浮，快而不乱，平稳扎实，作用深透。对于推拿手法，只有在取穴准确、操作手法认真到位的基础上才能达到治病的效果。

（一）头面部

1. 揉百会

（1）定位：头顶前后正中线与两耳尖连线交叉点。

（2）操作：以拇指或中指或掌根按揉，称按揉百会（图 8-1）。

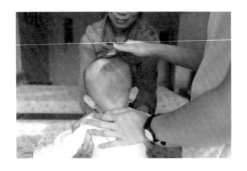

图 8-1 按揉百会

2. 开天门

(1)定位:两眉中间至前发际线呈一直线。

(2)操作:两拇指自下而上交替直推,称开天门,又称推攒竹(图 8-2)。

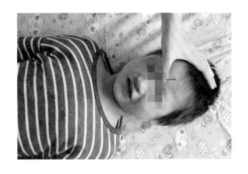

图 8-2 开天门

3. 推坎宫

(1)定位:自眉头沿眉梢呈一横线。

(2)操作:两拇指自眉心向眉梢分推,称推坎宫,又称分阴阳(图 8-3)。

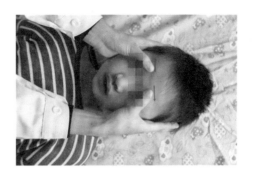

图 8-3　推坎宫

4. 揉太阳

（1）定位：眉后凹陷处。

（2）操作：①两拇指桡侧自前向后直推，称推太阳；②用中指指端揉或运，称揉太阳或运太阳（图 8-4）。

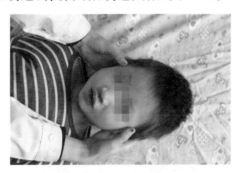

图 8-4　揉太阳

5. 按揉印堂

（1）定位：前额部，当两眉头间连线与前正中线之交点处。

（2）操作：用拇指或中指指端揉本穴（图 8-5）。

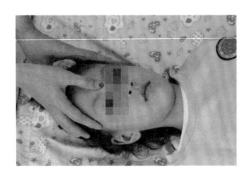

图 8-5 按揉印堂

6. 按揉迎香

(1)定位:鼻翼中点,鼻唇沟中。

(2)操作:以示、中指或两拇指分别在鼻翼两旁穴位上按揉1分钟(图8-6),称按揉迎香穴。快速推擦鼻两侧以示、中两指分别在鼻翼两旁做上下推擦动作,以局部产生灼热感为度。

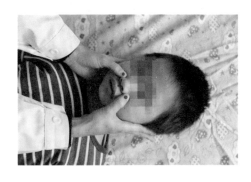

图 8-6 按揉迎香

7. 按揉鼻通

（1）定位：在鼻孔两侧，鼻唇沟上凹陷处。

（2）操作：以示、中两指分别在鼻唇沟上凹陷处按揉，称按揉鼻通穴（图 8-7）。

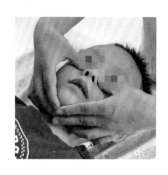

图 8-7　按揉鼻通

8. 揉耳后高骨

（1）定位：耳后入发际高骨下凹陷中。

（2）操作：用拇指或中指揉耳后入发际高骨下凹陷中（图 8-8）。

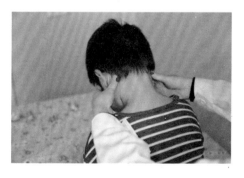

图 8-8　揉耳后高骨

9. 按揉风府

（1）定位：在颈后区，枕外隆凸直下，两侧斜方肌之间凹陷中，当后发际正中直上 1 寸。

（2）操作：用拇指按揉本穴（图 8-9）。

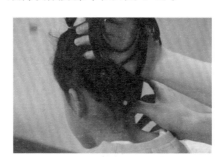

图 8-9　按揉风府

10. 拿风池

（1）定位：颈后枕骨下缘，胸锁乳突肌与斜方肌起始部中间凹陷中。

（2）操作：以一手拇指或示、中两指分别放在两穴上拿之，称拿风池（图 8-10）。

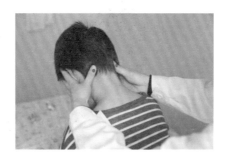

图 8-10　拿风池

(二)上肢部

1. 补脾经

(1)定位:拇指末节螺纹面。

(2)操作:用拇指螺纹面轻附于患者拇指螺纹面上,做顺时针方向的环旋移动为补脾经(图 8-11)。

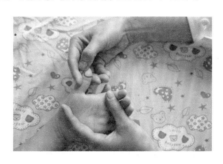

图 8-11　补脾经

2. 清补脾经

(1)定位:拇指末节螺纹面。

(2)操作:拇指伸直,由指端经螺纹面向指根方向直推为清,称清脾经;用拇指螺纹面轻附于患者拇指螺纹面上,做顺时针方向的环旋移动为补脾经(图 8-12)。

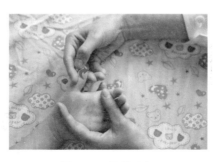

图 8-12　清补脾经

3. 清脾胃

（1）定位：脾经，拇指末节螺纹面；胃经，拇指掌面近掌端第一节。

（2）操作：由拇指端经螺纹面推到拇指根为清脾胃（图8-13）。

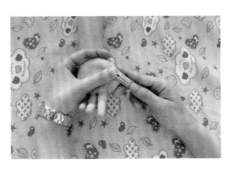

图 8-13　清脾胃

4. 清肝经

（1）定位：示指末节螺纹面。

（2）操作：示指伸直，由指端向指根方向直推为清，称清肝经（图8-14）。

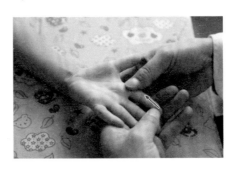

图 8-14　清肝经

5.清心经

(1)定位:中指末节螺纹面。

(2)操作:中指伸直,由指端向指根方向直推为清,称清心经(图 8-15)。

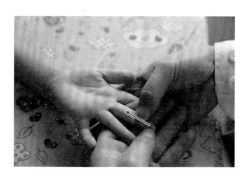

图 8-15　清心经

6.补肺经

(1)定位:环指末节指螺纹面。

(2)操作:用拇指螺纹面轻附于患者环指螺纹面上,做顺时针方向的环旋移动,称补肺经(图 8-16)。

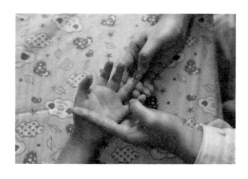

图 8-16　补肺经

7. 清肺经

(1)定位:环指末节螺纹面。

(2)操作:由指端向指根方向直推为清(图 8-17)。

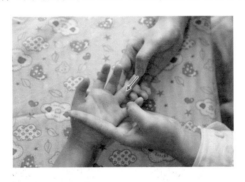

图 8-17　清肺经

8. 补肾经

(1)定位:小指末节螺纹面。

(2)操作:由指根向指端方向直推补,或旋推,称补肾经
(图 8-18)。

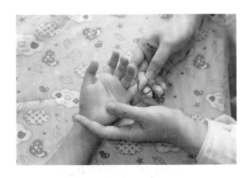

图 8-18　补肾经

9. 补大肠

(1)定位:示指桡侧缘,赤白肉际处,由指尖到指根。

(2)操作:由示指指端直推向虎口为补,称补大肠(图 8-19)。

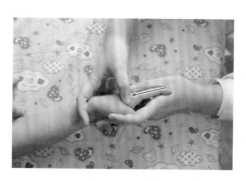

图 8-19　补大肠

10. 清大肠

(1)定位:示指桡侧缘,赤白肉际处。

(2)操作:由虎口直推向示指指端为清大肠(图 8-20)。

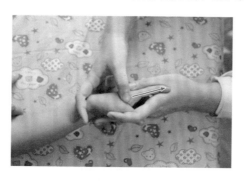

图 8-20　清大肠

11. 揉板门

(1)定位:拇指下,掌面大鱼际的中点,以指点之有大如豆粒的筋头,重按有酸麻感,为板门的部位。

(2)操作:用拇指或中指指端揉本穴,称揉板门(图 8-21)。

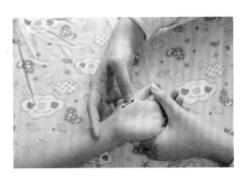

图 8-21　揉板门

12. 清小肠

(1)定位:小指尺侧缘,赤白肉际处,由指尖到指根。

(2)操作:由指根向指尖方向直推为清(图 8-22)。

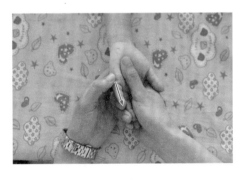

图 8-22　清小肠

13. 掐揉四横纹

(1)定位：掌侧示指、中指、环指、小指近节指间关节横纹处。

(2)操作：用拇指指甲逐个掐揉本穴，可掐 1 次，揉 3 次，称掐揉四横纹(图 8-23)。

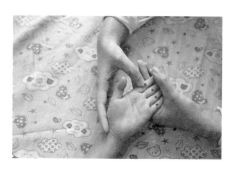

图 8-23　掐揉四横纹

14. 揉掌小横纹

(1)定位：掌面，尺侧，小指根与掌横纹间的细小纹路。

(2)操作：用拇指或中指指端按揉本穴，称揉掌小横纹(图 8-24)。

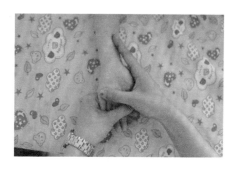

图 8-24　揉掌小横纹

15. 掐五指节

(1)定位:手背手指各关节处。

(2)操作:用拇指指甲逐个掐本穴(图 8-25)。

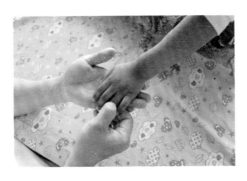

图 8-25　掐五指节

16. 捣小天心

(1)定位:掌根、大鱼际、小鱼际交接处凹陷中。

(2)操作:用中指指端或屈曲的示指指间关节到本穴,称捣小天心(图 8-26)。

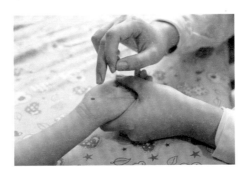

图 8-26　捣小天心

17. 顺运内八卦

(1)定位:手掌面,以掌心为圆心,从圆心至中指根横纹的 2/3 处为半径所作圆周,八卦穴即在此圆周上。对小天心者为坎,对中指者为离,在拇指指侧离至坎半圆的中心为震,在小指侧半圆的中心为兑,共 8 个方位,即,乾、坎、艮、震、巽、离、坤、兑。

(2)操作:家长一手持小儿四指以固定,掌心向上,拇指按定离卦即中指指根,另一手示、中指夹持小儿拇指,拇指自乾卦运至兑卦,称顺运内八卦(图 8-27)。

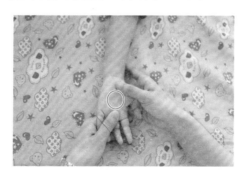

图 8-27　顺运内八卦

18. 逆运内八卦

(1)定位:手掌面,以掌心为圆心,从圆心至中指根横纹的 2/3 处为半径,所作圆周,八卦穴即在此圆周上。

(2)操作:家长一手持小儿四指以固定,掌心向上,拇指按定离卦,另手示、中两指夹持小儿拇指,拇指自兑卦运至乾卦,称逆运内八卦(图 8-28)。

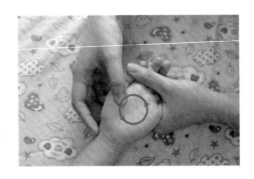

图 8-28　逆运内八卦

19. 运水入土

（1）定位：手掌面，自小指尖偏尺侧至拇指根，沿手掌边呈一弧形曲线。

（2）操作：用拇指或中指指端自小指指尖起沿手掌边缘，从小指根起，经小天心、大鱼际、运至拇指根处（图 8-29）。

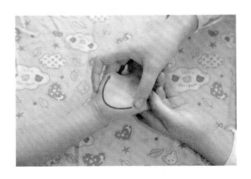

图 8-29　运水入土

20. 运土入水

(1)定位:手掌面,自拇指桡侧端至小指根,沿手掌边呈一弧形曲线。

(2)操作:用拇指或中指指端自拇指指尖沿手掌边缘,经板门、鱼际交运至小指根,称运土入水(图 8-30)。

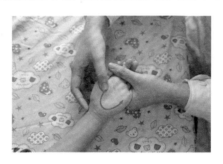

图 8-30　运土入水

21. 水底捞月

(1)定位:手掌。

(2)操作:用左手握小儿四指,以右手示、中两指固定小儿拇指,然后用拇指自小儿小指头运至小天心(图 8-31),再转入内劳宫。

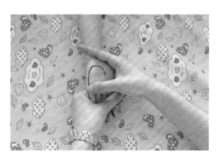

图 8-31　水底捞月

22. 揉二人上马

(1)定位:手背部环指与小指掌指关节后凹陷中。

(2)操作:用右手拇指和中指相对,按揉本穴(图 8-32)。

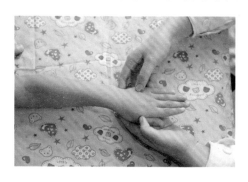

图 8-32 揉二人上马

23. 掐揉二扇门

(1)定位:手背部中指掌指关节两侧凹陷处。

(2)操作:①用两拇指指甲掐本穴,称掐二扇门;②用单手示、中两指指端,或两拇指桡侧偏锋按揉本穴(宜重而快),称揉二扇门(图 8-33)。

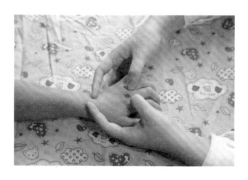

图 8-33 掐揉二扇门

24. 揉外劳宫

(1)定位:在手背,当第 2～3 掌骨之间,掌指关节后 0.5 寸。

(2)操作:以拇指指腹揉,称揉外劳宫(图 8-34)。

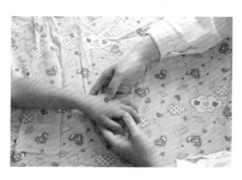

图 8-34　揉外劳宫

25. 掐揉一窝风

(1)定位:手背,腕横纹正中凹陷中。

(2)操作:用拇指指甲掐之,随后用中指或拇指指端重揉,称掐揉一窝风(图 8-35)。

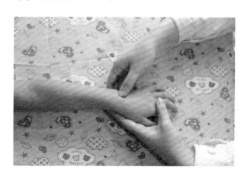

图 8-35　掐揉一窝风

26.揉膊阳池

(1)定位:手背横纹中点上3寸。

(2)操作:用中指或者拇指指端按揉(图8-36)。

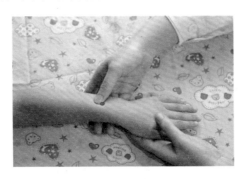

图 8-36　揉膊阳池

27.掐精宁、威灵

(1)定位:手背,第2~3掌骨交接凹陷处为威灵,第4~5掌骨交接凹陷处为精宁。

(2)操作:用拇指指甲各掐本穴(图8-37)。

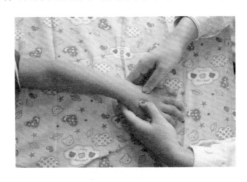

图 8-37　掐精宁、威灵

28. 推上三关

（1）定位：前臂桡侧，阳池至曲池穴呈一直线。

（2）操作：用拇指桡侧面或示、中指螺纹面自腕推向肘（图 8-38）。

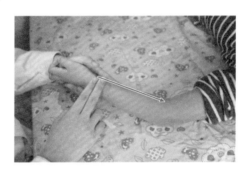

图 8-38　推上三关

29. 清天河水

（1）定位：前臂内侧正中，总筋至洪池成一直线。

（2）操作：用示、中两螺纹面自腕推至肘，称清天河水（图 8-39）。

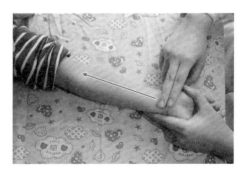

图 8-39　清天河水

30. 退六腑

（1）定位：前臂尺侧，阴池至少海穴呈一直线。

（2）操作：一手握其手腕，另一手示指、中指两螺纹面自肘推向腕部，称退六腑（图8-40）。

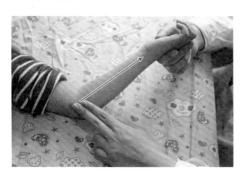

图 8-40　退六腑

31. 按揉合谷

（1）定位：位于手背，第1～2掌骨间，当第2掌骨桡侧中点处。

（2）操作：用拇指按揉本穴（图8-41）。

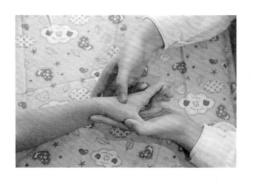

图 8-41　按揉合谷

32. 按揉曲池

（1）定位：屈肘成直角，尺泽与肱骨外上髁连线的中点。

（2）操作：用拇指按揉本穴（图 8-42）。

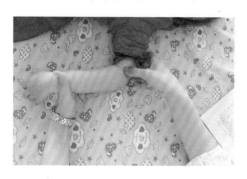

图 8-42　按揉曲池

(三)胸部

1. 揉天突

（1）定位：胸骨上窝正中。

（2）操作：用中指指端按揉本穴，称揉天突（图 8-43）。

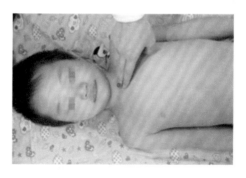

图 8-43　揉天突

2. 分推膻中

（1）定位：前正中线，两乳头之间。

（2）操作：用两拇指自本穴中点向两旁分推至乳头，称分推膻中（图 8-44）。

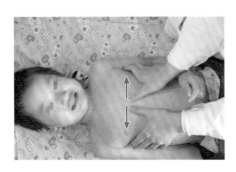

图 8-44　分推膻中

3. 揉乳旁、揉乳根

（1）定位：乳头向外旁开 2 分为乳旁，乳头向下 2 分为乳根。

（2）操作：两手示、中指分别置于乳旁、乳根穴揉动，称揉乳旁、揉乳根（图 8-45）。

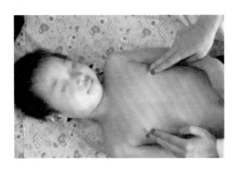

图 8-45　揉乳旁、乳根

4. 揉中脘

（1）定位：腹部正中线，脐上四寸。

（2）操作：以中指或拇指或手掌揉本穴，称揉中脘（图 8-46）。

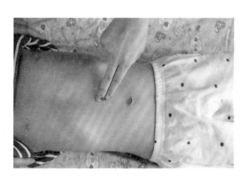

图 8-46　揉中脘

5. 揉天枢

（1）定位：肚脐旁开 2 寸，左右各一穴。

（2）操作：用示、中指或拇、示指按揉本穴，称按揉天枢（图 8-47）。

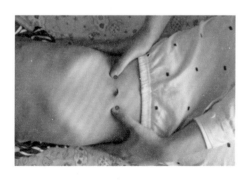

图 8-47　揉天枢

6. 摩腹

(1)定位:腹部。

(2)操作:用全手掌或四指螺纹面顺、逆时针摩整个腹部(图 8-48)。

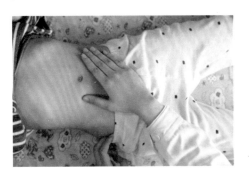

图 8-48　摩腹

7. 分推腹阴阳

(1)定位:腹部。

(2)操作:以两手大拇指沿两肋边缘向两旁分推,称分推腹阴阳(图 8-49)。

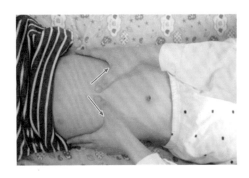

图 8-49　分推腹阴阳

8. 揉脐

(1)定位:肚脐。

(2)操作:用中指指端或掌根揉 3 分钟(图 8-50)。

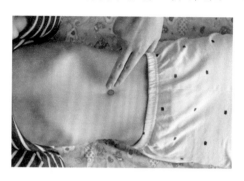

图 8-50　揉脐

9. 拿肚角

(1)定位:脐下 2 寸,前正中线旁开 2 寸。

(2)操作:用双手拇指与示、中指对拿本穴(图 8-51)。

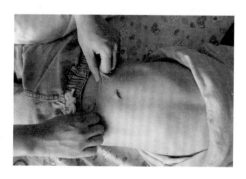

图 8-51　拿肚角

（四）背部

1. 按揉大椎

（1）定位：第 7 颈椎与第 1 胸椎棘突之间凹陷中。

（2）操作：用拇指或中指指端按揉本穴；或用双手拇指、示指同时捏拿起穴位处皮肉，用力向里捏挤（图 8-52）。

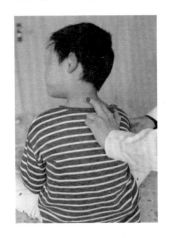

图 8-52　按揉大椎

2. 提拿肩井

（1）定位：在大椎与肩峰连线的中点部位。

（2）操作：用拇指与示、中两指对拿肩部肌肉，称提拿肩井（图 8-53）。

3. 推脊

（1）定位：大椎至长强呈一直线。

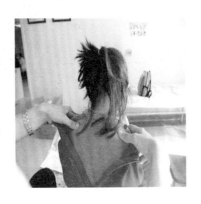

图 8-53　提拿肩井

（2）操作：用示、中指螺纹面自上而下做直推，称推脊。若加天柱骨一起自上而下直推，就称为大推脊（图 8-54），其清热作用更强。

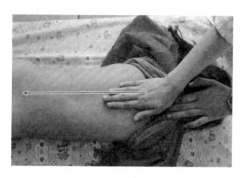

图 8-54　推脊

4. 捏脊

（1）定位：大椎至长强穴呈一直线，是小儿身体上最长的线状穴。

（2）操作：用拇指后按，示、中指两指在前，或示指屈曲，以中指桡侧后按，拇指在前，两手自下而上捏脊柱，为补法，反之为泻法（图 8-55）。

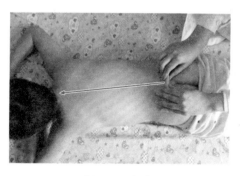

图 8-55　捏脊

5.分推肩胛骨

(1)定位:第3胸椎与第4胸椎棘突之间,左右旁开各1.5寸。

(2)操作:用两手拇指螺纹面分别沿肩胛骨内侧缘从上向下分向推动,称分推肩胛骨(图8-56)。

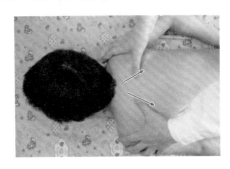

图 8-56　分推肩胛骨

6.揉风门

(1)定位:第2胸椎与第3胸椎棘突之间,左右旁开各1.5寸。

(2)操作:用两手拇指,或单手示、中指指端按揉本穴,称揉风门(图8-57)。

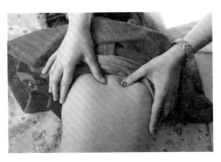

图 8-57　揉风门

7. 揉肺俞

（1）定位：第 3 胸椎与第 4 胸椎棘突之间，左右旁开各 1.5 寸。

（2）操作：用两手拇指，或单手示、中指指端按揉本穴，称揉肺俞（图 8-58）。

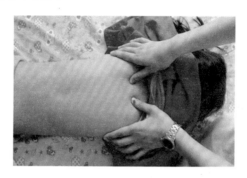

图 8-58　揉肺俞

8. 按弦走搓摩

（1）定位：从腋下两胁至天枢处。

（2）操作：以两手掌从两腋下自上向下搓摩至两天枢处，称按弦走搓摩（图 8-59）。

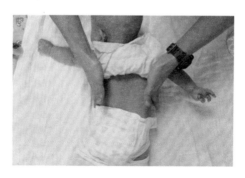

图 8-59　按弦走搓摩

9. 揉龟尾

(1)定位:尾椎骨端。

(2)操作:用拇指或中指指端揉本穴(图 8-60)。

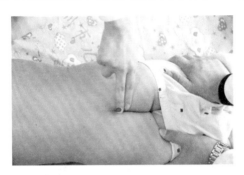

图 8-60　揉龟尾

10. 推上七节骨

(1)定位:第 4 腰椎棘突向下至尾椎骨端即长强穴,呈一直线。

(2)操作:用拇指或示、中指螺纹面自下而上直推(图 8-61)。

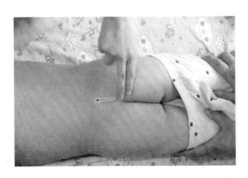

图 8-61　推上七节骨

11. 推下七节骨

(1)定位:第 4 腰椎棘突向下至尾椎骨端即长强穴,呈一直线。

(2)操作:用拇指或示、中指螺纹面自上而下直推(图 8-62)。

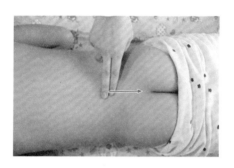

图 8-62　推下七节骨

(五)下肢部

1. 按揉足三里

(1)定位:外膝眼下 3 寸,胫骨前嵴外一横指处。

(2)操作:用拇指按揉本穴,可双侧同时操作,称按揉足三里(图 8-63)。

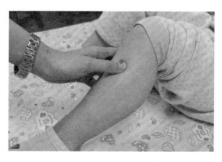

图 8-63　按揉足三里

2. 揉丰隆

（1）定位：外踝上 8 寸，胫骨前缘外侧 1.5 寸，胫腓骨之间。

（2）操作：用拇指或中指指端按揉本穴，称揉丰隆（图 8-64）。

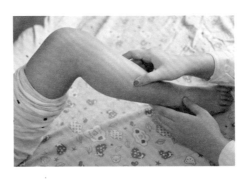

图 8-64　揉丰隆

3. 揉三阴交

（1）定位：内踝直上 3 寸，胫骨后缘凹陷中。

（2）操作：用拇指或中指端揉按本穴，称揉三阴交（图 8-65）。

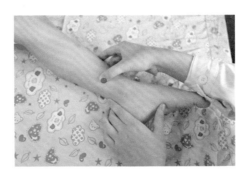

图 8-65　揉三阴交

4. 推涌泉

(1)定位:在足掌心前 1/3 与后 2/3 交界处"人"字凹陷中。

(2)操作:用拇指螺纹面向足趾方向直推(图 8-66)。

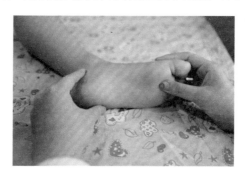

图 8-66　推涌泉

四、临床运用

(一)发热

1. 风寒　开天门 50 次,推坎宫 50 次,揉太阳 50 次,揉耳后高骨 50 次,推上三关 300 次,揉二扇门 300 次,清天河水 300 次,拿风池 3 次。

2. 风热　开天门 50 次,推坎宫 50 次,揉太阳 50 次,揉耳后高骨 50 次,清肺经 300 次,退六腑 300 次,揉大椎 50 次,推脊 300 次。

3. 食积　清脾胃 300 次,清大肠 300 次,顺运内八卦 50 次,揉膊阳池 50 次,退下六腑 300 次,推下七节骨 100 次。

4. 阴虚　补脾经 300 次,揉二马 50 次,清天河水 300 次,水底捞月 30 次,推涌泉 50 次。

5. 惊恐　清肝经 300 次,掐揉小天心 3 次,掐揉五指节 3 次,按揉百会 50 次,清天河水 300 次。

(二)咳嗽

1. 风寒　揉外劳宫 300 次,揉一窝风 300 次,掐揉二扇门(掐 5 次、揉 300 次),推上三关 300 次,逆运内八卦 200 次,揉天突 100 次,分推膻中 100 次,揉乳旁、揉乳根、揉风门、揉肺俞各 1 分钟,分推肩胛骨 100 次。

2. 风热　清肺经 300 次,清天河水 300 次,退下六腑 300 次,逆运内八卦 200 次,揉天突 100 次,分推膻中 100 次,揉乳旁、揉乳根、揉风门、揉肺俞各 1 分钟,分推肩胛骨 100 次。

3. 痰热　清肺经 300 次,清脾经 300 次,逆运内八卦 200 次,揉掌小横纹、推揉膻中、揉乳根、揉乳旁、揉肺俞各 1 分钟,清大肠 300 次,退下六腑 300 次,推脊柱 100 次,按弦走搓摩 100 次。

4. 痰湿　清肺经 300 次,补脾经 300 次,逆运内八卦 200 次,揉掌小横纹、推揉膻中、揉乳根、揉乳旁、揉肺俞各 1 分钟,摩腹 5 分钟,按弦走搓摩 100 次,揉丰隆 100 次。

5. 阴虚　清肺经 300 次,补脾经 300 次,揉二人上马 50 次,水底捞月 30 次,逆运内八卦 200 次,揉掌小横纹、揉天突、推揉膻中、揉乳根、揉乳旁、揉肺俞各 1 分钟。

6. 气虚　补肺经 300 次,补脾经 300 次,逆运内八卦 300 次,揉掌小横纹、推揉膻中、揉乳根、揉乳旁、揉肺俞、揉脾俞、揉足三里各 1 分钟。

(三)鼻炎

1. 风寒　按揉印堂、开天门各 30 次,推坎宫 30 次,按揉太阳、揉鼻通、揉迎香各 1 分钟,快速推擦鼻两侧(以局部产生灼热感为度),清肺经 100 次,推上三关 300 次,揉合谷、揉曲池各 1 分钟,点揉大椎 1 分钟,提拿肩井 5 次。

2. **风热**　按揉印堂、开天门各 30 次,推坎宫 30 次,按揉太阳、揉鼻通、揉迎香各 1 分钟,快速推擦鼻两侧(以局部灼热感为度),清肺经 200 次,清天河水 300 次,按揉合谷 1 分钟,按揉风府、曲池各 1 分钟,提拿肩井 5 次,点揉大椎、推脊各 1 分钟。

(四)头痛

1. **风寒**　开天门 50 次,推坎宫 50 次,揉太阳 50 次,揉一窝风 50 次,推三关 300 次,掐揉二扇门 50 次,拿风池 5 次。

2. **风热**　开天门 50 次,推坎宫 50 次,揉太阳 50 次,清肺平肝 300 次,退六腑 300 次,推脊 300 次,拿合谷 5 次,拿风池 5 次。

(五)流涎

1. **脾胃虚寒**　揉承浆 300 次,补脾经 300 次,补大肠 300 次,揉外劳宫 100 次,推上三关 100 次,按揉中脘、按揉脾俞各 1 分钟,按揉足三里 1 分钟,捏脊 5 遍。

2. **脾胃积热**　揉承浆 300 次,清脾胃 200 次,清大肠 200 次,退下六腑 200 次,按揉中脘、脾俞、足三里各 1 分钟。

(六)呃逆

1. **胃寒**　推上三关 300 次,横纹推向板门 300 次,揉天突、膻中各 1 分钟,揉摩中脘(顺时针)5 分钟,按揉胃俞 1 分钟,全掌横擦背部(以透热为度),揉足三里 1 分钟。

2. **胃热**　清胃经 300 次,横纹推向板门 300 次,退下六腑 300 次,揉天突、膻中各 1 分钟,揉摩中脘(顺时针)5 分钟,按揉足三里2分钟。

3. 食滞　清补脾经各 200 次,清大肠 200 次,揉板门 50 次,横纹推向板门 300 次,掐四缝 10 次,揉天突、膻中各 1 分钟,揉摩中脘(顺时针)5 分钟,按揉足三里 1 分钟。

4. 气郁　横纹推向板门 300 次,揉天突、膻中各 1 分钟,揉摩中脘(顺时针)5 分钟,按弦走搓摩 100 次,按揉足三里 1 分钟。

5. 气虚　补脾经 300 次,推上三关 300 次,横纹推向板门 300 次,揉天突、膻中各 1 分钟,揉摩中脘(顺时针)5 分钟,捏脊 5 遍,按揉足三里 1 分钟。

(七)呕吐

1. 寒吐　补脾经 300 次,横纹推向板门 300 次,揉外劳宫 300 次,推上三关 300 次,揉中脘 3 分钟,推天柱骨(自上而下)200 次。

2. 热吐　清脾经 100 次,横纹推向板门 300 次,清大肠 300 次,退下六腑 200 次,推天柱骨(自上而下)200 次,推下七节骨 100 次,揉中脘 3 分钟。

3. 伤食吐　清补脾经 300 次,顺运内八卦 200 次,横纹推向板门 300 次,清大肠 300 次,揉中脘 3 分钟,分推腹阴阳 50 次,推天柱骨(自上而下)200 次,推下七节骨 100 次,揉双侧足三里 3 分钟。

(八)厌食

1. 脾失健运　补脾经 300 次,揉板门 300 次,顺运内八卦 100 次,揉中脘、天枢各 1 分钟,摩腹(顺、逆时针)3 分钟,分推腹阴阳 100 次,按揉足三里 1 分钟,捏脊 5 遍。

2. 脾胃气虚　补脾经 300 次,补大肠 300 次,推上三关

300 次,揉中脘、分推腹阴阳 100 次,揉天枢各 1 分钟,摩腹(顺、逆时针)3 分钟,按揉足三里 1 分钟,捏脊 5 遍。

3. 脾胃阴虚　补脾经 300 次,揉二人上马、揉中脘、天枢各 1 分钟,摩腹(顺、逆时针)3 分钟,分推腹阴阳 100 次,按揉足三里 1 分钟,捏脊 5 遍。

(九)疳积

1. 积滞伤脾　补脾经 500 次,揉板门 300 次,掐揉四横纹 3 次,顺运内八卦 200 次,揉中脘 1 分钟,分推腹阴阳 50 次,摩腹与揉脐相结合 5 分钟,揉天枢、按揉足三里(双侧)各 1 分钟。

2. 脾胃虚损　补脾经 500 次,掐揉四横纹 3 次,顺运内八卦 200 次,揉外劳宫 300 次,推上三关 300 次,揉中脘 5 分钟,捏脊 5 遍,揉足三里(双侧)各 1 分钟。

(十)腹胀

1. 食积　清大肠 200 次,揉板门 50 次,揉膻中 50 次,直推膻中 50 次,再分推腹阴阳 30 次,摩中脘 5 分钟,点揉水分 1 分钟,揉天枢、足三里(双侧)各 1 分钟。

2. 湿阻　退下六腑 300 次,揉膻中 50 次,直推膻中 50 次,再分推腹阴阳 30 次,摩中脘 5 分钟,点揉水分、按揉脾俞、揉足三里(双侧)各 1 分钟,按揉丰隆 50 次。

3. 脾虚　补脾经 300 次,补大肠 100 次,揉膻中 50 次,直推膻中 50 次,再分推腹阴阳 30 次,摩中脘 5 分钟,点揉水分、按揉脾俞、揉足三里(双侧)各 1 分钟,捏脊 5 遍。

(十一)腹泻

1. 风寒　补脾经 300 次,补大肠 300 次,推上三关 300 次,揉外劳宫 100 次,摩腹(逆时针)8 分钟,揉脐、揉天枢各 1

分钟(用示、中、环指分别安置于脐、左右天枢做三指揉),揉龟尾 300 次,推上七节骨 300 次,揉足三里 2 分钟。

2. 湿热　清脾胃 300 次,清大肠 300 次,清小肠 300 次,退下六腑 300 次,摩腹(顺时针)8 分钟,揉天枢各 1 分钟,揉龟尾 300 次,推上七节骨 300 次。

3. 伤食　清脾胃 300 次,清大肠 300 次,揉板门 300 次,顺运内八卦 200 次,揉中脘 1 分钟,摩腹(顺时针)8 分钟,揉天枢各 1 分钟,揉龟尾 300 次,推上七节骨 300 次。

4. 脾虚　补脾经 300 次,补大肠 300 次,推上三关 300 次,摩腹(逆时针方向)8 分钟,揉脐、天枢各 1 分钟,捏脊 5 遍,揉龟尾 300 次,推上七节骨 300 次,揉足三里 2 分钟。

(十二)腹痛

1. 腹部中寒　补脾经 300 次,揉外劳宫 300 次,推上三关 300 次,掐揉一窝风 50 次,摩腹 5 分钟,揉脐 3 分钟,拿肚角 5 次。

2. 乳食积滞　清脾经 300 次,清大肠 300 次,揉板门 300 次,顺运内八卦 200 次,揉中脘 1 分钟,摩腹 5 分钟,揉天枢各 1 分钟,分推腹阴阳 50 次,拿肚角 5 次。

3. 脏腑虚寒　补脾经 300 次,补肾经 300 次,揉外劳宫 300 次,推上三关 300 次,揉中脘 1 分钟,摩腹 5 分钟,揉脐 3 分钟,拿肚角 5 次,按揉足三里各 50 次。

4. 胃肠结热　清脾胃 300 次,清大肠 300 次,退下六腑 300 次,摩腹 5 分钟,揉脐 3 分钟,拿肚角 5 次,推下七节骨 100 次。

5. 气滞血瘀　清脾经 300 次,清肝经 300 次,按弦走搓摩 50 次,摩腹 5 分钟,揉脐 3 分钟,拿肚角 5 次。

(十三)便秘

1. **实秘**　清大肠 300 次,运水入土 100 次,揉膊阳池 50 次,退下六腑 300 次,摩腹(顺时针)5 分钟,揉天枢各 3 分钟,按弦走搓摩 50 次,揉龟尾 300 次,推下七节骨 300 次。

2. **虚秘**　补脾经 500 次,清大肠 200 次,运水入土 200 次,揉上马 50 次,揉膊阳池 50 次,推上三关 300 次,摩腹(顺时针)5 分钟,揉天枢各 3 分钟,捏脊 5 遍,揉龟尾 300 次,推下七节骨 300 次,揉足三里(双侧)各 1 分钟。

(十四)遗尿

1. **下元虚寒**　按揉百会 2 分钟,推上三关 300 次,补肾经 500 次,捣小天心 100 次,揉脐 2 分钟,揉关元 2 分钟,揉肾俞 2 分钟,揉龟尾 100 次,推上七节骨 100 次,揉三阴交、涌泉各 50 次。

2. **脾肺气虚**　补肺经 500 次,补脾经 500 次,补肾经 300 次,捣小天心 100 次,揉脐 2 分钟,揉关元 2 分钟,揉肾俞 2 分钟,推上七节骨 100 次,按揉足三里(双侧)、揉三阴交(双侧)各 50 次,捏脊 5 遍。

3. **肝经湿热**　补肾经 100 次,清肝经 100 次,清心经 100 次,清小肠 100 次,捣小天心 100 次,揉脐 2 分钟,揉关元 2 分钟,揉肾俞 2 分钟,揉三阴交 50 次,揉涌泉 50 次。

(十五)尿频

1. **肾气虚**　揉百会 1 分钟,补脾经 300 次,补肺经 300 次,补肾经 200 次,揉丹田(顺时针)5 分钟,捏脊 5 遍,揉肾俞 1 分钟,横擦腰脊部 1 分钟,揉三阴交 1 分钟。

2. **肾阴虚**　补脾经 300 次,补肾经 500 次,补小肠经 200 次,揉二人上马 50 次,揉丹田(顺时针)5 分钟,揉肾俞、膀胱俞各 1 分钟, 掐阴陵泉 5 次, 揉三阴交 1 分钟。

(十六) 夜啼

1. 脾寒　揉百会 100 次, 补脾经 300 次, 揉外劳宫 300 次, 捣小天心 100 次, 推上三关 300 次, 揉中脘 3 分钟, 摩腹 5 分钟, 揉脐 3 分钟。

2. 心热　清心经 200 次, 清肝经 200 次, 清小肠 300 次, 揉内劳宫 300 次, 掐五指节 3 次, 捣小天心 100 次, 清天河水 300 次, 水底捞月 30 次。

3. 惊恐　清心经 100 次, 清肝经 100 次, 掐揉小天心 5 次, 掐五指节、精宁、威灵各 3 次, 清天河水 300 次。

(十七) 肌性斜颈

揉桥弓约 2 分钟, 拿桥弓 2 分钟, 扳颈项 10 次, 转颈项 10 次。

(十八) 面神经炎

揉鱼腰 300 次, 揉太阳 300 次, 揉四白 300 次, 揉下关 300 次, 揉颊车 300 次, 揉人中 300 次, 揉地仓 300 次, 揉承浆 300 次, 揉牵正 300 次, 揉翳风 300 次, 抹眼轮匝肌、口轮匝肌各 2 分钟, 擦面部 (以热为度), 拿风池 5 次, 拿合谷 5 次, 揉乳突 1 分钟。

(小儿推拿技术协作组:深圳市儿童医院万力生教授、李海朋副教授,北京儿童医院胡艳教授、郝静教授,瑞安市妇幼保健院林向韶副主任医师,南京市浦口区中医院刘玉玲副主任医师,盐城市中医院徐玲教授,广州中医药大学李小倩、梁慧琳、彭金兰参加,深圳市儿童医院万力生教授执笔)

第9章

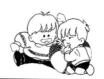

拔罐技术

一、概念

拔罐,是以罐为工具,利用燃烧、抽吸、蒸汽等方法造成罐内负压,使罐吸附于腧穴或体表一定部位,以产生良性刺激,达到调整机体功能,以防治疾病为目的的一种外治法。小儿拔罐建立在中医基础理论和临床实践中,是中医儿科外治法中的重要组成部分。

二、适应证与禁忌证

1. 适应证　小儿拔罐治疗范围广泛,包括感冒、咳嗽、咽炎、扁桃体炎、鼻炎、肺炎喘嗽、哮喘、反复呼吸道感染、厌食、疳证、呕吐、腹痛、泄泻、肩背痛、落枕、腰腿痛,头痛、遗尿、尿频等。

2. 禁忌证

(1)血友病、血小板减少性紫癜、白血病及有急性出血倾向的患儿。

(2)皮肤凡有破损、感染、过敏、肿瘤、创伤、溃疡、瘢痕、高度水肿、明显皮疹、抓痕等异常情况者。

(3)惊厥发作时。

（4）过度消瘦患儿。

（5）患儿疲乏、饥饿或精神高度紧张时慎用。

（6）年龄 6 个月以内的婴儿不适用。

（7）高热患儿慎重。

三、操作方法、步骤与要求

（一）拔罐的类型

1. 火罐　是指通过燃烧罐内空气形成负压的方法用来拔罐的器具，常用玻璃罐（图 9-1）。

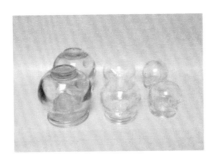

图 9-1　玻璃罐

2. 水罐　是利用空气热膨胀原理，通过蒸汽、水煮等方法用来拔罐的器具。

3. 抽气罐　用一种特制的罐具和一个抽气装置构成，并通过抽吸方法用来拔罐的器具（图 9-2）。

4. 橡胶罐　是仿照玻璃罐形状以橡胶为原料制成的一种罐具（图 9-3）。

5. 针罐法　是指针刺与拔罐相配合的治疗方法。

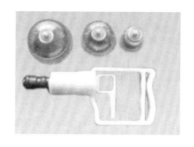

图 9-2　抽气罐

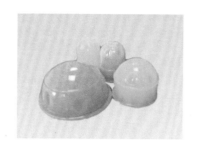

图 9-3　橡胶罐

(二)施术前准备

1. 备齐器具　根据小儿年龄大小、病症、操作部位的不同选择不同的罐具,罐体外观应完整无碎裂,罐的内壁应擦拭干净。对学龄期患儿做好心理护理,说明治疗的意义和注意事项,进行精神安慰与鼓励,消除患儿的紧张恐惧情绪,使患儿及家长能积极主动配合操作。学龄期之前的患儿由家长协助固定好拔罐部位。

2. 部位　根据病症选取适当的治疗体位。以肌肉丰厚处为宜,常用背、腹、胸、腰、臀部、四肢近端等部位。

3. 体位　应选择小儿舒适、医者便于操作的治疗体位,如坐位、俯卧位、仰卧位。

4. 环境　应注意环境清洁卫生,避免污染,环境温度应适宜。

5. 消毒

(1)罐具:对不同材质、用途的罐具可用不同的消毒法。玻璃罐用 500mg/L 的含氯消毒药液浸泡(消毒液每天更换 1 次)或 75% 乙醇棉球反复擦拭;对用于刺络拔罐或污染有血液、脓液的罐,用流动水冲洗后,再用 2000mg/L 的含氯消毒液浸泡 30 分钟以上（消毒液每天更换 1 次）。塑料罐具，可用 75％乙醇棉球反复擦拭；竹制罐具可用煮沸消毒。

（2）部位：一般拔罐的部位不需要消毒。应用针罐法时用 75％乙醇或 0.5％～1％聚维酮碘棉球在针刺部位消毒。

（3）医者：施术前医师双手用肥皂水清洗干净。应用针罐法应用 75％乙醇或 0.5％～1％聚维酮碘棉球擦拭。

(三) 吸拔方法

1. 火罐

（1）闪火法：用止血钳或镊子夹住 95％乙醇棉球，一手握罐体，罐口朝下，将棉球点燃后立即伸入罐内摇晃数圈后立即退出，迅速将罐扣于治疗部位（图 9-4）。

（2）贴棉法：将直径 1～2cm 的 95％乙醇棉片贴于罐内壁，点燃后迅速将罐扣于治疗部位。

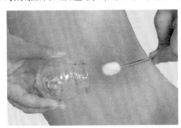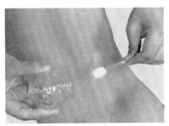
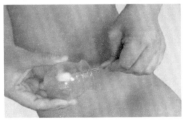

图 9-4　闪火法

2. 抽气罐　先将抽气罐紧扣在治疗部位,用抽气筒将罐内的部分空气抽出,使其吸附于皮肤上。

3. 其他罐　水罐、橡胶罐、电磁罐、远红外罐、药物多功能罐等,均根据其说明书操作。橡胶罐则用手指用力挤压罐体,形成负压迅速吸定于皮肤表面(图9-5)。

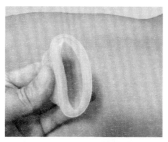
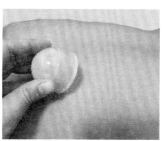
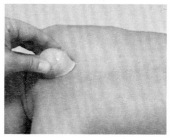

图9-5　橡胶罐拔罐

(四)应用方法

1. 闪罐　用闪火法将罐吸拔于治疗部位,随即取下,再吸拔,再取下,反复吸拔至局部皮肤潮红,或罐体底部发热为度。动作要迅速而准确。必要时也可在闪罐后留罐。也可以用橡胶罐进行闪罐操作。

2. 留罐　将吸拔在皮肤上的罐具留置一定时间,使局部皮肤潮红,甚或呈紫红色后再将罐具取下(图9-6)。

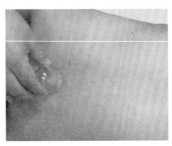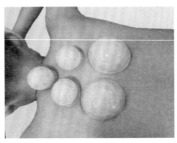

图 9-6　留罐

3. 走罐　先于施术部位涂上润滑剂（常用凡士林、医用甘油、液状石蜡或润肤霜等），也可用温水或药液。同时还可将罐口涂上油脂。用罐吸后，一手握住罐体，略用力将罐沿着一定路线反复推拉，至走罐部位皮肤紫红为度。推罐时应用力均匀，以防止火罐漏气脱落（图 9-7）。

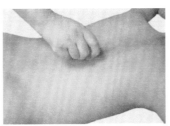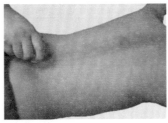

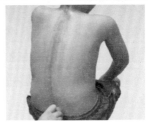

图 9-7　橡胶罐走罐

4. 排罐 沿某一经脉或某一肌束的体表位置顺序成行排列吸拔多个罐具(图 9-8)。

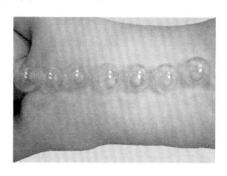

图 9-8 排罐

(五)起罐

1. 一般罐 一手握住罐体底部稍斜,另一手拇指或示指按压罐口边缘的皮肤,使罐口与皮肤之间产生空隙,空气进入罐内,即可将罐起下(图 9-9)。

2. 抽气罐 提起抽气罐上方的塞帽使空气进入罐内,罐具即可自然脱落。也可用一般罐的起罐方法起罐。

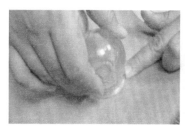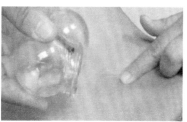

图 9-9 起罐

四、操作要求与疗程

(一)操作前评估

1. 患儿能否配合。

2. 确认患儿没有禁忌证。

3. 根据医嘱和患儿年龄选择患儿的体位和火罐的规格。

4. 操作在中医传统治疗室内进行。

5. 操作应由经过培训的专业治疗师完成。

(二)知情告知

操作前做到全面、准确、通俗告知,向患儿家属充分说明治疗前的准备、治疗过程、需家长配合的行为细节,以及治疗可能存在的利弊等。

(三)操作前准备

1. 器材及药物准备　95%乙醇、棉签、打火机、适宜规格的火罐、诊床或小凳子。

2. 医务人员准备　卫生手消毒(接触到患儿血液或其他体液等肉眼可见的污染时,需洗手后再卫生手消毒)。

(四)操作步骤

1. 核对医嘱,做好准备。

2. 给患儿安排好适合体位(坐位或卧位),根据所拔部位面积及年龄大小而选择适宜的罐(罐的种类选择:6个月至6岁选用橡胶罐,6岁以上选用橡胶罐或玻璃罐;罐的尺寸的选择,以玻璃罐为例,6个月至3岁选用1号罐,3—10岁选用2号罐,10岁以上选用3号罐)。

3. 若使用橡胶罐,则用力挤压出罐体空气后,将罐口扣在应拔部位,并检查该罐吸附是否牢固、稳妥;若使用玻璃罐,将 95％乙醇棉签点燃,伸入罐内旋转后立即抽出,迅速将罐口扣在应拔部位,并检查该罐吸附是否牢固、稳妥。

4. 记录治疗时间,一般留罐 5～10 分钟,以所拔部位皮肤潮红、充血,甚或瘀血为度。

五、注意事项

1. 严守操作规程,应用前要先检查罐具,罐口部须光滑平整无破损。

2. 拔罐部位以肌肉丰满、皮肤平整、毛发少处为宜。

3. 拔罐时防止烫伤、起疱;皮肤烫伤时外敷烫伤软膏;玻璃罐起罐后如果局部出现小水疱,较小的水疱无须处理,水疱较大时,先用消毒针刺破放出疱液,再用干净敷料外敷;晕罐小儿需立即起罐,让患儿平卧休息,饮用温水即可。

4. 起罐时要使空气先进入罐内,让罐松动后才取下,不要用力扯拔,以免损伤皮肤。

5. 拔罐治疗的间隔时间按局部皮肤颜色和病情变化决定,同一部位拔罐一般隔日一次,急性病痊愈则止;一般慢性病以 3 次为一个疗程,每次间隔 1～3 天。可以重复 4～8 个疗程,2 个疗程之间应间隔 3～5 天,或等罐斑痕迹消失。

留罐时间可根据患儿年龄、病情、体质等情况而定,一般留罐时间为 5～15 分钟;若肌肤反应明显,皮肤薄弱的儿童则留罐时间可缩短。

6. 嘱家长患儿治疗部位忌风寒水湿,治疗后 2 小时内不适宜洗澡,清淡饮食。

六、拔罐疗法的临床应用(图 9-10)

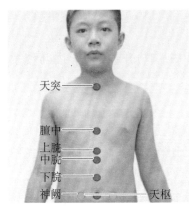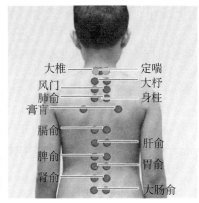

图 9-10　胸腹、背部主要穴位图

(一)肺系疾病

1. 感冒　取太阳、迎香、风池、风府、大椎、风门、肺俞、尺泽、曲池、列缺、合谷、肩井穴。

2. 外感咳嗽

(1)取穴:大椎、肺俞、风门、天突、膻中、膈俞。

(2)配穴:风寒感冒,加双侧肺俞、大椎穴,拔罐后留罐。风热咳嗽,加背俞穴,走罐(范围:循足太阳膀胱经、背部脊椎督脉和左右侧支三条脉络)。

3. 内伤咳嗽

(1)取穴:风门、双侧定喘、肺俞、肺底、身柱、膏肓。

(2)配穴

①若平时体健者,加大椎、膈俞穴。

②若平时气虚明显者,加脾俞、膀胱经、膻中穴。

③若平时阳虚明显者,加膀胱经、膻中、肾俞穴。

④若平时痰湿明显者,加天突、膀胱经、大杼、膻中、足三里穴。

4.肺炎喘嗽 取风门、肺俞、中脘、曲池、列缺、太渊、丰隆、复溜穴。

5.哮喘 取定喘、肺俞、天突、膻中、中府、天府、尺泽、列缺、丰隆、足三里穴。

6.外感发热 取大椎、肺俞、风门、脾俞、胃俞穴。

7.中暑 取大椎、风池、心俞、膻中、曲泽、曲池、委中、涌泉穴。

(二)脾系疾病

1.腹痛 取神阙、中脘、天枢、关元、脾俞、胃俞、肾俞、大肠俞、中脘、足三里、三阴交穴。

2.小儿泄泻 取大椎穴、神阙穴、天枢、脾俞、胃俞、大肠俞、足三里穴。

3.呕吐 取足三里、天枢、上脘、中脘、下脘、脾俞、胃俞穴。

4.腹胀 取双侧足三里穴、脐四边。

5.厌食 取中脘、气海、天枢、脾俞、胃俞、足三里穴。

6.便秘 取脾俞、胃俞、肾俞、大肠俞、八髎、中脘、大横、关元、足三里穴。

7.胃痛 取脾俞、胃俞、中脘、天枢、内关、手三里、足三里穴。

(三)心、肝系疾病

1.急惊风(非发作期) 取后背膀胱经,使用走罐法,以去热解毒;大椎穴放血拔罐。

2. 面瘫　患侧面部闪罐法或走罐法治疗,从下颌游走到额部,每次闪罐或走罐3～5分钟,以患侧皮肤红润为度。

3. 抽动症　取肝俞、肾俞、脾俞穴,留罐5～10分钟后起罐。

4. 失眠　取印堂、风池、太阳、神道、心俞、神门、三阴交穴。

5. 夏季热　以大椎为起点沿督脉向下至腰俞排列拔罐,然后以大椎与督脉垂线为轴,以大椎为中点经过肩中俞向外排列拔罐,随后以肩中俞为起点,沿督脉平行线至秩边从上向下排列拔罐,双侧均拔。留罐时间以"色"为度,皮肤颜色变为紫红或紫黑为准,最长不超过5分钟,随即起罐即可,每日1次,连用3日。

6. 头痛　取印堂、太阳、风池、风府、大椎、肺俞、肝俞、合谷、内关、列缺穴。

(四)其他

1. 遗尿　取肾俞、膀胱俞、关元、中极、命门、八髎、阴陵泉、三阴交穴。

2. 肥胖症　取夹脊、天枢、大横、气海、关元、梁丘、足三里、丰隆、血海、公孙穴。

3. 湿疹　取大椎、脾俞、肺俞、曲池、风市穴。

（拔罐与刮痧技术协作组广东省中医院李彦昕副教授、杨京华教授、吴伟霞主治医师执笔）

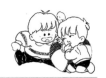

第10章

刮痧技术

一、概念

刮痧是指用特定的器具,依据中医经络腧穴理论,在体表进行相应的手法刮拭,以防治疾病的方法。

二、作用

通过对经络、皮肤、肌肉筋膜的刺激,从而起到发汗解表、泄热解肌、开达腠理、调和营卫,使郁滞在肌表的邪气有外泄之机;同时有疏通经络、行气活血之功;还能畅达三焦、调和脏腑阴阳。

三、适应证与禁忌证

1. 适应证 刮痧疗法可应用于儿科多种疾病,如发热、呼吸道感染(上呼吸道感染、疱疹性咽峡炎、急性扁桃体炎、反复呼吸道感染、肺炎)、哮喘、消化不良、腹泻、便秘、厌食、遗尿、抽动障碍、头痛、眩晕、痹症等。适用年龄为6个月至14岁。

2. 禁忌证

(1)患有肿瘤等严重器质性病变或其他危急重症的儿童。

（2）患有结核病及其他急性传染病的儿童。

（3）患有血小板减少性紫癜、血友病、白血病等有出血倾向疾病的儿童。

（4）出现皮疹、肿胀、破溃的部位避免刮痧。

（5）患有精神分裂症、抽搐等不能配合刮痧疗法的儿童。

四、操作步骤与要求

（一）施术前准备

1. 准备好诊疗床或有椅背的凳子，一次性纸巾或消毒棉球，刮痧用的刮痧板和刮痧介质。

2. 环境整洁卫生，温度适宜，避免吹风受凉。

3. 术者双手应用肥皂水或洗手消毒液清洗干净，或用75%乙醇棉球擦拭清洁。

4. 操作时选择患儿感觉舒适、便于医师操作的治疗体位（如坐位、仰卧位、俯卧位）。

5. 家长协助固定、显露好刮痧部位，用消毒棉球擦洗刮痧部位皮肤，将刮痧板蘸少量刮痧介质。

（二）施术方法

1. 刮痧器具

（1）刮痧板：刮痧疗法中最常用的工具，通常是由牛角、砭石、陶瓷、玉石等质地坚硬的材质制成的板状器具，形状有椭圆形、方形、缺口形、三角形、梳形等（图 10-1，图 10-2）。其中椭圆形刮痧板，宜用于人体脊柱双侧、腹部和四肢肌肉较丰满部位；方形刮痧板，宜用于人体躯干、四肢部位；缺口形刮痧板，宜用于手指、足趾、脊柱部位；三角形刮痧板，宜用于胸背部肋间隙、四肢末端部位；梳形刮痧板，用于头部。

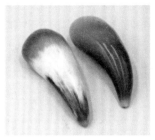

①牛角刮痧板

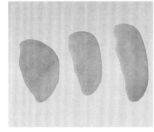

②砭石刮痧板

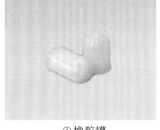

③玉石刮痧板　　　　　④橡胶罐

图 10-1　不同材质刮痧板及橡胶罐

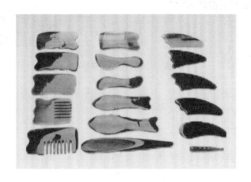

图 10-2　不同形状刮痧板

（2）橡胶罐：由软硬适中、富有弹性的橡胶制成的圆柱形中空罐，利用挤压罐体空气后形成负压，吸定患儿皮肤，走罐刮痧。

2. 刮痧介质　刮痧时需在刮拭部位涂抹润滑护肤的增效制剂，如刮痧油、刮痧乳等。合适的刮痧介质有增效作用。

3. 握持刮痧板方法　根据刮痧板的形状和大小，选用便于操作的握板方法。一般为单手握板法，将刮痧板放置在掌心，用拇指、示指和中指夹住刮痧板，环指和小指紧贴刮痧板边角。刮痧时用指力和腕力调整刮痧板角度，使刮痧板与皮肤之间夹角约为 45°，以肘关节为轴心，前臂做有规律地移动（图 10-3）。

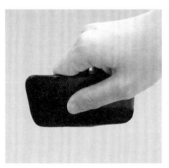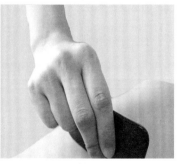

图 10-3　握板方法

4. 刮痧手法

（1）直接刮法

①边刮法：将刮痧板的长条棱边接触皮肤，与体表呈45°，利用腕力持刮痧板多次向同一方向刮拭，有一定刮拭长度。这种刮法适用于身体比较平坦的部位、经络和穴位，如腹部、背部和下肢（图 10-4）。

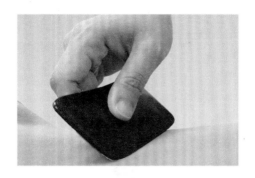

图 10-4　边刮法

②角刮法:将刮痧板的角部接触皮肤,与体表呈 45°,在刮治部位自上而下或由里往外刮。这种刮法多用于四肢关节、脊柱双侧经筋部位及肩部穴位,如风池、内关、合谷、中府穴等(图 10-5)。

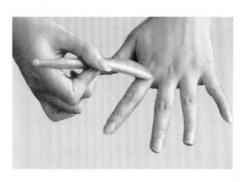

图 10-5　角刮法

③点按法:将刮痧板的边角与穴位呈 90°,垂直向下按压,由轻到重,逐渐加力,片刻后快速抬起,重复操作 5~10次,手法连贯。这种刮法适用于无骨骼的软组织处和骨骼

关节凹陷部位,如人中、膝眼穴和背部脊柱棘突之间等(图10-6)。

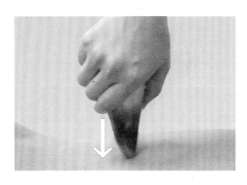

图 10-6　点按法

④点揉法:用刮痧板在体表经络穴位处做点压按揉,点下后做往返来回或顺逆旋转。操作时刮痧板应紧贴皮肤而移动,每分钟按揉50～100次。此法宜用于太阳、曲池、足三里、内关、太冲、涌泉、三阴交等穴位(图10-7)。

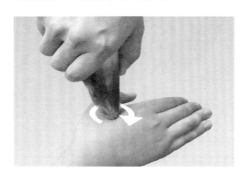

图 10-7　点揉法

⑤硅胶罐走罐刮痧法:挤压硅胶罐的罐体空气后形成负压,吸定在患儿皮肤上,走罐刮痧。适用于身体比较平坦的部位、经络和穴位,如肩部、背部、腹部和四肢。毛发多的部位如头部不合适。其作用轻柔,较少产生疼痛、恐惧等不适感,适用于 0.5-6 岁的儿童(图 10-8)。

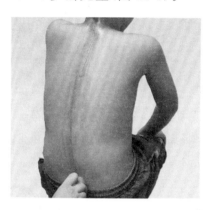

图 10-8　硅胶罐走罐刮痧

(2)间接刮法:先在患儿施术部位放一层薄布,然后再用刮痧板在薄布上以每秒钟 2 次的速度,朝一个方向快速刮拭,每处可刮 20～40 次,随即掀开布检查,如皮肤出现痧痕则停止,再换另一处。婴幼儿多用。

5.刮痧顺序与方向　刮痧部位顺序一般为先头面后手足,先背腰后胸腹,先上肢后下肢,逐步按顺序刮痧;方向为由上向下、由内向外,单方向刮拭,尽可能拉长距离。

(1)头部:从百会到四神聪穴;从前头部到后头部;侧头部,则从太阳到角孙穴。头部刮痧痛感相对明显,注意手法轻柔,分段刮。宜使用工具刮痧板(图 10-9)。

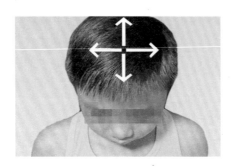

图 10-9　头部刮痧顺序

（2）颈部：颈项部从颅底刮起，从风府到大椎穴，从风池到肩峰穴；咳嗽咽痛者，常需要加刮前颈部，则从廉泉到天突穴（图 10-10）。

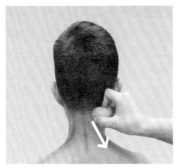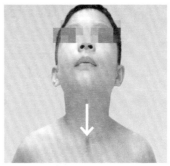

图 10-10　颈部刮痧顺序

（3）背部：刮痧以督脉、膀胱经为主，从上往下刮，必要时刮到骶尾部（图 10-11）。

（4）胸部：任脉从天突、膻中、神阙穴从上往下刮；前胸顺延至肋间隙，从内向外上刮（图 10-12）。

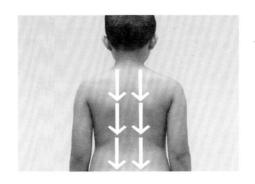

图 10-11　背部刮痧顺序

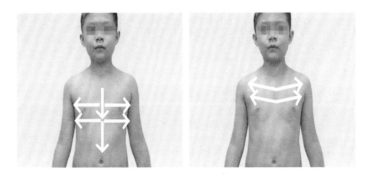

图 10-12　胸部刮痧顺序

（5）腹部：任脉从膻中向神阙穴，神阙穴向关元穴方向刮，两侧平行于肋弓走向，由内向外下方向刮（图 10-13）。

（6）四肢：肘窝、委中部位，三条线状从上往下刮（图 10-14）。

6. 刮痧补泻方法

（1）补法（轻刮法）：刮痧时刮痧板按压力度小，刮拭速度慢，刮拭时间相对较长。宜用于体弱多病、久病虚弱的虚

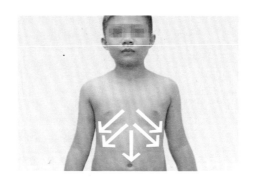

图 10-13　腹部刮痧顺序

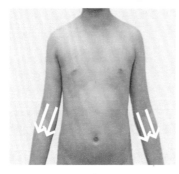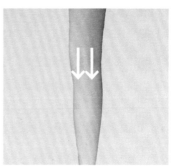

图 10-14　四肢刮痧顺序

证患者或对疼痛敏感者。

（2）泻法（重刮法）：刮痧时刮痧板按压力度大、刮拭速度快，刮拭时间相对较短。宜用于体质较强、疾病初期的实证患者。

（3）平补平泻法：刮痧时刮痧板按压的力度、刮拭速度适中，时间因人而异。宜用于虚实夹杂体质患者，尤其适宜于亚健康人群或健康人群的保健刮痧。

7. 刮痧疗法的频率及疗程

(1)通常患儿选 3～5 个部位,每个部位一般刮拭 20～30 次;局部刮痧 5～10 分钟,全身刮痧需 20～30 分钟。

(2)2 次刮痧之间宜间隔 3～6 天,或以皮肤上痧斑退、手压皮肤无痛感为宜。若刮痧部位痧斑未退,不宜在原部位进行刮拭。

(3)急性病以痊愈为止,慢性病以 6～10 次为 1 个疗程。

8. 刮痧的程度

(1)刮痧时用力要均匀,由轻到重,先轻刮 6～10 次,然后力量逐渐加重,以患者能够耐受为度。

(2)一般刮至皮肤出现潮红、紫红色,或出现粟粒状、丘疹样斑点,或片状、条索状斑块等,并伴有局部热感或轻微疼痛;对不易出痧或出痧较少的患者,不可强求出痧。

五、注意事项

1. 患儿疲乏、饥饿、精神高度紧张时,或餐后 30 分钟内不宜刮痧。

2. 刮痧前应向患儿说明刮痧治疗的意义和注意事项,进行精神安慰与鼓励,消除紧张恐惧情绪,以取得小儿及家长的理解和配合。

3. 治疗时应避风,冬季要注意保暖,夏季高温时应避免风扇、空调直接吹刮拭部位。

4. 刮痧板边缘必须光滑,以免刮破皮肤;使用后应及时消毒。

5. 操作时,应取单向刮动,用力均匀,轻重以患儿能耐受为度。

6. 刮痧过程中注意观察患儿面色、脉象、出汗等情况，并询问有无不适。

7. 刮痧后注意保暖，不宜进食生冷油腻食物，出痧后 3 小时以内不宜洗澡。

8. 刮痧时应回避眼、口唇、乳头、肚脐、前后二阴及大血管显现处等特殊部位。

六、刮痧后护理

1. 刮痧后应用干净纸巾或消毒棉球将刮拭部位的刮痧介质擦拭干净。

2. 刮痧后皮肤出现潮红、紫红色等颜色变化，或出现粟粒状、丘疹样斑点，或片状、条索状斑块等形态变化，局部有热感或轻微疼痛，一般不需特殊处理，数天后可自行消失。刮痧结束后可饮温开水 1 杯，休息 15～20 分钟。

3. 若出现头晕、目眩、心慌、出冷汗、面色苍白、恶心欲吐，甚至神昏仆倒等晕刮现象，应立即停止刮痧，使患儿呈头低脚高平卧位，饮用 1 杯温开水或温糖水，并注意保温；或用刮痧板点按百会、人中、内关、足三里、涌泉穴。

七、临床运用

(一)感冒

1. 基本治法　疏风解表。

2. 主刮经穴部位　刮拭督脉、足太阳、手太阳、手阳明经穴部位为主，选穴风池、大椎、大杼、风门、肺俞。

3. 配刮经穴部位　风热，加刮曲池、外关、鱼际穴部位；暑湿感冒，加刮胸部膻中到中脘穴，上肢外侧支沟、合谷穴；

鼻塞,加刮迎香经穴部位;头痛,加刮百会、太阳、印堂穴部位;咳嗽,加刮尺泽经穴部位;咽喉痛,配合点按少商穴,或少商穴点刺放血。

4.操作方法　重刮主刮经穴部位及曲池、外关、鱼际各2分钟左右,以局部出现痧点为佳;轻刮其他经穴部位2～5分钟。

(二)外感发热

1.基本治法　解表透热。

2.主刮经穴部位　刮拭督脉、足太阳、颈背部夹脊穴、足少阳经穴部位为主,选穴天柱、大椎、大杼、风门、膏肓、神堂,肩颈部选风池、肩井、肩峰穴。

3.配刮经穴部位　风寒重症,可加刮整个腰背部;风热,加刮曲池、外关、鱼际经穴部位;感受暑湿者,加刮胸部膻中到中脘穴,上肢外侧支沟、合谷穴。

4.操作方法　重刮主刮经穴部位各2分钟左右,以局部出现痧点为佳;轻刮其他经穴部位2～5分钟。

(三)咳嗽

1.基本治法　宣肺止咳。

2.主刮经穴部位　刮拭足太阳、手太阴、足太阴经穴部位为主,大椎、大杼穴至肺俞、膏肓、神堂、天突穴,列缺至尺泽穴。

3.配刮经穴部位　恶寒,加刮合谷、风池经穴部位;痰多,加刮丰隆、足三里经穴部位;胸闷,加刮天突至膻中经穴部位;发热,加刮曲池至外关经穴部位;脾虚,加刮脾俞、三阴交经穴部位。

4.操作方法　主刮经穴部位均用泻法重刮3～5分钟,以局部出现紫红色痧点为佳。除脾俞、三阴交经穴部位用轻刮 3 分钟为补外,其他经穴部位均中等强度刮拭 3 分钟左右,以泻法为主。

(四)哮喘

1. 基本治法 平喘止咳。

2. 主刮经穴 刮拭足太阳、手太阴、足太阴经穴部位为主,主穴选大椎、大杼、膏肓、神堂、风门、肺俞。

3. 配刮经穴 定喘、天突穴至膻中、丰隆穴。风寒外束,加刮尺泽至列缺经穴部位;痰热壅肺,刮合谷、鱼际穴部位;肾不纳气,加刮肾俞、太溪经穴部位;伴随发热,加刮曲池至外关穴。

4. 操作方法 背部从大椎经定喘直刮至肺俞,胸部自天突到膻中,重手法刮拭 2~5 分钟,以局部出现紫红色痧点为佳。轻刮肾俞、太溪穴 2 分钟左右。重刮其余经穴部位 2 分钟左右。

(五)厌食

1. 基本治法 运脾开胃。

2. 主刮经穴 刮拭足太阳、足太阴经穴部位为主,主穴选肝俞至肾俞、足三里、中脘。

3. 配刮经穴 腹胀便溏,加刮天枢经穴部位;夜卧不宁,加刮间使经穴部位。

4. 操作方法 背部从大椎穴开始,再沿着脊柱两旁,刮至肾俞。其中肝俞至肾俞,可重手法刮拭 2~5 分钟,以局部出现紫红色痧点为佳。轻刮其他经穴 3~5 分钟。

(六)呕吐

1. 基本治法 和胃止呕。

2. 主刮经穴部位 刮拭足阳明、足太阴、任脉、手厥阴经穴部位为主,主穴选大椎、大杼、膏肓、神堂,肝俞至胃俞,膻中至中脘,足三里,内关。

3. 配刮经穴部位　饮食停滞,加刮天枢经穴部位;肝气犯胃,加刮太冲经穴部位;痰多,加刮丰隆经穴部位;脾肾虚弱,加刮脾俞至胃俞经穴部位。

4. 操作方法　背部从大椎穴开始,再沿着脊柱两旁,从肝俞刮至胃俞穴。腹部从膻中刮至中脘穴,手部可从曲池刮至内关穴。除脾俞轻刮 3 分钟,其他经穴部位重手法刮拭 2～5 分钟,以局部出现紫红色痧点为佳。

(七)抽动障碍

1. 基本治法　平肝息风化痰。

2. 主刮经穴部位　刮拭督脉、足厥阴、足少阳经穴部位为主,主穴选百会、风池、太冲。

3. 配刮经穴部位　气郁化火,加刮天河水、六腑、膻中经穴部位;脾虚痰扰,加刮脾俞、丰隆经穴部位;脾虚肝旺,加刮脾俞、肝俞经穴部位;阴虚风动,加刮肾俞、承浆经穴部位;心神不宁,加刮印堂、神门、内关经穴部位;肩颈、手部抽动明显,加刮肩井、曲池、合谷经穴部位;腹肌抽动明显,加刮中脘经穴部位;缩鼻、努嘴明显,加刮迎香、地仓穴部位。

4. 操作方法　主刮经穴部位均用泻法重刮 3～5 分钟,以局部出现紫红色痧点为佳,除脾俞、肾俞经穴部位用轻刮 3 分钟为补法外,其他经穴部位均中等强度刮拭 3 分钟左右,以泻法为主。

（拔罐与刮痧技术协作组广东省中医院儿科杨京华教授、吴伟霞主治医师、李彦昕副教授执笔）

第11章

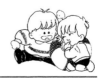

中药穴位贴敷、涂擦、外洗、熏洗技术

第一节　中药穴位贴敷

一、概念

穴位贴敷疗法是一种以中医经络学说为理论依据,根据病情需要把不同药物研成细末,用水、姜汁、醋、甘油、酒、蜂蜜、植物油等各种赋形剂制成糊状、膏状、丸状或饼状,直接贴敷穴位、患处,通过药力作用于肌表,传于经络、脏腑,从而达到治疗疾病的一种无创无痛穴位外治疗法。

二、适应证

穴位贴敷疗法可广泛应用于儿科疾病,如呼吸系统疾病(感冒、反复呼吸道感染、哮喘、咳嗽、鼻炎、肺炎、过敏性咽炎、扁桃体炎);消化系统疾病(口疮、鹅口疮、疱疹性口炎、便秘、腹痛、呕吐、泄泻、厌食、积滞);泌尿系统疾病(尿频、遗尿、肾病综合征、肾小球肾炎);神经系统疾病(夜啼、汗证、抽动秽语综合征);内分泌系统疾病(肥胖);五官科疾病(痄腮、睑腺炎);皮肤科疾病(肛周脓肿、荨麻疹、湿疹)等。

三、操作方法

1. 确保环境整洁,温度适宜,必要时遮挡屏风。

2. 药物研磨成粉(图 11-1-1),选用介质搅拌成膏状、糊状放入脱敏胶贴中(图 11-1-2)。

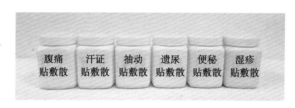

图 11-1-1　中药散剂

3. 核对患者信息,嘱患者取适当体位显露贴敷部位,清洁穴位及患处周围皮肤,将药物贴于患者穴位或患处,手指按压穴位或患处,使之完全贴于皮肤,并交代注意事项。

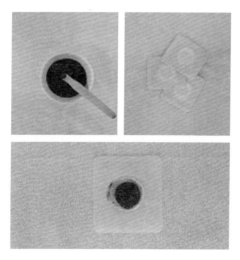

图 11-1-2　制作药贴

4.如需取下药物,动作应缓慢轻柔,以防损伤皮肤。

5.调和介质,如米醋、白酒、水、植物油、甘油、姜汁等(图 11-1-3)。

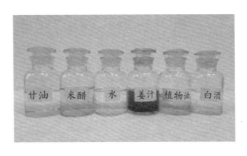

图 11-1-3　调和介质

四、注意事项

1.贴敷时间视年龄、病种、病情、病程、穴位特点而定。

2.瘢痕体质、皮肤病(如严重湿疹、银屑病、硬皮病等)、局部皮肤有破溃、炎症及疫苗接种前后等,暂不宜贴敷。贴敷后,如出现皮肤发红,丘疹、水疱、瘙痒等,停止用药,及时报告医师处理。

3.伏九贴敷可能会出现局部皮肤色素沉着、潮红、微痒、轻度烧灼感、轻度疼痛、轻微红肿、轻度水疱等反应,可自然吸收,无须特殊处理。贴敷期间应减少活动、避免出汗,忌食寒凉、海鲜发物、辛辣之物等。

4.治疗前需清洁皮肤,贴敷结束时可用温水濡湿,易于去除。

5.外用醋调贴剂,推荐选用米醋或白醋,不耐受时可以用蜂蜜代替。

五、临床应用

(一)呼吸系统疾病

1. 感冒

(1)风热证

①组方:葛根 20g,柴胡 15g,荆芥 10g,冰片 6g。

②用法:研为细粉,以蜂蜜调和后外用,每 4 小时 1 次。

③疗程:发热反复时重复使用。

④穴位:大椎、双侧曲池、肺俞穴。

(2)风寒证

①组方:紫苏 15g,葛根 10g,羌活 10g,桂枝 10g。

②用法:研为细粉,以生姜汁调和成糊,贴于穴位上;每 4 小时 1 次,每日 1～2 次。

③疗程:3 日为 1 个疗程。

④穴位:大椎、风池(双侧)穴。

2. 反复呼吸道感染

(1)组方:吴茱萸、细辛、甘遂、延胡索、肉桂、白芥子按 1:1:1:1:1:0.5～1 配制(白芥子可根据实际情况酌减)。

(2)用法:药物在制剂室烘干、制粉、研磨,过 100 目筛,加入适量的鲜姜汁、凡士林制作成厚度为 2mm、直径为 1cm 的圆形药饼。一般贴敷 1～3 小时取下。5 岁以上的患儿贴敷可采取离子导入,皮肤起疱时,立即取下药物,并采取相应的处置手段。在"三九""三伏"阶段的第一天开始贴敷,每 10 日 1 次,在"三九""三伏"阶段贴敷 3～4 次。

(3)疗程:3 年为 1 个疗程。

(4)穴位:天突、大椎、肺俞(双侧)、膏肓(双侧)、神阙。

3. 哮喘

（1）发作期

①组方

寒哮方：麻黄 10g，杏仁 15g，细辛 45g，炒白芥子 45g，生甘遂 16g，生延胡索 16g，辛夷 10g，僵蚕 10g，地龙 10g，肉桂 4g，公丁香 4g。

热哮方：麻黄 10g，黄芩 15g，杏仁 15g，鱼腥草 30g，射干 10g，桑白皮 15g，重楼 10g，地龙 10g，炒白芥子 30g，冰片 5g。

虚哮方：黄芪 30g，党参 15g，白术 15g，防风 12g，熟地黄 15g，当归 20g，细辛 25g，生甘遂 10g，炒白芥子 30g，肉桂 5g，公丁香 5g。

②用法：将上药共研细末，过 100 目筛，寒哮方和虚哮方用姜汁配制成膏状，热哮方用醋调配成膏状。以患者皮肤感觉和耐受程度为准，每次贴 2～4 小时，于每周一、三、五或每周二、四、六贴敷，每周贴敷 3 次。

③疗程：1 个月为 1 个疗程。

④穴位：主穴为肺俞、膻中、神阙、定喘、天突。

寒哮：配风门、中脘穴。

热哮：配丰隆、孔最穴。

虚哮：配脾俞、足三里、肾俞、关元穴。

（2）缓解期

①组方：延胡索 30g，甘遂 10g，细辛 10g，法半夏 10g，炒白芥子 10g，肉桂 10g。

②用法：上药研成粉末，姜汁或醋调成膏状贴敷于穴位上，每次贴敷 2～4 小时。

③疗程：1 个月为 1 个疗程。

④穴位:肺俞、心俞、膈俞、定喘、天突、膻中。

4. 咳嗽

(1)组方:炒白芥子、延胡索、细辛、甘遂、白芍、法半夏(2:3:1:1:1:2)。

(2)用法:药物按比例混合共研细末,过 200 目以上筛,常温下以凡士林调为黏稠膏状,贴敷前以生姜汁涂抹诸穴,每日贴 2～4 小时,治疗 2 个疗程。

(3)疗程:7 日为 1 个疗程。

(4)穴位:大椎、肺俞(双)、膻中、气海、膏肓(双)。

5. 鼻炎

(1)组方:麻黄 30g,熟附子 30g,细辛 15g,白芥子 30g,辛夷 40g,苍耳子 50g,冰片 20g。

(2)用法:上药共研细末,加生姜汁调成膏后加热,分敷于相应穴位 2～6 小时,每日或隔日 1 次。

(3)疗程:7 次为 1 个疗程,重者连用 5～7 个疗程。

(4)穴位:肺俞、百会。

6. 肺炎

(1)急性期

①组方:麻黄、杏仁、甘草、石膏、葶苈子、黄芩(1:2:1:4:2:1)。

②用法:以上药物按比例研成细粉,加冰片,用生姜汁调成膏状。根据不同年龄选择敷药时间,0.5－1 岁患儿每次 2 小时;1－3 岁患儿每次 2～3 小时;3－7 岁患儿每次 4 小时。每日贴 1 次。

③疗程:3 日为 1 个疗程,连续治疗 2 个疗程。

④穴位:肺俞(双侧)、天突、膻中、阿是穴(湿啰音密集处)。

（2）恢复期

①组方：葶苈子、炒莱菔子、紫苏子各 6 份，大黄、白芥子各 3 份，芒硝 2 份。

②用法：将上药共研细末以麻油调成膏状，贴于穴位上，每日 1 次，每次贴 2～6 小时。

③疗程：7 日为 1 个疗程。

④穴位：膻中、天突、肺俞（双侧）。

7. 过敏性咽炎

（1）组方：半夏、白芥子、紫苏子、莱菔子(1:1:1:1)。

（2）用法：以上药物打磨成粉，加适量蜂蜜、面粉及开水混匀后调成糊状，贴于穴位上。0.5－3 岁每次 15 分钟，3－6 岁每次 20～30 分钟，以皮肤潮红为度，未见潮红以时间为度，每日 1 次。

（3）疗程：7 日为 1 个疗程。

（4）穴位：天突、膻中、肺俞（双侧）。

8. 扁桃体炎（乳蛾）

（1）处方：吴茱萸 20g，栀子 15g，黄芩 10g，黄连 15g。

（2）用法：将上述药物共研细末，每次取药粉 10g，清水调糊敷于双足涌泉穴，纱布固定，每日 1 次，每次 12 小时或以上。

（3）疗程：5 日为 1 个疗程。

（4）穴位：涌泉。

（二）消化系统疾病

1. 口疮

（1）组方：吴茱萸、胆南星各等分。

（2）用法：上述药物研末，白醋调成糊状，外敷患儿两足心涌泉穴，每次持续 3～6 小时，持续时间越长，疗效会更好，每日1～2次。

(3)疗程:3日为1个疗程。

(4)穴位:涌泉。

2.鹅口疮

(1)组方:吴茱萸10g。

(2)用法:研末,用醋调成糊状,敷于患儿双侧涌泉穴,外贴脱敏胶布,12小时后取下。

(3)穴位:涌泉。

3.疱疹性口炎

(1)组方:黄连、吴茱萸各3～5g(＜1岁各3g,1－3岁各4g,＞3岁各5g)。

(2)用法:上述药物共研细末,用米醋调成糊状,敷于足心之涌泉穴,分敷双足,每日1剂,贴敷8～12小时。

(3)穴位:涌泉。

4.便秘

(1)组方:大黄60g,芒硝40g,芦荟60g,炒莱菔子30g。

(2)用法:诸药研成粉末,装瓶备用。取药粉2g,香油调和成膏,敷于神阙穴,以医用通气胶带覆盖固定,每次8～12小时,每日1次。

(3)疗程:5日为1个疗程。休息2天,开始第2个疗程,连续治疗2个疗程。

(4)穴位:神阙。

(5)适应证:适用于小儿实证便秘。

5.腹痛

(1)组方:吴茱萸、丁香、苍术、香附、良姜、肉桂等(用量比为5:4:4:4:3:3)。

（2）用法：上述药物经过低温干燥，混合后粉碎并过 7 号筛，低温灭菌处理 48 小时（分装备用）。取上药 30g 加蜂蜜或清水适量，调成膏状置于贴片上，贴敷于患儿神阙、中脘穴，每日 1 次。

（3）疗程：7 日为 1 个疗程，连续 2～3 个疗程。

（4）穴位：神阙、中脘。

6. 呕吐

（1）组方

①基础方：清半夏 15g，厚朴 8g，枳壳 15g，桔梗 8g，陈皮 10g，藿香 10g，佩兰 8g，砂仁 10g，白芷 10g，威灵仙 10g，焦三仙 30g。

②加减：胃寒型，加干姜 15g，丁香 10g，吴茱萸 10g；胃热型，加竹茹 15g，黄连 10g；伤食型，加槟榔 15g，莱菔子 15g；虚火型，加生地黄 20g，沙参 15g；夹惊型，加黄连 10g，竹茹 10g，朱砂 2g。

（2）用法：上药共研细末，白醋调膏，每次取适量敷于双侧内关和神阙穴，每次敷 4～10 小时，婴儿贴敷时间不超过 4 小时，嘱家长敷后频繁按摩内关穴。

（3）穴位：内关（双侧）和神阙。

7. 泄泻

（1）组方：风寒泻，以丁香 10g，肉桂 10g，吴茱萸 5g，车前子 5g 为主；湿热泻，以丁香 3g，肉桂 3g，木香 9g，黄连 9g，马齿苋 9g，白头翁 9g 为主；伤食泻，以丁香 5g，黄连 3g，肉桂 3g，山楂 10g，鸡内金 10g 为主。

（2）用法：以上药焙干，研细末，过 100 目筛，取粉装瓶密封备用。使用时取药 5g 左右，加入食醋适量调糊，敷在穴位处,每日 1 次。更换药物时要注意清洁皮肤,观察皮肤有无药物过敏现象,如有皮肤过敏时需停药,并清洁皮肤。

(3)穴位:神阙、足三里、天枢。

8. 厌食

(1)组方:吴茱萸、木香、炒麦芽、炒神曲、苍术各 10g,炒莱菔子 6g,砂仁 20g,炒鸡内金 5g。

(2)用法:将各药物磨粉,过 80 目筛后按剂量混匀,每次取药粉约 10g,用优质米醋和蜂蜜调成湿软适中的药膏,贴敷在神阙和中脘穴上,每天 22:00 给药,次日 7:00 取下,每日换药 1 次。婴幼儿贴敷时间酌减。

(3)疗程:7～10 日为 1 个疗程,连续治疗 2 个疗程。

(4)穴位:神阙、中脘。

9. 积滞

(1)组方:陈皮、砂仁、焦三仙、鸡内金、槟榔、草豆蔻、土炒白术、冰片、肉桂、藿香各等分。

(2)用法:上述药物研末备用,用时取适量药末用温开水调成稠膏状,敷于神阙穴,外用胶布固定,每日更换 1 次,每次 6～8 小时。

(3)疗程:6 日为 1 个疗程。

(4)穴位:神阙。

(三)泌尿系统疾病

1. 尿频

(1)组方:丁香、五倍子、吴茱萸、肉桂各等分。

(2)用法:将上药研粉过 80 目筛,装瓶备用。清洁患儿脐部,取药粉 3～5g,黄酒调成糊,贴敷在神阙穴上,外用胶布固定,每次 4～6 小时,每日换药 1 次。

（3）疗程：5 日为 1 个疗程。

（4）穴位：神阙。

2. 遗尿

（1）组方

①基础方：菟丝子 30g，桂枝 12g，五味子 12g，车前子 12g，石菖蒲 12g，樟脑 3g。

②加减：肾虚遗尿，加牡蛎 12g，金樱子 30g；膀胱失约，加蝉蜕 12g，地龙 20g；下元虚寒，加麻黄 6g，牛膝 12g。

（2）用法：将以上药物研细末，调拌凡士林或姜汁贴敷穴位上。

（3）穴位：关元。肾虚遗尿，加腰眼、涌泉穴；膀胱失约，加血海、命门穴；下元虚寒，加承山、八髎穴。

3. 肾小球肾炎（慢性肾阳虚证）

（1）组方：红花、苍术、黄芪、冰片。

（2）用法：以 2∶2∶4∶1 比例调制，将药物烘干，粉碎，过 120 目筛，再混合后备用，治疗时用米醋调和成药膏，贴穴位上，隔日 1 次。

（3）疗程：8 周为 1 个疗程。

（4）穴位：肾俞（双侧）、关元。

（四）神经系统疾病

1. 夜啼

（1）组方：黄连粉和吴茱萸粉按 2∶1 的比例。

（2）用法：调以米醋成糊状，置于 6cm×9cm 的医用胶布中心部位内径 2cm 的垫环内，于夜间入睡时贴于双足涌泉穴，次日晨起撕下（个别皮肤敏感者可缩短时间）。

（3）疗程：7 日为 1 个疗程。

（4）穴位：涌泉（双侧）。

2. 汗证

（1）组方：煅牡蛎、制何首乌、五味子、五倍子。

（2）用法：上述药物按1∶1∶1∶1比例取量，焙干研末备用。用米醋或白醋调成糊状，晚上睡前敷于神阙和双侧涌泉穴上，每日1次，每次6～8小时。

（3）穴位：神阙、涌泉（双侧）。

（4）疗程：10日为1个疗程。

3. 抽动秽语综合征

（1）组方

①主方：茯神10g，远志6g，益智仁10g，木瓜10g，僵蚕10g，伸筋草10g，白芍15g，生甘草3g，钩藤15g，珍珠母20g。

②加减：气郁化火，加夏枯草10g，栀子10g；脾虚痰聚，加苍术10g，石菖蒲10g；脾虚肝旺，加苍术10g，天麻10g；阴虚风动，加五味子6g，醋鳖甲10g，煅牡蛎10g。

（2）用法：烘干，粉碎，研细末，用白醋或凡士林适量调成膏状，当日制备。贴于穴位上，每周贴敷3次，每次贴敷时间为10～12小时。

（3）疗程：12次为1个疗程。

（4）穴位：神门、神阙、太冲、三阴交、肝俞、脾俞。

（五）内分泌系统疾病

肥胖

（1）组方：吴茱萸、肉桂、三棱、莪术、天南星、大黄各等量。

（2）用法：上述药物为末，以生姜汁调和后，做成1cm大小的药饼，放置在穴位上，然后用5cm大小的方块胶布固定，保留2～6小时后由患者自行取下，每日1次。

（3）疗程：连续 3 日为 1 个疗程，间隔 7 日开始第 2 个疗程，共贴 3 个疗程。

（4）穴位：中脘、关元、气海、天枢、水道、大横。

（六）五官科疾病

1. 痄腮

（1）组方：青黛 15g，仙人掌 120g（无仙人掌可用鲜品全草蒲公英 120g 代替），枯矾 6g。

（2）用法：选新黑布，剪成如掌面大小布料数块，于米醋或白醋中浸泡 10 分钟，取出阴干备用。将仙人掌去刺，或全草蒲公英洗净，沥干水，上三味药共捣烂如蒜泥汁样。均匀摊于备用黑布上，敷于红肿部位，随时查看外敷药情况。若布发热灼手，即揭取换新布敷之，不可令其干燥，换药不拘次数。

（3）疗程：2～7 日为 1 个疗程。

（4）穴位：患处。

2. 睑腺炎

（1）组方：吴茱萸适量研细粉，过 100 目筛。

（2）用法：用适量米醋调成膏状，置于敷料上，每晚睡前贴敷双足的涌泉穴，晨起取掉。

（3）穴位：涌泉（双侧）。

（七）皮肤疾病

1. 肛周脓肿

（1）组方：黄柏、大黄、白芷各 60g，乳香、川厚朴、陈皮、苍术、南星、甘草各 25g，天花粉 30g。

（2）用法：将上药共研为细粉，用凡士林调成 30% 的软膏剂。每次取适量涂敷于患处，每日换药 1～2 次。

2. 荨麻疹

(1)组方:蛇床子、地肤子、苦参、防风、荆芥、蝉蜕、赤芍各等分,研面。

(2)用法:取适量药面,用 75% 乙醇调成糊状,敷于神阙穴,每日 1 次,每次 2~4 小时(个别皮肤敏感者可缩短时间,或暂缓贴敷)。

(3)疗程:3 日为 1 个疗程。

(4)穴位:神阙。

3. 湿疹

(1)组方:苍术、黄柏、青黛、滑石、龙骨各 30g,冰片 10g。

(2)用法:上药为末,用凡士林调成糊状,敷于患处,每次贴敷 2~4 小时,每日换药 1~2 次。

(3)疗程:3 日为 1 个疗程。

(4)穴位:患处。

[外敷、外洗技术协作组:大连市妇女儿童医疗中心(集团)王绍洁教授、首都医科大学附属北京儿童医院郝静教授、辽宁中医药大学附属医院张少卿教授、河南中医学院第一附属医院典迎彬教授、江苏省中医院陈秀珍主任医师、南京市浦口区中医院刘玉玲副主任医师、盐城市中医院徐玲主任医师、西安市儿童医院史艳平主任医师、聊城市儿童医院袁敬敬、沈阳市儿童医院兰颖副主任医师、苏州大学附属儿童医院张建敏副主任医师、烟台市中医医院薛飞主治医师、大庆市中医医院徐金星主任医师、山东大学附属儿童医院牟青惠主任医师、山东大学附属儿童医院曲晓红主治医师、辽宁中医药大学附属医院张君教授、大连市中医医院丁丽主任医师、牡丹江市中医医院姜丕英主任医师、大连市妇

女儿童医疗中心（集团）矫承媛主任医师、大连市妇女儿童医疗中心（集团）卞菊主治医师、大连市妇女儿童医疗中心（集团）郑波主任医师、大连市妇女儿童医疗中心（集团）邵慧迪、大连市妇女儿童医疗中心（集团）赵鑫宇等参加，大连市妇女儿童医疗中心（集团）王绍洁教授执笔］

第二节　中药涂擦

一、概念

在中医脏腑经络理论指导下，选取不同剂型外用药物直接涂擦于体表患处，通过施以摩、擦等推拿手法，发挥推拿和药物的综合治疗作用，起到疏通经络、活血止痛、祛风除湿、促进血液循环，加速药物吸收、促进愈合等防治疾病的效果。是一种不良反应较小，简单易行，安全无痛的中医外治疗法。

二、适应证

可广泛应用于儿科疾病，如红臀、湿疹、高热等。

三、操作方法

1. 选择合适的药物、镊子、棉球、治疗铺巾等（图 11-2-1）。

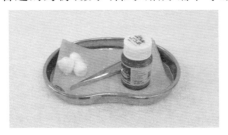

图 11-2-1　中药涂擦器具

2. 嘱患者取合理体位,显露涂擦部位,清洁患处皮肤。

3. 将配制的药物摇匀(图 11-2-2),用纱布、棉球均匀地涂于患处,涂擦时用力适中。

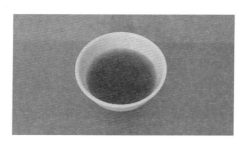

图 11-2-2　中药涂擦药物

4. 涂擦后待自然风干吸收或用纱布覆盖,也可配合手法按摩 3～5 分钟,促进吸收,提高疗效。

5. 按摩手法包括掌擦法、小鱼际擦法、摩法等。

(1)掌擦法:以手掌着力于治疗部位,做快速的往返直线运动,频率为每分钟 100 次左右。

(2)小鱼际擦法:操作时手掌取中立位,以小鱼际部位为着力面进行擦动,频率为每分钟 100 次左右。

(3)摩法:用手掌面附着于治疗部位,以腕关节连同前臂做轻缓而有节律的环形运动。在施术部位上做有节律的盘旋摩擦。仅与皮肤表面发生摩擦,不宜带动皮下组织,频率为每分钟 100～120 周。

6. 药物剂型包括膏剂、擦剂、酊剂、油剂、糊剂等。

四、注意事项

1. 涂药前需清洁局部皮肤,并告知患者局部涂药后可能出现药物、油渍等污染衣物,甚至出现过敏反应。

2.涂药次数依病情而定,水剂、酊剂用后须将盖旋紧,防止挥发,如同时使用头孢类药物时,酒调药物应改为醋调。

3.混悬液先要摇匀后才涂药。涂药不宜过厚、过多,以防止毛孔闭塞。刺激性较强的药物,不可用于面部。

4.霜剂则应用手掌或手指反复涂抹,使之渗入皮肤。

5.涂药后观察局部皮肤,如出现丘疹、瘙痒或者局部肿胀等过敏现象时停止用药,并将药物擦拭干净或清洗,遵医嘱内服或外用抗过敏药物。

五、临床应用

1.高热

(1)组方:麻黄、细辛、柴胡、青蒿、黄芩、板蓝根、冰片各30g。

(2)用法:取白酒100ml,将冰片置入其中,待溶化后,将其余诸药熬成200ml,兑入其中,瓶装备用。取棉花或纱布少许,入所备用中药瓶中浸透,取出后贴敷于"五心"处10~20分钟。

(3)穴位:患儿"五心"(即手心、足心、头顶心、前心、后背心)。

2.其他

(1)黄芩油膏

①组方:黄芩提取物。

②主治:热疮、黏膜感染、溃疡及皮肤干性炎症。

③用法:将药膏涂敷于患处,每日1次。

④部位:患处。

（2）紫云霜

①组方:紫草、当归、芝麻油、鲸蜡硬脂醇、泛醇、薄荷醇。

②主治:皮肤瘙痒、蚊虫叮咬、轻度水火烫伤、皮肤代谢紊乱、干裂刺痒、湿疹、皮炎、红臀。

③用法:洁肤后取适量药物涂抹,随用随涂,轻轻按摩至吸收。

④部位:患处。

[外敷、外洗技术协作组:大连市妇女儿童医疗中心（集团）王绍洁教授、首都医科大学附属北京儿童医院郝静教授、辽宁中医药大学附属医院张少卿教授、河南中医学院第一附属医院典迎彬教授、江苏省中医院陈秀珍主任医师、南京市浦口区中医院刘玉玲副主任医师、盐城市中医院徐玲主任医师、西安市儿童医院史艳平主任医师、聊城市儿童医院袁敬敬、沈阳市儿童医院兰颖副主任医师、苏州大学附属儿童医院张建敏副主任医师、烟台市中医医院薛飞主治医师、大庆市中医医院徐金星主任医师、山东大学附属儿童医院牟青惠主任医师、山东大学附属儿童医院曲晓红主治医师、辽宁中医药大学附属医院张君教授、大连市中医医院丁丽主任医师、牡丹江市中医医院姜丕英主任医师、大连市妇女儿童医疗中心（集团）矫承媛主任医师、大连市妇女儿童医疗中心（集团）卞菊主治医师、大连市妇女儿童医疗中心（集团）郑波主任医师、大连市妇女儿童医疗中心（集团）邵慧迪、大连市妇女儿童医疗中心（集团）赵鑫宇等参加,大连市妇女儿童医疗中心（集团）王绍洁教授执笔]

第三节　中药外洗

一、概念

外洗疗法是借助中药的药力与热力,透过表面皮肤作用于机体内脏,给药途径特殊,起效快,安全性高,具有适用性广,不良反应少,价格低廉等独特优势,能够疏通腠理、调和脉络、使气血通畅,从而达到治疗疾病的目的。

二、适应证

此疗法可广泛应用于荨麻疹、湿疹、带状疱疹等皮肤科疾病;手足口病、水痘等传染性疾病;睾丸鞘膜积液、过敏性紫癜等相关疾病。

三、操作方法

1. 外洗药物、浴具,热水 3000～5000ml(图 11-3-1)。

2. 根据外洗部位不同,选择不同的容器,加水 3000～5000ml,煮沸 20 分钟后将药物加入,再次煎沸后即可使用(图 11-3-2)。

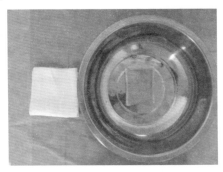

图 11-3-1　外洗用品

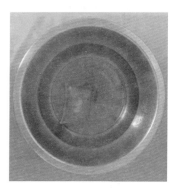

图 11-3-2 准备外洗药液

3. 将煎好的药汤趁热倒入浴具内,待药液温度降至 50℃后显露患者患处,先用药液淋洗患处 5～10 分钟;待药液温度降到 40℃左右时,用药液泡洗患处约 15 分钟(图 11-3-3)。外洗期间做好保暖。

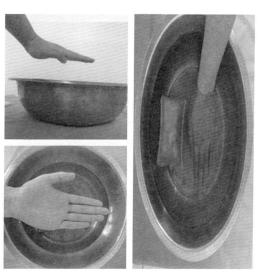

图 11-3-3 调试药温度

4. 无菌纱布擦干,休息半小时后方可离开。

四、注意事项

1. 操作前向患儿或家长说明其目的和方法。

2. 儿童外洗药液不宜过热,一般为 35～40℃,以防过烫,药液偏凉时及时更换。

3. 伤口或患处进行外洗浸泡时,注意消毒,每人一份,防止交叉感染。

4. 急性传染病、严重心肺脑疾患、严重贫血、软组织损伤、急性出血等疾患的患者禁用。药物、皮肤过敏者慎用。空腹及餐后 1 小时内不宜进行。

5. 外洗过程中要加强巡视,对汗出过多者及时擦干汗液,适当补充水分。

五、临床应用

1. 湿疹

(1)组成:马齿苋 50g,蛇床子 30g,黄柏 30g,苦参 30g,白鲜皮 30g,土槿皮 20g,鱼腥草 20g,甘草 10g。

(2)加减:①对于皮肤渗出液较多的患儿,加入土茯苓 30g,土大黄 30g;②对于皮肤干燥、结痂或皮肤较厚的患儿,加入透骨草 30g,当归 20g。

(3)用法:将上述药物洗净后用清水浓煎 20 分钟,去渣取汁,根据患儿的皮损面积选用大小适中的无菌纱布垫,将纱布垫放入药汁中充分浸润,取出后微拧干(以悬空状态下不滴水为度),然后为患儿进行擦洗,每日 2 次。

(4)部位:患处。

(5)疗程:5 日为 1 个疗程。

2. 荨麻疹

(1)组成:马齿苋 50g,蛇床子 30g,黄柏 30g,苦参 30g,白鲜皮 30g。

(2)用法:将上述药物加水 1000ml 煎至 500ml,水温保持 15～20℃,分 2～3 次外洗,每次洗 5～10 分钟;1 剂中药可使用 1～2 天。

(3)部位:患处。

(4)疗程:3 日为 1 个疗程。

3. 手足口病

(1)组成:白头翁 30g,金银花 30g,苦参 30g,黄连 15g,秦皮 15g,黄柏 15g。

(2)用法:煎煮 2 次,制成约 1000ml 的药液,待药液变温后,将患儿手足置于药液中外洗、浸泡 20 分钟,每日 6 次。

(3)部位:患处。

(4)疗程:5～7 日为 1 个疗程。

4. 睾丸鞘膜积液

(1)组成:小茴香 12g,肉桂 6g,煅龙骨 2g,五倍子 15g,乌药 12g,枯矾 15g。

(2)用法:将上药捣碎,置于煎药器皿内,加水 800ml,浸泡 30 分钟,后置于火上煎煮,水沸后 30 分钟移火并滤出药液,待药液冷却后与皮肤温度相近时,将阴囊全部置入药液内,浸洗约 30 分钟,每晚浸洗 1 次,每次 1 剂。

(3)部位:患处。

(4)疗程:10 日为 1 个疗程。

5. 水痘

(1)组成:地肤子、苦参、白鲜皮、野菊花、金银花各 30g,荆芥、蝉蜕、赤芍各 10g。

(2)用法:取上药加清水煎,复渣,合并两煎液外洗患处,每日洗 2 次,每日 1 剂。

(3)部位:患处。

(4)疗程:7 日为 1 个疗程。

6. 过敏性紫癜

(1)组成:紫苏叶 30g,蝉蜕 30g,紫草 30g,蒲公英 30g,丹参 30g,赤芍 30g,芦根 30g,白茅根 30g。若腹痛者,加白芍 30g,延胡索 20g;关节痛者,加防己 20g,秦艽 20g,鸡血藤 20g。

(2)用法:每日 1 剂,煎水 2500ml,外洗,每次 15 分钟,每日 1 次。可根据患儿年龄及身体状况酌量增减药物剂量、次数及外洗时间。

(3)部位:患处。

(4)疗程:直到治愈。

7. 带状疱疹

(1)组成:苦参 30g,黄柏 30g,苍术 20g,蒲公英 30g,土茯苓 30g,煅牡蛎 30g,忍冬藤 20g,冰片 5g。

(2)用法:每日 1 剂,加水 2000～2500ml 煎 30 分钟,滤渣,然后加入冰片轻轻搅动溶解,温度高时蒸汽熏蒸皮损部位,温度降低至 40～45℃时用干净毛巾蘸药水轻轻淋洗局部皮损 20～25 分钟。

(3)部位:患处。

(4)疗程:5 日为 1 个疗程。

［外敷、外洗技术协作组：大连市妇女儿童医疗中心（集团）王绍洁教授、首都医科大学附属北京儿童医院郝静教授、辽宁中医药大学附属医院张少卿教授、河南中医学院第一附属医院典迎彬教授、江苏省中医院陈秀珍主任医师、南京市浦口区中医院刘玉玲副主任医师、盐城市中医院徐玲主任医师、西安市儿童医院史艳平主任医师、聊城市儿童医院袁敬敬、沈阳市儿童医院兰颖副主任医师、苏州大学附属儿童医院张建敏副主任医师、烟台市中医医院薛飞主治医师、大庆市中医医院徐金星主任医师、山东大学附属儿童医院牟青惠主任医师、山东大学附属儿童医院曲晓红主治医师、辽宁中医药大学附属医院张君教授、大连市中医医院丁丽主任医师、牡丹江市中医医院姜丕英主任医师、大连市妇女儿童医疗中心（集团）矫承媛主任医师、大连市妇女儿童医疗中心（集团）卞菊主治医师、大连市妇女儿童医疗中心（集团）郑波主任医师、大连市妇女儿童医疗中心（集团）邵慧迪、大连市妇女儿童医疗中心（集团）赵鑫宇等参加，大连市妇女儿童医疗中心（集团）王绍洁教授执笔］

第四节　中药熏洗

一、概念

熏洗疗法以中医经络理论为指导，将中草药煮沸，通过对患部皮肤进行熏蒸、淋洗、浸浴等方式，依靠热力和药物作用，达到软坚散结、疏通腠理、清热解毒、调畅气血、温通血脉等作用，是一种安全、简单、有效的中医外治法。

二、适应证

适用于呼吸系统、消化系统、泌尿系统及部分外科、皮肤科等常见病，如发热、脑瘫、过敏性紫癜、遗尿、手足口病、外阴炎、关节僵硬、儿童髋扭伤、髋关节滑膜炎、直肠脱垂、鞘膜积液、小儿腹泻等。

三、操作方法

1. 取出中药，放入设备或浴盆等容器中（图 11-4-1），根据熏洗部位加入适量清水，浸泡、煮沸。

2. 提醒患儿排净大小便并检查温度避免烫伤，选择合适体位，显露患处，开始熏洗。

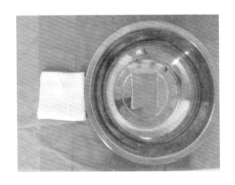

图 11-4-1　熏洗用品

3. 熏洗结束后使用浴巾擦干局部或全身，检查患儿皮肤情况，补充水分，休息 10～20 分钟后方可离开。

4. 每日 1 次，每次熏蒸 10～20 分钟，浸洗 20～30 分钟，坐浴 10～20 分钟。根据患儿情况可适当调整，以微微汗出为佳。

5.熏蒸时一般为45℃,坐浴浸洗时一般为36～40℃,其他熏洗法浸洗时药液温度多为38～45℃。可根据患儿对温度的耐受情况适当调整,肢体感觉障碍者,需要适当降低温度进行熏蒸、浸洗。

6.熏洗方法包括坐浴法、手熏洗法、足熏洗法、眼熏洗法、全身熏洗法。

(1)坐浴法:将药液加入坐浴盆中,缓慢坐入盆中,以全部浸泡患处为宜,熏蒸、浸洗。

(2)手熏洗法:将药液加入盆中,将手放于脸盆上方20cm并用浴巾覆盖患肢及脸盆进行熏蒸,温度下降后将手浸泡于药液中,以全部浸泡患处为宜(图11-4-2)。

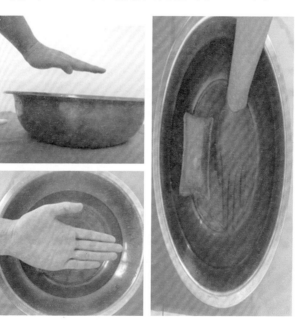

图 11-4-2 手熏洗法

（3）足熏洗法：将药液加入浴盆中，将足部放于盆上方20cm并用浴巾覆盖，开始熏蒸，待温度下降后将患足部浸泡于药液中，以全部浸泡患处为宜。

（4）眼熏洗法：将药液加入特定容器中，放置脸前，向前弯腰面向药液，离药液20cm，紧闭双眼进行熏蒸（图11-4-3）。待温度下降后，将纱布在药液中浸润后反复擦拭或热敷患眼。

（5）全身熏洗法：将药液加入浴缸或设备中，盖上罩子仅露出头部进行熏蒸。待温度下降后，补充药液，以浸泡过肩为度进行浸洗。

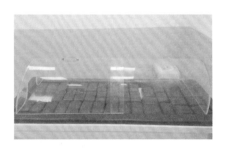

图 11-4-3　熏蒸容器

四、注意事项

1. 饥饿、饱食、过度疲劳、皮肤敏感破溃、急性炎症、昏迷、女性经期、精神疾病、恶性肿瘤、有出血倾向、哮喘发作期、急性传染病、严重贫血、青光眼等暂不宜熏洗。

2. 熏洗过程中操作者不能离开患者，随时查看患者面色、呼吸等状态，如出现皮疹、过敏等异常应立即停止操作，并报告上级医师处理。

3. 如出现烫伤、水疱，避免抓挠，保护创面，立刻用冷水冲洗,涂抹烫伤膏等。

五、并发症的预防及处理

1. 烫伤

(1)临床表现:局部皮肤发红,出现大小不等的水疱或破溃。

(2)预防措施:熏洗的药液温度不宜过热。对肢体末梢感觉异常者慎用。

(3)处理措施:立即停止熏洗。局部出现小水疱,无须处理,可自行吸收;水疱较大,消毒局部皮肤后,用无菌注射器吸出液体,覆盖无菌敷料,保持干燥,防止感染,遵医嘱涂擦烫伤药;局部皮肤破溃、坏死,给予无菌换药治疗,防止交叉感染。

2. 过敏反应

(1)临床表现:出现瘙痒、皮疹等。

(2)预防措施:询问有无过敏史,有中药过敏史的患者慎用。

(3)处理措施:停止熏洗,并给予相应抗过敏处理。

3. 低血糖反应

(1)临床表现:出现头晕、胸闷、心慌、气促等。

(2)预防措施:患者不宜空腹熏洗,进餐前后半小时内不宜熏洗。

(3)处理措施:立即停止熏洗,喝糖水或热水,平卧,更换干衣服,保暖。

六、临床应用

1. 发热

(1)组方:柴胡、桂枝、紫苏叶、艾叶、薄荷、荆芥各 20g。

(2)用法:上述药物加水 6000ml。浸泡 15～20 分钟,大火煮沸后,再以小火煎煮 15 分钟,将薄荷加入煮沸至闻香即可。去渣,取汁 4000ml,备用。将 4000ml 药液置于专用木制浴盆中。根据患儿的体格大小及体重,酌情加入温开水,并调节药液温度至 37～40℃,以没过双肩,使患儿全身浸泡于药液中为度。每次熏洗 15～20 分钟,并用毛巾进行全身擦浴按摩,在患儿颈部两侧大血管处、腋下、肢体、腹股沟、腋窝、背部等部位,以离心方向边擦边按摩,大血管处稍用力。擦至皮肤发红为止,1 小时后体温下降＜1℃可重复熏洗 1～2 次;或体温复升亦可重复熏洗 1～2 次。在熏洗时应注意观察患儿神情、面色、脉搏、呼吸等全身情况,同时对患儿及家属耐心做好解释工作。

(3)适应证:小儿外感发热。

2. 过敏性紫癜

(1)组方:防风 15g,羌活 15g,紫草 15g,丹参 15g,川芎 15g,赤芍 15g,红花 15g,地肤子 30g,蛇床子 30g,生地黄 15g,黄芩 15g。

(2)用法:将上述中药粉碎制成粉末状,装入药袋中备用。①将粉碎好的中药药袋 1 剂,放入熏蒸床(JS－809C 型,广东省广州市今健医疗器械有限公司)内,自动煎煮约 30 分钟。②根据年龄和季节选择合适的工作参数,熏蒸床温度为 39～42℃,时间设定为 30 分钟。③待熏蒸床温度升至 35～38℃时,患儿入床取平卧位,显露头颈部,其他部位全部进入熏蒸舱内进行治疗。④治疗结束后,擦干汗液,适量饮水。每日 1 次。

(3)疗程:7 日为 1 个疗程。

3. 遗尿

(1)组方:益智仁 15g,石菖蒲 10g,桑螵蛸 20g,肉桂 10g,桂枝 10g,麻黄 5g,枸杞子 10g,补骨脂 10g,金樱子 15g,透骨草 10g。

(2)用法:将上述药物放入汽疗仪的储药盒内,并将汽疗仪加水、预热至 38～42℃,令患儿裸露腰腹部皮肤,平躺于汽疗仪的熏蒸床上,外扣透明罩进行熏蒸。熏蒸 20 分钟后结束,将患儿皮肤擦干,下离汽疗仪,本次治疗结束。每日 2 次。

(3)疗程:14 日为 1 个疗程。

(4)适应证:肾气不足型遗尿。

4. 手足口病

(1)组方:野菊花 15g,艾叶 15g,柴胡 15g,紫苏叶 15g,薄荷 15g,地肤子 15g,苦参 20g。

(2)用法:每日 1 剂,用清水煎制药材 1000～1500ml,微温熏洗手心、足心及肛周皮疹。

(3)疗程:5 日为 1 个疗程。

5. 小儿痉挛性脑瘫

(1)组方:当归 20g,川芎 20g,鸡血藤 20g,红花 20g,伸筋草 15g,海桐皮 15g,丹参 15g,白芍 15g,牛膝 15g,狗脊 10g,肉桂 10g,乳香 10g,没药 10g。

(2)用法:上述药物加水煎煮,制成 500ml 的煎煮液,采用熏蒸治疗仪(HYZ－Ⅱ型,河南翔宇医疗设备股份有限公司)进行熏蒸,温度根据小儿的耐受情况控制,一般温度在 38～40℃,熏蒸 30 分钟,每日 1 次,每周 5 次。

(3)疗程:20 次为 1 个疗程。

(4)适应证:痉挛性脑瘫。

6. 不随意运动型脑瘫

（1）组方：伸筋草 30g，透骨草 30g，杜仲 20g，牛膝 30g，丹参 30g，当归 20g，桑寄生 30g，续断 30g，桃仁 30g，红花 30g，葛根 30g，白芍 30g，宣木瓜 30g，鸡血藤 30g，全蝎 6g，地龙 15g 等。

（2）用法：采用医用智能治疗仪（适用于小儿熏蒸），将药物和水放入药仓中煎煮，蒸汽温度调控在 40～42℃，患儿躺在治疗舱中，每次 30 分钟，每日 1 次。

（3）疗程：30 日为 1 个疗程，共 3 个疗程。

（4）适应证：不随意运动型脑瘫。

7. 外阴炎

（1）组方：白头翁、刺蒺藜、苦参、白鲜皮、地肤子各 20g，生百部 25g，防风、艾叶各 10g。

（2）用法：上述药物置于纱布袋中用水浸泡 30 分钟，煮 45 分钟，待蒸汽达到皮肤可耐受的程度时，取出药袋，嘱患儿将患处熏蒸 15～20 分钟，待水温平和时，用药水淋洗外阴一遍，最后用清水洗掉药水，保持外阴洁净。每 2 日 1 剂，第二天为加水复煎。每日熏洗 1 次。

（3）疗程：7 日为 1 个疗程，重者连续治疗 2 个疗程。

8. 小儿骨折

（1）组方：丹参、红花、鸡血藤、桑寄生各 20g，威灵仙、伸筋草、透骨草、骨碎补、桂枝、防风各 15g。

（2）用法：上述药物用纱布包裹后放入 3000ml 的冷水中浸泡 20 分钟后煎煮 30 分钟，取出药液（放入盆中）并用蒸汽对患儿的肘关节进行熏洗，每次 15～20 分钟，每日 2 次。

（3）适应证：小儿肱骨髁上骨折。

9. 关节僵硬

(1)组方:骨碎补 15g,桃仁 9g,红花 6g,川芎 12g,续断 12g,苏木 9g,桑枝 12g,伸筋草 15g,威灵仙 12g。

(2)用法:上药加水煎至沸后,先用热气熏蒸患肘,待水温适中即用药液浸泡患肘并用力按摩,药渣布包热熨局部,注意勿烫伤皮肤。中药熏洗每日 2 次,每次 30 分钟,每剂可用 2 日。

(3)疗程:10 剂为 1 个疗程,休息 5 日,进行下一个疗程。

(4)适应证:小儿创伤后肘关节僵硬。

10. 儿童髋扭伤

(1)组方:当归、红花、苏木、白芷、姜黄、威灵仙、羌活、五加皮、海桐皮、牛膝、土茯苓各 30g,乳香 12g,花椒 18g,透骨草 60g。

(2)用法:将上药用纱布包好后水煎半小时,捞出药渣,待温后让患儿坐入盆内熏洗,每日 2 次。

(3)疗程:7 日为 1 个疗程。

11. 髋关节滑膜炎

(1)组方:两面针、半枫荷、宽筋藤、海风藤各 30g,红花、羌活、桂枝各 15g。

(2)用法:将上列药物置于盆中,放水浸过药物,稍浸渍后再煎 30 分钟即可。将患侧髋部置于药盆上方,先取其热气热熏,待药液温度适中时再去渣,用细布或毛巾将药液淋于患部,进行热敷热洗。洗后擦干患部并保温,避免受风受寒。每日 1 剂,每日熏洗 2～3 次。

12. 直肠脱垂

(1)组方:补骨脂 100g,乌梅 30g,五倍子 20g,五味子

20g,白矾 20g。

(2)用法:上药加水约 1500ml 煮开,趁热熏洗肛门,每日 1 剂,在门诊每次 30 分钟,每日 1 次;在家则每次 20 分钟,每日 2 次。

(3)疗程:10 日为 1 个疗程。

13. 鞘膜积液

(1)组方:枯矾 10g,五倍子 10g,蝉蜕 15g,紫苏叶 15g,肉桂 6g,吴茱萸 6g,车前子 10g。

(2)用法:上药用纱布包好,加水 1500ml,煎沸 10 分钟后把药液倒入盆内,趁热先熏后洗,凉至微温时,将阴囊全部放入药液中浸泡。每日 2 次,每次 10～30 分钟,再次用药时,需将药液加热,每 2 日用药 1 剂。

(3)疗程:连用 3 剂为 1 个疗程。

14. 小儿腹泻

(1)组方:银杏叶 20g 或银杏枝 50g。

(2)用法:煮至沸腾后 10 分钟即可。先用药液蒸汽气熏蒸小儿双脚,待可耐受药液温度后,再将患儿双脚泡到药液中,浸至双膝下方,每次 20 分钟,隔日 1 次,共用 2 次。

〔外敷、外洗技术协作组:大连市妇女儿童医疗中心(集团)王绍洁教授、首都医科大学附属北京儿童医院郝静教授、辽宁中医药大学附属医院张少卿教授、河南中医学院第一附属医院典迎彬教授、江苏省中医院陈秀珍主任医师、南京市浦口区中医院刘玉玲副主任医师、盐城市中医院徐玲主任医师、西安市儿童医院史艳平主任医师、聊城市儿童医院袁敬敬、沈阳市儿童医院兰颖副主任医师、苏州大学附属儿童医院张建敏副主任医师、烟台市中医医院薛飞主治医师、大庆市中医医院徐金星主任医师、山东大学附属儿童医院牟青惠主任医师、山东大学附属儿童医院曲晓红主治医师、辽宁中医药大学附属医院张君教授、大连市中医医院丁丽主任医师、牡丹江市中医医院姜丕英主任医师、大连市妇女儿童医疗中心（集团）矫承媛主任医师、大连市妇女儿童医疗中心（集团）卞菊主治医师、大连市妇女儿童医疗中心（集团）郑波主任医师、大连市妇女儿童医疗中心（集团）邵慧迪、大连市妇女儿童医疗中心（集团）赵鑫宇等参加，大连市妇女儿童医疗中心（集团）王绍洁教授执笔]

第 12 章

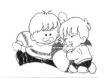

经皮给药技术

一、概念

将药物应用于皮肤上,穿过角质层,进入真皮和皮下脂肪以达到局部治疗作用,或由毛细血管和淋巴管吸收进入体循环,产生全身治疗作用的过程称为经皮给药。

在我国经皮给药系统可分为新型经皮给药制剂和传统经皮给药制剂两种。国内市场仍由传统贴膏剂主导,但在透皮技术上落后,存在载药量低、药理不明、不良反应大等问题。透皮贴剂和凝胶膏剂(原称巴布剂)属于新型经皮给药剂型,已成为经皮给药系统发展的热门方向之一。透皮贴片常用压敏胶基质,而凝胶膏剂则常用水溶性高分子材料作为载药基质。

目前经皮给药制剂有洗剂、乳剂、软膏剂、喷雾剂、泡沫剂、凝胶膏剂、透皮贴剂等。

此外,中医定向透药治疗仪是通过独创的非对称中频电流产生的电场,对药物离子产生定向的推动力,使药物中的有效成分更深入、更有效地透过皮肤黏膜快速地进入人体,靶向作用于患部病灶。

1. **透皮贴剂** 是指经皮肤给药,使药物以恒定的速度通过皮肤各层进入体循环，产生全身或局部治疗作用，实现疾病治疗或预防的一类新的控释制剂。透皮贴剂的基本组成可分为 5 层：背衬层、药物贮库层、控释膜、黏附层和保护膜。特点：可避免肝的首过效应和胃肠道对药物的降解，减少了胃肠道给药的个体差异；可以延长药物的作用时间，减少给药次数；可以维持恒定的血药浓度，避免口服给药引起的峰谷现象，降低了不良反应；使用方便，可随时中断给药，适用于婴儿和不宜口服的患者。

2. 中医定向透药　是指在定向药透仪的导引下，将治病或镇痛的药物直接从皮肤定向地送到病灶部位。

3. 凝胶膏剂　原称巴布剂，是指提取物、饮片细粉或化学药物与适宜的亲水性基质混匀后，涂布于背衬材料上制成的贴膏剂。因产品开发存在质量标准、基质配比及缺乏规模化自动化生产等问题，儿科临床应用并不多。

二、适应证和禁忌证

1. 中医定向透药

（1）适应证：支气管炎、婴幼儿哮喘、肺炎、厌食、腹泻、便秘、抽动障碍、遗尿症等。

（2）禁忌证：血液系统疾病、严重的心肺疾病、传染病、高热惊厥、癫痫等；各种损伤皮肤部位，皮肤严重过敏患者；装有心脏起搏器、人工支架和人工瓣膜及严重心衰、呼衰的患者；新生儿。

2. 透皮贴剂

（1）适应证：抽动障碍、儿童注意缺陷障碍、神经性尿频等。

（2）禁忌证：本品禁用于对贴剂中成分过敏者。

三、操作方法

1. 中医定向透药

（1）打开电源开关，按切入键，设置参数（根据年龄设定时间、温度、强度，一般时间为 20 分钟，温度为 38～39℃，强度为 2—6）。

（2）根据不同病症选择贴片，将被药物浸湿的贴片，放置在贴片壳内，并将两贴片分别贴在相应的穴位上，再与电极终端连接。

（3）按治疗键，开始治疗。在治疗过程中严禁开关电源开关，如停止治疗，先按暂停键，再将电极从患者身上取下，药贴片留置 20 分钟后取下；治疗过程中若有报警声，应检查药片与皮肤、药片与电极是否接触良好，接触良好后报警声立即消失。

（4）交代注意事项，如仪器报警、患儿哭闹不止等，要及时告知医护人员。

（5）治疗结束，按复位键并关闭电源开关，除去电极，保留中药贴片 20 分钟，自行取掉贴片。

2. 透皮贴剂（可乐定透皮贴剂使用步骤）

（1）用清水清洗敷贴部位。

（2）取出本品，揭去保护层，敷贴于已洗净、干燥的贴用部位。并用手轻压以确保贴片黏附牢固。

（3）每 7 日更换一次。进餐与否不影响本品的贴用。

（4）换下旧贴片时，将粘贴片对折，弃于儿童、动物触及不到的地方，以防止人畜误食。

四、注意事项

1. 中医定向透药

(1)电极不可置于心脏前后位置。

(2)无黏性、包装破损或过有效期禁止使用。

(3)治疗时,必须用浸湿浸透的药垫,否则易引起烧、烫伤皮肤。棉垫均应抻平,并与皮肤接实。药垫必须是一次性使用。

(4)不能一味追求大电流,应以感觉舒适为宜。对皮肤感觉灵敏度差的患者更应注意防止烫伤。

(5)使用过程中如出现局部痒疹应立即停用。

2. 透皮贴剂(可乐定透皮贴剂注意事项)

(1)贴用本品时可以沐浴,但不可长时间浸泡或搓洗贴药部位,以防药片脱落。

(2)本品为外用贴片,连续使用可能产生皮肤过敏反应(包括一般性皮疹、荨麻疹或血管水肿),口服盐酸可乐定产生过敏反应的患者,对可乐定贴片也可能引起过敏反应。每次贴用时更换贴用部位。

(3)该药在使用时应注意新出现的症状,特别是与运动有关的,如突然出现的头晕、易激惹、过度镇静、晕厥等症状都需要密切临床监测,最好进行动态心电图或超声心电图检查。

(4)肝肾功能不全的患者应慎用。

(5)本品超过最大用药剂量(每片 2.0mg×3 片)可能会导致低血压。

五、临床应用

1. 中医定向透药

(1)支气管炎:选择咳嗽贴;部位:双肺俞穴。

(2)婴幼儿哮喘:选择咳喘贴;部位:双肺俞穴。

(3)小儿肺炎:选择肺炎贴;部位:双肺俞穴。

(4)小儿厌食:选择厌食贴;部位:神阙、中脘或双脾俞或双胃俞穴。

(5)小儿腹泻:选择腹泻贴;部位:神阙、关元穴。

(6)小儿便秘:选择便秘贴;部位:双天枢或大肠俞穴。

(7)抽动障碍:选择抽动贴;部位:双肝俞穴。

(8)遗尿症:选择遗尿贴;部位:双中极、关元穴。

2. 透皮贴剂

(1)可乐定透皮贴剂

①敷贴部位:背部肩胛骨下(首选);上胸部;耳后乳突或上臂外侧等无毛完好皮肤处;更换新贴片即更换新的贴用部位,以利于皮肤呼吸,从而降低药物对皮肤的刺激性。

②用量:青少年患者用药应从每片 1.0mg/d 的小剂量开始,按体重逐渐增加给药剂量,最大剂量不得超过 2.0mg×3 片。

20kg<体重≤40kg,每周用 1.0mg。

40kg<体重≤60kg,每周用 1.5mg。

体重>60kg,每周用 2.0mg。

(2)其他:国外已有奥昔布宁透皮控释贴片和哌甲酯透皮贴片上市,奥昔布宁透皮控释贴片是首个和唯一治疗膀胱活动过度(OAB)的外用制剂,哌甲酯透皮贴片用于治疗注意力缺陷与多动障碍。

（经皮给药技术协作组深圳市儿童医院万力生教授、李海朋副教授执笔）

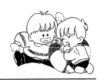

第13章

芳香疗法技术

一、概念

芳香疗法是以中医理论为指导,结合西方芳疗技术,选用芳香中药经过适当加工后用于防治疾病的一种治疗方法。本章节仅对芳香吸嗅技术的相关操作进行规范。

二、适应证与禁忌证

1. 适应证　芳香吸嗅技术适用于肺系疾病(如上下呼吸道感染、哮喘、反复呼吸道感染等);脾系疾病(如呕吐、厌食、泄泻等);心肝系疾病(如抑郁、焦虑、注意力不集中、多动、失眠、头痛等);蚊虫叮咬等。

2. 禁忌证　有癫痫与痉挛病史和过敏体质者慎用。一般来说,精油不能内服,只能外用。

三、操作方法

(一)吸嗅技术的类型

1. 香佩法　是将芳香药物或精油装入布袋、荷包、鼻烟瓶、镂空容器、扩香饰品或服饰内(如口罩、护膝、坎肩、肚兜等),佩戴于颈前、胸前、腰间或放置在枕边、床头,通过吸嗅防治疾病(图 13-1 至图 13-5)。

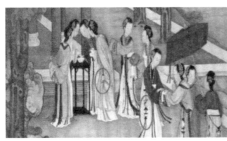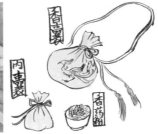

图 13-1　传统香囊

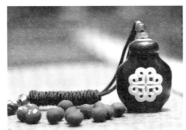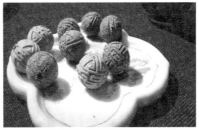

图 13-2　传统香丸

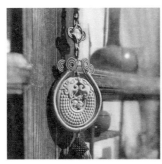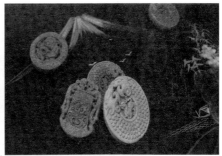

图 13-3　传统香牌

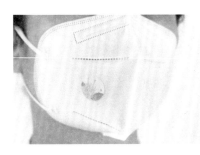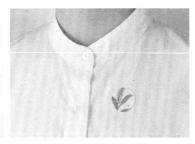

图 13-4　现代香佩(精油贴)

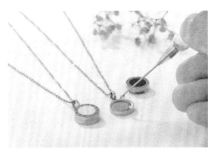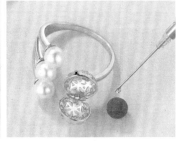

图 13-5　香佩首饰

2. 香熏法　包括焚香、熏香等(图 13-6)。

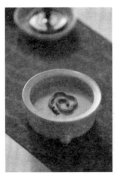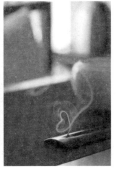

图 13-6　焚香(哮喘患儿禁用)

3. 精油扩香　根据具体需求配方,使用香熏仪器,将精油通过热蒸发或雾化,散发至空气中(图 13-7)。

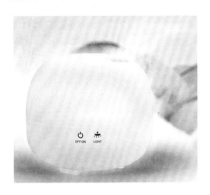

图 13-7　精油扩香仪

(二)操作步骤

1. 施术前准备

(1)芳香中药或植物的选择:根据病情辨证选用,可选择鲜品、饮片、精油或纯露。

①肺系疾病:艾叶、薄荷、荆芥、羌活、防风、菊花、桂枝、白芷、辛夷、藁本、香薷、连翘、澳洲尤加利、茶树等。

②脾系疾病:藿香、生姜、紫苏、丁香、苍术、豆蔻、佩兰、砂仁、白术、芫荽、甘松、茴香、高良姜、黑胡椒等。

③心肝系疾病:石菖蒲、苏合香、佛手、香橼、乳香、香附、冰片、茉莉花、蜡梅花、蔷薇花、桂花、白兰花、代代花、月季花、玫瑰花、薰衣草、香蜂草等。

(2)吸嗅方式:慢性病可选用香佩法,急性病可用香薰法。

(3)治疗时间:每日 2～3 次,每次 10～30 分钟,连续使用 1 周为 1 个疗程。

（4）环境要求：清洁，清净，避免污染，远离易燃易爆物品。

（5）消毒：每个疗程使用吸嗅仪器或饰品前，需仔细清洗，残留香味可用 95％乙醇浸泡冲洗。

（6）其他：操作前施术者应先用肥皂水清洗双手，戴口罩与非乳胶手套进行操作。香佩法还需准备无纺布袋、香囊袋、扩香贴片纸等；香熏法需准备熏蒸仪、扩香仪、扩香石、扩香饰品等。

2. 施术方法

（1）香佩法

①传统香囊（防感香囊）

备物：藿香 10g，艾叶 10g，肉桂 10g，山奈 10g，佩兰 10g，无纺布袋 10 个，香囊袋 10 个，粉碎机或研磨机 1 台。

处理：以上药材混合粉碎至 100 目左右即可。

分装：将中药粉末以每袋 5g 分装到无纺布袋中，再装入香囊袋即可。

使用：每天佩戴于前胸，睡觉时放置在枕边，持续使用 2 周；也可每天置于鼻前嗅闻 2～3 次，每次 15～10 分钟，2 周更换 1 次药粉。

②鼻炎复方油

备物：辛夷精油 2ml，甜橙精油 1ml，薰衣草精油 1ml，避光精油滴塞瓶 1 个，无纺布扩香贴片或扩香饰品，1ml 注射器或巴氏吸管（图 13-8）。

配制：将上述精油按毫升比例滴入避光精油滴塞瓶中，充分摇晃滴塞瓶，让精油混合，密封备用（图 13-9）。

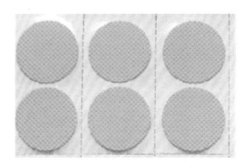

图 13-8　无纺布扩香贴片

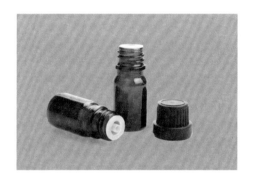

图 13-9　避光精油滴塞瓶

使用:取无纺布扩香贴片 1 片,将混合好的复方精油利用滴塞瓶盖,滴取 1～2 滴至无纺布扩香贴片,将贴片贴于衣领或口罩上即可(图 13-10);也可利用 1ml 注射器或巴氏吸管,将适量精油注入扩香饰品中,随身佩戴。或每天置于鼻前嗅闻 2～3 次,每次 15～10 分钟,1 周为 1 个疗程,建议使用 2～3 个疗程。

(2)香熏法

①焚香

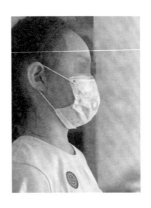

图 13-10　无纺布贴片使用

明火焚香法:将配方药物挑拣去除杂质后,切成粗料盛装在陶盆或香炉内,以明火点燃焚烧(图 13-11)。在确保安全及室内无人的情况下,关闭门窗,熏半小时,至药物充分燃尽,再开窗通风换气后人员再进入房间(如焚烧艾条或艾叶进行室内消毒)。明火焚香法会使空气中 PM2.5 增加并存在一定安全隐患,临床上一般不推荐使用。

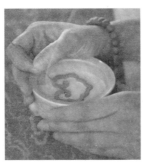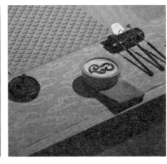

图 13-11　焚香(香篆)

隔火焚香法：先将小块无烟木炭烧透，放入香炉中，用细香灰填埋，在细香灰上用瓷片、银片或云母片制成的"隔火片"来盛放配方粉末或香丸、香球、香饼，炭火微微熏烤，缓缓散发药力（图 13-12）。隔火焚香法在香道品香中运用广泛，但其操作过程较烦琐，仅适用于身心疾病的防治。

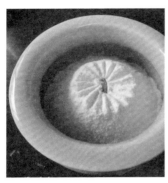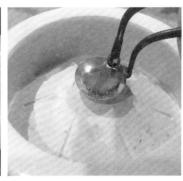

图 13-12　隔火焚香法

②熏香

饮片熏蒸法：将配方药物放入茶壶、药锅或蒸汽发生器内，加水浸泡后，关闭门窗，煮沸半小时，使香气弥散。

精油蒸汽嗅闻法：将 80℃左右的热水倒入小口杯中，加入 1～5 滴精油，将口鼻靠近杯子进行吸嗅 10～20 分钟，吸嗅过程中要求患者闭上双眼（图 13-13）。每天可嗅闻 1～2 次，每次 10～15 分钟，1 周为 1 个疗程。

③仪器扩香

备物：超声波雾化扩香机或空气压缩扩香机、纯净水、复方精油（100％浓度）。

配制：使用超声波雾化扩香机需在仪器中加入纯净水

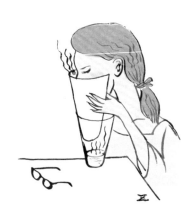

图 13-13　精油蒸汽嗅闻法

和 1～5ml 复方精油（100％浓度）；使用空气压缩扩香机需在仪器中加入 10～20ml 复方精油（不可加纯净水）。

使用：根据所需扩香空间大小与耐受浓度，选择扩香速度。每天可扩香 2～3 次，每次 15～10 分钟，1 周为 1 个疗程，建议使用 3～4 个疗程。该扩香方法适用于多患者同时进行诊疗的空间，如诊室、治疗室、病房等。

四、注意事项

1. 使用中医芳香疗法需掌握一定的芳疗基础知识，包括禁忌证、适应证及调配方法。"气血闻香则行，闻臭则逆"，原则上吸嗅配方的气味和浓度应让患者不反感甚或喜爱为佳。

2. 鼻炎、哮喘、过敏体质患儿，做香囊佩戴时，只需将药材切碎后，放入香囊，不必打成粉末；若使用药材粉末进行配制时，需用黏合剂（如蜂蜜等）制成香饼、香丸再放入香囊,避免吸入过细粉末加重病情。哮喘患儿慎用焚香,宜用熏香。若吸嗅过程中发生药物过敏或烟雾过敏,应立即停止吸嗅,通风换气,必要时清洗鼻腔或就医。

3. 吸嗅精油(即扩香精油)为 100% 浓度的原精油,不可直接涂抹于皮肤或黏膜,以免发生皮肤灼伤与过敏。芳香疗法与其他外治法联合运用时(如小儿推拿、刮痧、穴位贴敷等),按年龄严格控制精油使用种类、浓度、时间和总剂量。同种精油持续使用时间不超过 4 周(表 13-1)。

表 13-1 精油用法

年龄	浓度建议	每日 1～2 次,每次用量建议
新生儿至 6 个月	不建议使用任何精油,用基础油或纯露进行推拿即可	
6 个月至 1 岁	0.5%	5ml
1—3 岁	1%	5ml
3—12 岁(青春期前)	1%～3%	5ml
12 岁以上	1%～5%	10～20ml

4. 含单萜酮类的精油和纯露,如薄荷酮、樟脑、侧柏酮等(胡椒、薄荷、冬青、龙脑、艾草、鼠尾草、石菖蒲等),1 岁以内婴儿、葡萄糖-6-磷酸脱氢酶缺乏病(蚕豆病)、癫痫患儿禁用。

5. 佛手柑、甜橙、柠檬、欧白芷和当归等精油含有呋喃香豆素成分,使用后避免皮肤暴露于日光下。

6. 过敏体质患儿使用芳香疗法前,需在耳后或前臂内侧进行过敏性测试。若 15 分钟内出现皮疹或红晕,则禁止使用此配方进行治疗。

7.精油和纯露的保存容器应选择玻璃容器或铝瓶,且需置于避光阴凉处保存(必要时冰箱低温保存)。若出现酸败氧化的变质气味(如哈喇味等)或大量絮状物时,则不能继续使用。医疗用精油,必须保证精油成分的稳定。

8.儿童不建议口服任何芳香精油,也不可呼吸道雾化吸入精油。

9.若精油不慎入眼,需用全脂灭菌牛奶(或植物油)冲洗稀释,然后用蒸馏水冲洗,并尽快就医。若误服精油,可口服全脂牛奶催吐并及时就医。

10.儿童相对安全的精油与纯露有罗马洋甘菊、澳洲尤加利、甜橙、真正薰衣草、茶树、沉香醇百里香、罗文莎叶、绿花白千层、豆蔻、苦橙叶、广藿香、橙花等。

11.部分中药提取精油如艾叶、细辛、苍耳子等,由于没有质量标准和完整的精油药理与毒理学研究,有一定安全隐患,儿科不推荐使用。

五、临床运用

(一)肺系疾病

1.上、下呼吸道感染

(1)推荐芳香中药:藿香、香薷、紫苏、丁香、羌活、佩兰、菖蒲、细辛、薄荷、冰片。

(2)推荐芳香精油:澳洲尤加利、沉香醇百里香、罗文莎叶、真正薰衣草、茶树。

(3)用法:①将上述芳香中药按1:1比例,粗粉碎后装入香囊,随身携带使用。1岁以内小儿,配方中去除薄荷、细辛;12岁以下儿童不建议使用冰片(龙脑)。②流感高发季节将澳洲尤加利精油、真正薰衣草精油1:1混合,根据具体使用场景,滴入无纺布扩香贴片(贴于口罩或衣领)、热水或扩香仪中进行扩香吸嗅,每日1~2次,每次15~30分钟,可连续使用1~3周;若咳嗽有痰可按1:1比例再加入沉香醇百里香、罗文莎叶;若咽喉肿痛按1:1加入茶树;若鼻塞严重可按1:1加入乳香精油。该类复方精油也可用甜杏仁油、椰子油等植物油,根据年龄稀释到相应浓度后,配合小儿推拿、刮痧、敷贴、热疗等联合运用。

2. 哮喘

(1)推荐芳香中药:荆芥、防风、辛夷、苍术、生姜、款冬花、钩藤、肉桂、紫苏、乳香。

(2)推荐芳香精油:澳洲尤加利、甜月桂、橙花。

(3)用法:①将上述芳香中药按1:1比例,切碎后装入香囊,缓解期随身携带。该香囊可与防治上呼吸道感染的香囊交替使用;若发生过敏或哮喘发作期则禁用。②将精油按1:1比例混合后,根据具体使用场景,滴入无纺布扩香贴片、热水或扩香仪中进行扩香吸嗅,每日1~2次,每次15~30分钟,可连续使用1~3周。若发生过敏或哮喘发作期则禁用。

(二)脾系疾病

1. 呕吐

(1)推荐芳香中药:①寒性体质,藿香、紫苏梗、丁香、苍术、砂仁、陈皮、佛手;②热性体质,藿香、紫苏梗、苍术、佛手、香橼、薄荷。

(2)推荐芳香精油:①寒性体质,甜橙、柠檬、生姜、真正薰衣草、砂仁;②热性体质,甜橙、柠檬、甜罗勒、柠檬薄荷。

(3)用法:①根据辨证,将上述芳香中药按1:1比例,粗粉碎后装入香囊,随身携带使用,恶心欲吐时,吸嗅10～15分钟。②根据辨证将精油按1∶1比例混合后,装入鼻吸管(图13-14),恶心欲吐时,吸嗅10～15分钟。注意薄荷精油品种的区分,1岁以内、癫痫与葡萄糖-6-磷酸脱氢酶缺乏病(蚕豆病)患儿禁用薄荷精油。该类复方精油也可用甜杏仁油、椰子油等植物油,根据年龄稀释至相应浓度后,做穴位贴敷使用。

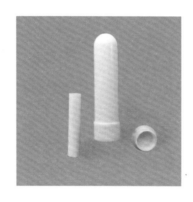

图13-14　鼻吸管

2. 厌食

(1)推荐芳香中药:脾虚食积,佩兰、山柰、苍术、甘松、肉桂、丁香、木香、砂仁、荜茇;肝胃不和,藿香、白豆蔻、苍术、砂仁、陈皮、佛手、菖蒲、乳香、丁香。

(2)推荐芳香精油:①脾虚食积,姜、芫荽、白豆蔻、苦橙、甜茴香;②肝胃不和,佛手柑、柠檬、甜罗勒、乳香、黑胡椒。

(3)用法:①根据辨证,将上述芳香中药按1∶1比例,粗粉碎后装入香囊,随身携带,每日吸嗅2～3次,每次15～30

分钟,可连续使用 1～3 周。②根据辨证将精油按 1∶1 比例混合后,装入鼻吸管,每日吸嗅 2～3 次,每次 15～30 分钟,可连续使用 1～3 周。该类复方精油也可用甜杏仁油、椰子油等植物油,根据年龄稀释到相应浓度后,做穴位贴敷或小儿推拿使用。

(三)心肝系疾病

1. 失眠与焦虑

(1)推荐芳香中药:①心火上炎,香橼、白芷、钩藤、栀子、佛手、合欢花、茉莉花;②肝胃不和,乳香、石菖蒲、陈皮、佛手柑、柠檬、甜罗勒、玫瑰花。

(2)推荐芳香精油:真正薰衣草、罗马洋甘菊、甜马郁兰、甜橙、佛手柑、柠檬、岩兰草。

(3)用法:①根据辨证,将上述芳香中药按 1∶1 比例,粗粉碎后装入香囊,可做香枕使用。②失眠精油吸嗅基础方为 1∶1 混合真正薰衣草、罗马洋甘菊,睡前 1 小时低浓度、远距离扩香 15～20 分钟,不建议用鼻吸管近距离吸嗅;若辨证为肝胃不和可按个人喜好加入甜橙、佛手柑、柠檬等橙类精油;若辨证为心火上炎,可按个人喜好加入岩兰草、甜马郁兰精油。该类复方精油也可用甜杏仁油、椰子油等植物油,根据年龄稀释到相应浓度后,做睡前抚触使用,但连续使用时间不超过 4 周。

2. 注意力不集中

(1)推荐芳香中药和精油:藿香、石菖蒲、佛手柑、甜罗勒、黑胡椒。

(2)用法:将上述精油按喜好混合,根据具体使用场景,滴入无纺布扩香贴片(贴于衣领)、热水或扩香仪中进行低浓度扩香吸嗅,每日 1～2 次,每次 15～30 分钟,可连续使用 1～3 周。

3. 抑郁

(1)推荐芳香精油:苍艾香薰油、橙(橘)类精油。

(2)用法:根据辨证,将上述精油 1∶1 混合,滴入无纺布扩香贴片(贴于衣领)、热水或扩香仪中进行扩香吸嗅,每日 1～2 次,每次 15～30 分钟,可连续使用 1～3 周。也可用甜杏仁油、椰子油等植物油,根据年龄稀释到相应浓度后,配合抚触、心理咨询等联合运用。

(四)蚊虫叮咬

(1)推荐芳香中药:艾叶、石菖蒲、藿香、花椒、丁香、香茅、紫苏。

(2)推荐芳香精油:柠檬香茅、柠檬尤加利、天竺葵、茶树、真正薰衣草。

(3)用法:①将上述芳香中药按 1∶1 比例,粗粉碎后装入香囊,随身携带或悬挂于床头,可连续使用 1～3 周。②上述芳香精油可单独使用,也可根据喜好使用复方。可将精油滴入无纺布扩香贴片(贴于裸露皮肤附近衣物上);也可将真正薰衣草 5 滴＋柠檬香茅 10 滴＋95％乙醇 10ml＋纯净水 50ml,混合装入喷雾瓶,使用前摇晃混合喷洒在房间内或衣物上(避免接触儿童皮肤)。注意所有防蚊配方的浓度均应控制在 15％以下,6 个月内婴幼儿,禁用任何防蚊精油。

(芳香疗法技术协作组云南中医药大学熊磊教授执笔)

第14章

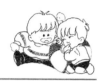

中药直肠给药技术

一、概念

中药直肠给药是通过直肠滴入疗法、肛肠灌滴法或者肛栓等方法,将中药水煎剂、栓剂、凝胶剂、灌肠剂等制剂从肛门导入直肠、结肠的一种外治方法。

直肠给药发展至今已经成为中医学传统的灌肠法与现代医学的药物体内吸收代谢相结合的给药方法。其可分为直肠注入(直肠推注)、直肠灌注、直肠滴入、直肠肛门栓入。各种直肠给药方法各有优缺点。

1. 直肠注入(直肠推注) 真正能做到直肠给药给到直肠里的方法,也仅仅有小剂量直肠推注。

(1)优点:直肠吸收不进入肝,没有肝的首过效应,对于肝功能不好的患者和婴幼儿安全性高,所用剂量小。操作安全,时间短,孩子耐受好,不适感小。遇到药物的反应时,在20分钟内及时冲洗出来。工具价格低廉。

(2)缺点:所用药物要求是小剂量的中药针剂或者凝胶剂;中药的汤剂及散剂不适合。适应病种有限。

2. 直肠灌注 相当于灌肠疗法。药物不是仅到直肠里,而是大量给到结肠。

（1）优点：对所用药物要求的限制少，可给予中药汤剂及散剂。

（2）缺点：药物结肠吸收要进入肝，有肝的首过效应，对于肝功能不好的患者受限制，所用药物量大。操作难度大，容易结肠挫伤，时间长，孩子耐受不好，肠道的不适感大。遇到药物的反应，在短时间内不易及时冲洗出来。工具价格高。

3. 直肠滴入　同"直肠灌注"。

4. 直肠肛门栓入　同"直肠注入"。

二、适应证及禁忌证

1. 适应证　主要应用于小儿发热、呼吸系统疾病（急性上呼吸道感染、扁桃体炎、小支气管炎、肺炎、支气管哮喘）、消化系统疾病（腹泻、胃肠炎，细菌性痢疾，溃疡性结肠炎，单纯性阑尾炎、便秘）、泌尿系感染和神经系统疾病。尤其是中医辨证属热证者。因为其疗效好，痛苦少，不良反应小。因此，尤其适合基层医疗机构开展。

（1）直肠注入、直肠灌注、直肠滴入法的适应证极广，适合儿科不肯服药患儿或不能服药的病症及急危重症（如昏迷、剧烈呕吐、吞咽困难、不合作等）。对于肛肠局部炎性病变和慢病久病脾胃已伤、攻补不受者，可发挥全身治疗作用，又可避免对胃肠刺激性损伤。

（2）直肠灌注的非保留性灌肠适用于实热毒邪结聚阳明，燥屎内结、腑气不通；或误服药物已由胃至肠，需导毒外出者；或需查粪便做辅助诊断者。

2. 禁忌证　重度脱水、电解质紊乱、肝硬化腹水、全身重度水肿及严重腹泻;肛门、直肠、结肠术后、疝;消化道出血、急腹症、疑有肠坏死或穿孔及心功能衰竭;恶性肿瘤中晚期、破伤风、狂犬病、精神病发作期;肛门疾病,女性月经期等均应禁用。

三、操作流程

(一)准备工作

1. 告知患儿父母提前喂患儿喝水 30～50ml,排便(给药前 20～30 分钟),以增加药物注入后的保留时间,和增加药物与直肠黏膜的接触面,有利于药物吸收。

2. 将所需的药物配伍后,通过恒温器或烧杯水浴至 36℃±2℃。

3. 用注射器吸取恒温药液,排气时留少许空气(约 0.5ml),安上一次性使用直肠给药管,头端涂润滑剂或者烫伤膏。

4. 将备齐用物携至患儿身边,向患儿家属解释,然后逗哄患儿,以争取最大限度地主动配合治疗,切忌强行给药。

(二)操作要求

1. 体位 在俯卧位、侧卧位、截石位等三种体位给药中,临床多以侧卧位给药(图 14-1)。给药时采用侧卧位或俯卧位,给药完毕后务必采取左侧卧位 10 分钟左右,使药液充分吸收后,方可自由活动。

2. 温度 不管室内温度多少,药液都要加热。各个年龄段的直肠温度相同,所以药液的温度是相同的;温度过高或过低会刺激迷走神经,引起排便反射;温度须控制在

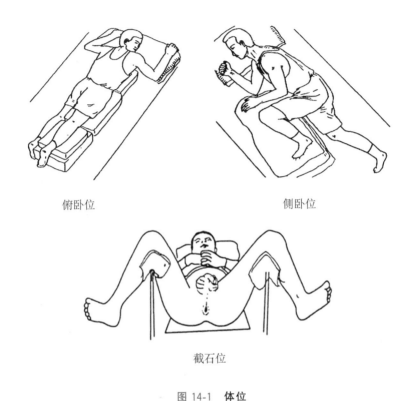

俯卧位 侧卧位

截石位

图 14-1 **体位**

36±2℃。

3. 容量 不同年龄儿童的直肠容量不同。随年龄的增长,直肠容积逐渐增大,依据各年龄段儿童的直肠容积,制定了儿童直肠给药的容量用量(表 14-1)。

4. 深度 见表 14-2。

表 14-1 **儿童直肠用药量**

年龄	直肠给药最大容量
新生儿至 2 岁	4.0～6.0ml
2—4 岁	6.0～8.0ml
4—6 岁	8.0～10.0ml
6—9 岁	10.0～15.0ml
9—14 岁	15.0～20.0ml

表 14-2 **儿童直肠给药深度**

年龄	直肠给药深度
新生儿至 2 岁	4～5cm
2—4 岁	5～6cm
4—6 岁	6～8cm
6—9 岁	8～10cm
9—14 岁	10～12cm

(三)操作步骤

1. 直肠灌注

(1)应注意环境清洁卫生,避免污染。药物制备按辨证论治要求或根据病情需要将所选药物制成药液,中药饮片煎煮 2 次,纱布过滤混合分成 2～3 份(即 2～3 次用量),丸、散、膏、丹等成药用开水泡后取汁,纱布过滤,让患儿排便,或用清水灌肠,以利于药物吸收。

(2)年长儿取合适的药量(表 14-1),吸入注射器内,安装好小儿直肠给药导管;小年龄患儿使用一次性头皮针软管(或吸痰管)进行操作。

(3)患儿取左侧卧位,双膝屈曲;或俯卧位,双膝屈曲;臀部垫以治疗巾,露出肛门,臀部略抬高。

（4）直肠给药时，管头上涂抹液状石蜡，然后扭开开关，放出管内温度较低的液体并排出管内空气。用手腕试灌肠筒内液体温度，如感觉微温，即可捏紧肛管。轻缓插入肛门内，按年龄给予不同给药管插入深度。漏斗的高低要与臀部平齐而略高，使药液慢慢灌入肠内。

（5）药液流完后，立即捏紧导管，取下漏斗，稍停一下，然后慢慢将管从肛门内抽出并以纸包裹；嘱患儿留住灌入药液，不要随即排出；小年龄患儿需家长配合用纸巾压肛门数分钟，捏紧臀部5～10分钟，避免药液外流。每次保留药液时间要在30分钟以上。

（6）每次灌入的药液量要因人而异。每日2～3次，一般7～10日为1个疗程。如病情需要，中间休息3日后，再进行下一个疗程。急危重症，灵活掌握。

（7）也可采用停顿式保留灌肠法，插入肛门10～15cm后停顿5秒，缓慢注入2/3药液，退出导管5cm左右，再缓慢注入剩余药液，停顿2～3分钟反折导管缓慢拔出，捏紧肛门5～10分钟，可有效避免药液外溢，提高灌肠效果。灌肠结束后患儿立即予以抬高臀部取左侧卧位。

2. 直肠滴入

（1）设备和一般静脉输液的设备相同，针头换成导尿管。

（2）准备工作同直肠灌注法。

（3）将灌肠液加温后，装入滴瓶（开放式点滴瓶或葡萄糖瓶）中，调节药温至42℃以下。

（4）患儿取左侧卧位为好，也可以仰卧、俯卧、右侧卧位，垫高臀部10cm。

（5）排出输液管中的空气，选用12～16号导尿管，并在前端涂以液状石蜡,插入肛门内一定深度,成人和 12 岁以上儿童 10~20cm,儿童 5~15cm,胶布固定,开始点滴。

(6)根据病情调节滴速,高热及津伤患儿,点滴速度宜快,可每分钟 80~110 滴;气血两虚及其他慢性患者,滴速宜慢,以每分钟 30~70 滴为宜;外感患者使用解表剂时,若已见微汗热退者,可终止点滴。

(7)根据病情调整药温。高热及实热阳盛证者,药温宜冷,以 4℃左右为宜;虚寒性疾病得温而病减者,药温宜温,以 42℃左右为宜;其他病症,以 37~39℃为宜。

(8)根据证情选用给药时间。阳虚者,选平旦或卯时(5:00-7:00)直肠点滴给药以助阳生;阴虚者,可选日西或申时(15:00-17:00)给药以助阴长。

(9)点滴结束后,拔出导管,静卧 10 分钟后即可活动。

(10)每次点入药液量因年龄而异,每日 2~3 次;急危重症可 4~6 小时 1 次,7~10 日为 1 个疗程或视病情而定。

(四)注意事项

1. 初次接受治疗的患儿,应首先安抚家长,消除患儿紧张情绪。

2. 通常不需用聚维酮碘消毒肛周皮肤,应使用一次性直肠管。

3. 进行中药直肠给药前首先应做好详细检查,了解病变部位。患者没有排空大小便之前不要使用中药灌肠,因为灌肠会导致肠胃受到刺激。如果没有排空大小便,灌肠后往往很想排泄大小便,而大小便时会导致药物流出,从而影响治疗效果。必要时应先清洁灌肠,从而减少对腹部的压力。

4. 灌肠时先将患儿取俯卧位,一方面便于固定患儿,另一方面可避免误吸引起窒息等。灌肠后立即取左侧卧位,可以使药液因重力作用顺利进入乙状结肠和降结肠,避免直接刺激直肠而产生便意,延长药液保留时间以保证药效。灌肠时动作应轻柔,避免损伤肠黏膜。先插管后接注射器,左手拿注射器,右手将一次性使用直肠给药管,距离前端2cm,直立注射器缓慢送入肛门内4～10cm。

5. 要根据病情、年龄和辨证论治来确定所用药物、灌肠方法、药量、给药次数及疗程。

6. 高热患儿可使用4℃药液灌肠,但不推荐冰药液灌肠。腹泻较重的患儿,暂时不宜采用直肠给药。

7. 缓慢推注药物,给药完毕后,轻柔地拔出给药管,患儿静卧5～10分钟。

8. 要注意的药物配伍禁忌。在临床应用上要特别注意,中药不应和抗生素等西药混合使用;对肠道有较强刺激的药物(如藿香正气水、白胡椒粉、丁香、肉桂)也不能作为直肠滴入用药,因可引起肠道热痛感。高血压患儿直肠用药不宜含有麻黄、甘草类的中药制剂,因麻黄碱有收缩血管之功效,易升高血压,甘草也具有升高血压的作用;含有中药成分的乌头、黄连、贝母等不宜与西药氨茶碱、阿托品、麻黄碱混合应用,易增加毒性;含有机酸的中药乌梅、五味子、山楂、女贞子、木瓜等及其制剂不宜与磺胺类西药同用,因其能酸化尿液,使乙酰化后的磺胺不易溶解,易在肾小管中析出结晶,引起结晶尿、血尿,乃至尿闭、肾衰竭;平肝息风类中药,如蜜环片、天麻片、止痉散等不宜与中枢神经兴奋药咖啡因、可可碱、茶碱、苯丙胺联用,可产生药理性拮抗作用,从而相互降低疗效。

四、临床应用

(一)呼吸系统疾病

1. 感冒

(1)风热

①症见:发热重,恶风,有汗或少汗,头痛,鼻塞,鼻流浊涕,喷嚏,咳嗽,痰稠色白或黄,咽红肿痛,口干渴,舌质红、苔薄黄,脉浮数或指纹浮紫。

②常用药:生石膏、金银花、水牛角、知母、连翘、青蒿、板蓝根、黄芩、甘草、薄荷、连翘、大黄、柴胡、淡竹叶等。大便干燥者,加莱菔子、瓜蒌。

(2)风热夹滞

①症见:脘腹胀痛,发热,恶风寒,面色潮红,咽部红肿,头痛,咳嗽,全身酸痛,有痰,舌尖红、苔黄,脉浮。

②常用药:甘草、赤芍、青蒿、槟榔、半夏、厚朴、大黄、栀子、连翘、黄芩、荆芥、薄荷、柴胡、淡豆豉等。

(3)风热夹惊

①症见:发热重,恶风,有汗或少汗,头痛,鼻塞,鼻流浊涕,喷嚏,咳嗽,痰稠色白或黄,咽红肿痛,口干渴,惊惕哭闹,睡卧不宁,甚至骤然抽风,舌质红,脉浮弦。

②常用药:钩藤、蝉蜕、僵蚕、厚朴、枳实、大黄等。

2. 肺炎喘嗽

(1)风热闭肺

①症见:发热恶风,头痛有汗,鼻塞流清涕或黄涕,咳嗽,气喘,咯黄痰,或闻喉间痰嘶,鼻翼翕动,声高息涌,胸膈

满闷,咽红肿,口渴欲饮,纳呆,便秘,小便黄少,面色红赤,烦躁不安,舌质红、苔薄黄,脉浮数,指纹浮紫。

②常用药:金银花、连翘、淡竹叶、荆芥、淡豆豉、薄荷、芦根、桔梗、牛蒡子、生石膏、麻黄、杏仁、甘草。偏痰热者,加瓜蒌皮。

(2)风寒闭肺

①症见:恶寒发热,头身痛,无汗,鼻塞流清涕,喷嚏,咳嗽,气喘鼻翕,痰稀白易咯,可见泡沫样痰,或闻喉间痰嘶,咽不红,口不渴,面色淡白,纳呆,小便清长,舌淡红、苔薄白,脉浮紧,指纹浮红。

②常用药:麻黄、紫苏子、杏仁、陈皮、桑白皮、白芍、桂枝等。唇面发绀者,加赤芍、丹参等。

(二)消化系统疾病

1. 泄泻

(1)湿热泻

①症见:大便水样,或如蛋花汤样,泻势急迫,量多次频,气味秽臭,或夹少许黏液,腹痛阵作,发热,烦躁哭闹,口渴喜饮,食欲缺乏,或伴呕恶,小便短黄,舌质红、苔黄腻,脉滑数或指纹紫。

②常用药:黄连、黄芩、苍术、葛根、连翘、马齿苋、薏苡仁、木香、黄连、地锦草、马鞭草、车前子、煨木香、焦山楂、甘草等。泛恶苔腻者,加藿香、佩兰。

(2)伤食泻

①症见:大便稀溏,夹有乳凝块或食物残渣,气味酸臭,或如败卵,脘腹胀满,便前腹痛,泻后痛减,腹部胀痛拒按,嗳气酸馊,或有呕吐,不思乳食,夜卧不安,舌苔厚腻,或微

黄,脉滑实或指纹滞。

②常用药:焦山楂、焦神曲、鸡内金、陈皮、茯苓、莱菔子、砂仁、茯苓、半夏、陈皮、苍术、甘草等。

(3)风寒泻

①症见:大便清稀,夹有泡沫,臭气不甚,肠鸣腹痛,或伴恶寒发热,鼻流清涕、咳嗽,舌质淡,苔薄白,脉浮紧或指纹淡红。

②常用药:藿香、紫苏叶、防风炭、制半夏、陈皮、苍术、茯苓、甘草、生姜、紫苏、薏苡仁、白术、厚朴、白芷、陈皮、木香、炮姜等。腹痛甚,里寒重者,加干姜、木香。

(4)脾虚泻

①症见:大便稀溏,色淡不臭,常食后即泻,时轻时重,面色萎黄,形体消瘦,神疲倦怠,舌淡苔白,脉缓弱或指纹淡。

②常用药:太子参、茯苓、白术、山药、白扁豆、白蔻仁、厚朴、炮姜、薏苡仁等。

2. 肠系膜淋巴结炎

(1)饮食积滞

①症见:脘腹胀痛,疼痛拒按,嗳腐吞酸,厌食,痛而欲泻,泻后痛减,粪便奇臭,或大便秘结,舌苔厚腻,脉滑。多有伤食史。

②常用药:公丁香、焦山楂、焦神曲、木香、姜黄、陈皮、枳壳、莱菔子、瓜蒌皮、香橼等。

(2)寒邪内阻

①症见:腹痛急起,剧烈拘急,得温痛减,遇寒尤甚,恶寒身蜷,手足不温,口淡不渴,小便清长,大便尚可,苔薄白,脉沉紧。

②常用药：公丁香、焦山楂、焦神曲、木香、姜黄、陈皮、干姜、吴茱萸、延胡索。

（3）脾胃虚寒

①症见：腹痛绵绵，时作时止，常呕吐清稀涎沫，痛时喜按，得食或休息后减轻，神疲乏力，气短懒言，不欲饮食，面色萎黄，神疲乏力，大便溏薄，面色不华，舌质淡、苔薄白，脉沉细或沉缓。

②常用药：姜黄、陈皮、干姜、麸炒山药、麸炒白术等。

3. 中毒性肠麻痹（气血瘀滞）

（1）症见：明显腹胀，腹内或有结块，胀满不舒，矢气减少，舌质紫暗或有瘀斑，脉细涩或弦。

（2）常用药：大黄、厚朴、丹参、黄芩、柴胡、枳实、桃仁、牡丹皮、红花、甘草、赤芍、槟榔。伴消化不良者，加用观音草、木香。

4. 溃疡性结肠炎

（1）脾虚湿盛

①症见：久痢，腹疼腹胀，大便质稀、带脓血，严重者可表现为发热、纳呆、消瘦、贫血，少气懒言，舌苔白厚腻、边有齿痕，脉缓沉。

②常用药：黄柏、石榴皮、乌梅、炒山药、椿根皮、五倍子、白及、甘草、苦参、蒲黄、槐花、儿茶、三七、青黛、枯矾等。

（2）大肠湿热

①症见：腹泻，便下黏液脓血，腹痛，里急后重，肛门灼热，腹胀，小便短赤，口干、口苦，舌质红、苔黄腻，脉滑。

②常用药：白芍、黄连、黄芩、木香、当归、肉桂、槟榔、生甘草、大黄。

5. 便秘

(1)肠胃积热

①症见:大便干结,腹胀腹痛,面红身热,口干口臭,心烦不安,小便短赤,舌红苔黄燥,脉滑数。

②常用药:大黄、枳实、厚朴、麻子仁、杏仁、白蜜、芍药。

(2)气机郁滞

①症见:大便干结,或不甚干结,欲便不得出,或便而不畅,肠鸣矢气,腹中胀痛,胸胁满闷,嗳气频作,饮食减少,舌苔薄腻,脉弦。

②常用药:黄芪、麻仁、白蜜、陈皮。

(3)阴虚

①症见:大便干结,如羊屎状,形体消瘦,头晕耳鸣,心烦失眠,潮热盗汗,腰酸膝软,舌红少苔,脉细数。

②常用药:玄参、麦冬、生地黄、芍药、玉竹、火麻仁、柏子仁、瓜蒌仁等。

(三)神经系统疾病

1. 单纯性发热性惊厥(风热动风证)

(1)症见:发热骤起,抽搐时间短,一般<10分钟,24小时内不会再次抽搐,四肢抽搐,颈项强直,双目上视,牙关紧闭,意识丧失,甚则口吐涎沫,舌红苔白,脉浮数或弦数。

(2)常用药:大黄、厚朴、枳实、芒硝、栀子、郁金、白芍、蝉蜕、钩藤、防风、淡竹叶,通草等。

2. 复杂性发热性惊厥(邪陷心肝证)

(1)症见:高热,抽搐时间常>10分钟,24小时内出现至少2次抽搐,甚至出现局部抽搐(如仅一侧肢体抽搐),每次发病后患儿在1小时内无法完全恢复正常意识状态,舌红苔厚或腻,脉细数或滑数。

(2)常用药:枳实、蝉蜕、僵蚕、钩藤、厚朴、大黄、青黛、芒硝、白芍、黄芩、板蓝根等。

(四)其他

1.病毒性心肌炎

(1)气血两虚

①症见:神疲乏力,面色苍白,心悸,胸闷,气短,肢冷,多汗,心前区隐痛,头晕,苔红少苔,脉细数或结代。

②常用药:炙甘草、生姜、桂枝、人参、地黄、阿胶、麦冬、麻仁、大枣、枳实、薤白等。

(2)气滞血瘀

①症见:心悸不宁,心前区刺痛,面色晦暗,口唇、指甲青紫,恶心呕吐,舌质紫暗,或见舌边尖有瘀点,脉弦或结代。

②常用药:丹参、川芎、当归、桃仁、红花、降香、姜黄、延胡索、乳香、没药、莪术、郁金、菖蒲、远志、薤白、五灵脂等。

(3)疫毒伤心

①症见:低热不退或反复发热,咽痛,咳嗽,皮疹,肌痛,乏力,气短心悸,舌红苔薄黄,脉滑数或细数无力。

②常用药:金银花、连翘、野菊花、大青叶、栀子、生地黄、玄参、赤芍、黄连、黄芪、甘草等。

2.急性肾衰竭

(1)热毒炽盛

①症见:症见壮热不已,烦躁不安,心悸气喘,口干欲饮,头痛身痛,尿少黄赤,或者尿闭,舌质红,苔黄干,脉数。

②常用药:石膏、知母、甘草、粳米、黄连、黄芩、黄柏、栀

子、大蓟、小蓟、白茅根、生地榆、生地黄、牡丹皮、玄参、生大黄等。

（2）湿热蕴结证

①症见：尿少尿闭，纳呆食少，恶心呕吐，胸闷腹胀，口中尿臊臭，头痛，发热，咽干，烦躁，严重者可神昏谵语，苔黄腻，脉滑数。

②常用药：滑石、茵陈、黄芩、菖蒲、川贝母、通草、藿香、射干、连翘、薄荷、蔻仁、石膏、金银花、泽泻、云苓皮、车前子、菖蒲、郁金等。

（3）邪陷心肝

①症见：身热心悸心烦，神昏谵语狂躁，抽搐痉厥，甲青唇黑，舌质红绛紫暗，脉滑数。

②常用药：霜桑叶、贝母、生地黄、钩藤、菊花、茯神、白芍、甘草、竹茹、桃仁、当归、牡丹皮、大黄、芒硝等。

（4）气阴亏损证

①症见：气短，神疲，乏力，嗜睡，自汗或盗汗，手足心热，心烦不宁，腰酸，舌质淡红，苔薄，脉细数无力。

②常用药：麦冬、石斛、木瓜、生甘草、生谷芽、莲子、熟地黄、泽泻、茯苓、女贞子、墨旱莲、桑螵蛸等。

3. 肠蛔虫病

（1）症见：脐周疼痛，时作时止，饮食异常，大便不调或泄泻，大便下虫，或粪便镜检有蛔虫卵，面色黄滞，可见白斑，白睛可见蓝斑，唇内可见粟状白点，甚至腹部可扪及条索状物，时聚时散，形体消瘦，舌苔花剥或腻，舌质红，脉弦。

（2）常用药：苦楝皮、槟榔、莱菔子、瓜蒌、茵陈、番泻叶、陈皮、冬瓜仁、使君子等。

4. 肠套叠

（1）症见：阵发性哭闹、腹痛、双手紧握、身体蜷缩、拒乳，呕吐、果酱样大便、腹部可扪及腊肠样包块，苔白质红，脉弦数或弦滑。

（2）常用药：黄芪、党参、大黄、厚朴、白术、枳实、槟榔、延胡索、川楝子、陈皮、甘草等。

五、意外处理

直肠给药的不良反应很少，比较常见的是药物过敏、直肠黏膜水肿和直肠菌群失调。某些中药或者片剂粉碎后等大分子物质，容易引起腹泻和直肠黏膜水肿，或者肠穿孔等。

1. 过敏的抢救流程

（1）直肠给药 20 分钟内过敏的抢救：脱离过敏原。方法：生理盐水 200ml，每次 15ml，清洁灌肠（迅速大量注入直肠，快冲快吸）。

（2）肠给药 20 分钟后过敏的抢救：迅速采集生命体征，建立静脉通道，抗过敏治疗。

2. 直肠黏膜水肿　直肠黏膜是薄嫩的上皮组织，因为通透性好，有丰富的毛细血管及淋巴组织，大量的药物注入后，使直肠毛细血管丛不能够迅速吸收回流，导致水肿；直肠给药管插入过于粗暴，或者大分子物质（像片剂和含残渣的中药汤剂）也容易导致黏膜损伤；长期残留刺激；乙醇消毒的刺激、润滑液涂抹过多也会导致直肠黏膜脱水坏死。因此，为了防止直肠黏膜水肿发生，注意预防非常重要。

3. 肛周红肿皮损　停药，大多可自行恢复正常，也可外涂红霉素软膏或者烧伤湿润膏。

4. 腹泻病　针对腹泻原因,采取措施,调整药物处方、剂量,或者口服调节菌群的药物。

［中药直肠给药技术协作组陕中医二附院(西咸新区中心医院)儿童医院张国成教授执笔］

第 15 章

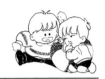

雾化吸入技术

一、概念

雾化吸入是利用雾化装置将药物分散成微小的雾滴或微粒,使其悬浮于气体中,并吸入到呼吸道及肺内的一种给药方法。雾化吸入具有起效快、局部药物浓度高、用药量少、应用方便及全身不良反应少等优点,广泛用于上、下呼吸道疾病的治疗,尤其是儿童。根据雾化吸入装置不同分为以下方法。

1. 喷射雾化器　也称射流雾化器,是目前应用最广泛的吸入装置,以空气压缩泵为动力源或以氧气驱动作为动力,原理是利用压缩气体高速运动通过狭小开口后突然减压,在局部产生负压,将气流出口旁另一小管因负压产生的虹吸作用吸入容器内的液体排出,当遭遇高压气流时被冲撞裂解成小气溶胶颗粒,特别是在高压气流前方遇到挡板时,液体更会被冲撞粉碎,形成无数药雾颗粒,其中大药雾微粒通过挡板回落至贮药池,小药雾微粒则随气流输出。

2. 超声雾化器　原理是雾化器底部晶体换能器将电能转换为超声波声能,产生振动并透过雾化罐底部的透声膜,将容器内的液体振动传导至溶液表面,而使药液剧烈振动,破坏其表面张力和惯性,从而形成无数细小气溶胶颗粒释出,在储药池顶层液面形成雾粒。超声雾化器不适合于混悬液。另外,其产生的热能影响含蛋白质或肽类药物的活性,目前不推荐在下呼吸道疾病中使用。

3. 振动筛孔雾化器　也称滤网式雾化器,原理是采用超声振动薄膜使之剧烈振动,同时通过挤压技术使药液通过固定直径的微小筛孔,形成无数细小颗粒释出。振动筛孔雾化器体积小、重量轻、便于携带,但是使用混悬液时网眼容易堵塞,滤网耐久性能较低。

二、适应证及禁忌证

1. 适应证　适用于儿童呼吸系统疾病和咽喉疾病,不同疾病所使用的药物不同,见临床应用部分。

(1)呼吸系统疾病:支气管哮喘;喘息相关性呼吸道疾病,包括毛细支气管炎、喘息性肺炎、喘息性支气管炎、闭塞性细支气管炎;咳嗽相关性呼吸系统疾病,包括咳嗽变异性哮喘、感染后咳嗽、变应性咳嗽、百日咳、类百日咳样综合征;肺炎支原体肺炎;急性喉气管支气管炎;支气管肺发育不良;气管插管术及支气管镜前后的应用;下呼吸道感染。

(2)鼻咽喉疾病:咽喉部急性炎症,急性会厌炎、急性喉炎、急性喉-气管-支气管炎、急性咽炎、急性扁桃体炎等;咽喉部慢性炎症,慢性鼻窦炎、咽喉部炎症性及水肿性病变;气管切开术后。

2. 禁忌证　在儿童几乎没有禁忌证,但是既往吸入过程中出现咳嗽、喘息及气道痉挛加重者,谨慎使用。

三、操作方法

1. 操作前准备

（1）操作者自身准备：按要求着装、洗手、戴口罩。

（2）用物准备：连接雾化泵电源，检查雾化泵的性能。氧气驱动雾化时检查氧气流量表、用氧环境安全，必要时备好吸痰装置。

（3）环境准备：安静舒适，清洁通风，光线适宜。

（4）患者准备：了解雾化吸入的目的、方法、注意事项及配合要点。

2. 核对与评估

（1）核对药物名称、剂量、浓度、时间、用法。

（2）检查雾化吸入次数，是单次吸入或多次吸入治疗。

（3）核查患者的年龄、病情、意识状态、呼吸及痰液、过敏史等。

（4）了解患者或家属对雾化吸入的认知程度及患儿的合作程度。

（5）保持患者呼吸道通畅，评估患者的呼吸情况、痰量，必要时拍背、吸痰后进行雾化吸入，避免患者因咳嗽无力或不会咳痰而发生误吸、窒息。

（6）根据患者的年龄和病情选择适宜的吸入方式和体位，选择口含法或面罩法。

3. 告知

（1）教会家属和患者雾化吸入过程的配合方法。

（2）介绍雾化吸入治疗的原因、操作要点、药物作用及可能出现的不良反应。

（3）告知患者及其家属雾化时选择坐位最佳,婴幼儿可取抱位或半坐卧位。

4.雾化泵射流雾化操作步骤

（1）再次核对患者信息,取合适体位。

（2）根据医嘱配置雾化药液至雾化器内。

（3）将空气导管一端连接雾化器,开启雾化泵开关。

（4）待雾化喷出后,使用雾化面罩罩住婴幼儿患者口鼻,年长患者使用雾化口含器,平静呼吸。

（5）待雾化器不出雾和储液槽内无药液时雾化停止,先取下面罩或口含器,再关闭压缩空气雾化泵开关。

（6）拔下电源插头收回压缩空气雾化泵。

（7）痰多的患儿,需要协助翻身、拍背,鼓励咳嗽。拍背时掌心呈空心掌,由下而上、由外向内,轻拍患者背部;同时观察痰的性状、颜色和量的变化。叩击法为手腕部运动,从下到上、从外到内,在整个呼吸周期进行有节律性的拍击。婴儿可使用专用拍背器进行拍背。

5.氧气驱动雾化操作步骤

（1）再次核对患者信息,取合适体位。

（2）根据医嘱配置雾化药液至雾化器内。

（3）将空气导管一端连接氧气流量表,打开开关,将氧流量调至每分钟 6～8L。

（4）待雾化喷出后,使用雾化面罩罩住婴幼儿患者口鼻,年长患者使用雾化口含器,平静呼吸。

（5）待雾化器不出雾和储液槽内无药液时雾化停止,先取下面罩或口含器,再关闭氧气开关。

（6）取下氧气流量表。

（7）痰多的患儿，需要协助翻身、拍背，鼓励咳嗽，同射流雾化器操作。

四、注意事项

1. 雾化前注意事项

（1）根据医嘱及患儿情况选择合适的雾化方式及用具。面罩式雾化器适合婴幼儿或病情较重的年长儿童；喘息的患儿可使用面罩雾化吸入，最大限度地减少体力消耗，使患者感觉更舒适；口含式雾化器可使药物更多地沉积在呼吸道深部，适合病情轻、中度的年长儿童及成年人。一般尽可能使用口含式雾化器。

（2）治疗前30分钟内不应进食，清洁口腔分泌物和食物残渣，以防雾化过程中气流刺激引起呕吐窒息。对于不能配合的婴幼儿和儿童，为保持平静呼吸宜在安静或睡眠状态下治疗。哭闹时不能产生有效的吸气容积，雾化吸入效果差。

（3）治疗前不要抹油性面霜。

（4）向患者解释雾化吸入治疗的目的和方法，解除患者的紧张心理，避免因紧张、呼吸过度等，加重胸闷、喘息。

（5）对初次开启使用的雾化器，因在生产过程中管腔内残留有异味，易诱发喘息发作或不适，应在使用前用空气吹3～5分钟。

2. 操作中注意事项

（1）治疗时选择坐位，有利于药物沉积到终末细支气管和肺泡，对于无法采取坐位的患者，应抬高头部并与胸部呈30°。

（2）使用中的喷雾器应保持垂直状态，面罩应同时罩住口鼻，口含嘴不能太深入咽喉部。

（3）治疗时，患者应进行平静潮气呼吸或间歇性深吸气。婴幼儿哭闹时吸气短促，影响疗效，可暂停治疗，待其安静或入睡后再进行雾化吸入。

（4）雾化吸入过程中注意观察雾化吸入装置的出雾情况，如雾量是否适宜，雾量太小或不出雾都应寻找原因；注意观察患者的脸色、呼吸情况，防止窒息。

（5）最大限度地密封不仅可以防止药物浪费，还可以防止药物沉积在脸上和眼上，避免对患者造成刺激。因此，应与患者的鼻子和（或）嘴紧密贴合。

（6）治疗过程中部分患者可出现口干、恶心、胸闷、气促、心悸、呼吸困难、血氧饱和度下降及雾化器咬口的摩擦对口角等皮肤黏膜的损伤等不良反应。出现这些情况，暂停雾化，立即告知医师。

3. 操作后注意事项

（1）雾化吸入后应漱口，防止药物在口咽部聚积；用面罩者应洗脸，或用湿毛巾抹干净口鼻部以下的雾珠，以防残留雾滴刺激口鼻皮肤引起皮肤过敏或受损。婴幼儿面部皮肤薄，血管丰富，残留药液更易被吸收，需及时洗漱。可指导年长患儿深度漱口，口含适量温水，漱遍口腔、牙缝及牙龈，然后仰头，漱口 30 秒后吐出。

（2）婴幼儿可用棉球蘸水擦拭口腔后再适量喂水，特别是使用激素类药物后，以减少口咽部的激素沉积，减少真菌感染等不良反应的发生。

（3）及时翻身拍背有助于使黏附于气管、支气管壁上的痰液脱落,保持呼吸道通畅。必要时给予吸痰处理。

(4)雾化吸入治疗根据其吸入药物的不同,可出现口腔干燥、口腔黏膜改变、溃疡、牙龈炎、牙周炎、味觉障碍等多种口腔疾病,通常与患者个人卫生习惯和治疗期间未注重口腔护理有关。如出现上述口腔问题,应积极就医,加强口腔护理。对于长期治疗患者应定期进行口腔检查。

(5)记录患者雾化吸入治疗后的效果及反应,必要时对比患者呼吸、排痰和听诊肺部来判断雾化吸入治疗效果。

五、临床应用

在不同的疾病中使用的雾化吸入药物种类不同,但是由于雾化吸入药物的理化特性要求,不是所有的药物均可以通过雾化吸入给药,目前可以雾化吸入的药物主要有吸入型糖皮质激素、支气管舒张药和黏液溶解药,国外有抗菌药物雾化吸入给药,但国内尚无吸入药物剂型。不推荐 α-糜蛋白酶、利巴韦林和中成药雾化使用。

1. 吸入型糖皮质激素 是目前作用最强的气道及咽喉局部抗炎药物,通过多种途径抑制参加炎症反应的细胞和分子,有效控制局部炎症、消除水肿、改善症状。目前国内有三种用于儿童雾化吸入的 ICS,包括布地奈德、丙酸倍氯米松和丙酸氟替卡松,其中以布地奈德应用最为广泛。雾化吸入 ICS 的不良反应发生率低,安全性好。个别患儿使用不当可出现口腔真菌感染,通过吸药后漱口或暂时停药(1~2 天)和局部抗真菌治疗即可缓解。其他还有声音嘶哑等,但停药后可自行消失。吸药后清水漱口也可减少局部不良反应的发生。长期雾化吸入 ICS 时,应及时调整药物至最小有效维持剂量以进一步提高安全性,减少全身不良反应。

不同疾病使用 ICS 雾化吸入的方案见表 15-1。列表以布地奈德剂量为准,其他 ICS 参照说明书剂量。

2. 支气管舒张药 包括短效 β_2 受体激动药(SABA)和短效胆碱 M 受体拮抗药(SAMA),适用于治疗任何年龄儿童因气道痉挛而致的喘息发作,其中 SABA 起效快、作用强,是首选药物。

(1)SABA 有沙丁胺醇和特布他林,沙丁胺醇数分钟内起效,1.0～1.5 小时达到峰值,疗效持续 3～6 小时;特布他林也在数分钟内起效,1.0 小时达到峰值,疗效持续 4～6 小时。吸入 β_2 受体激动药虽然具有较强的受体亚型选择性,但是过量或不恰当使用可能导致严重不良反应,不良反应主要有骨骼肌震颤、头痛、外周血管舒张及轻微的代偿性心率加速。罕见过敏反应包括血管神经性水肿、荨麻疹、支气管痉挛、低血压、虚脱等。吸入 β_2 受体激动药可能会引起口部和咽喉疼痛及支气管痉挛症状或原有症状加重现象。

(2)SAMA 雾化制剂有异丙托溴铵及其复方制剂(异丙托溴铵和沙丁胺醇),一般在 15 分钟内起效,1～2 小时达峰值,持续 4～6 小时。与 SABA 比较,SAMA 起效时间较慢,但持续时间较长。临床上一般不单一使用 SAMA 治疗儿童急性喘息,多与 SABA 联合雾化吸入,常用于中重度急性喘息发作时的治疗。SAMA 主要不良反应:头痛、恶心、口干、心动过速、心悸、眼部调节障碍、胃肠动力障碍和尿潴留等。与其他吸入性支气管舒张药一样,有时可能引起咳嗽、局部刺激,极少情况下出现吸入刺激产生的支气管痉挛。偶有过敏反应,如皮疹、舌、唇、和面部血管性水肿、荨麻疹、喉痉挛和过敏反应。

不同疾病使用支气管舒张药雾化吸入的方案见表15-1。

表 15-1　在不同疾病中 ICS 和支气管舒张药雾化吸入应用方案

疾病	剂量	疗程
哮喘急性发作期	轻度发作:在吸入 SABA 的基础上联合布地奈德(每次 1mg),每日 2 次,或必要时 4～6 小时重复给药 1 次	根据病情恢复情况酌情延长给药间隔时间,维持 7～10 日
	中-重度发作:在吸入 SABA 和 SAMA 的基础上联合布地奈德(每次 1mg),每次间隔 30 分钟,可连用 3 次;之后维持每日 2 次	
	重-危重度发作:以上治疗基础上使用全身用糖皮质激素	
哮喘非急性发作期	适合年幼儿及无法良好掌握其他吸入装置的患儿,起始治疗每次 0.5～1.0 mg,每日 2 次,1～3 个月后进行评估和调整剂量。可以按需要临时使用 SABA	1～3 个月以后,如果可能转用气雾剂或其他吸入装置,总疗程 6 个月至 1 年以上
哮喘急性发作先兆的预先干预治疗	在有喷嚏、流涕等鼻部症状和明显咳嗽等发作先兆征象时,布地奈德每次 1mg,每日 2 次	连用 7 日

(续　表)

疾病	剂量	疗程
毛细支气管炎	SABA 或/和 SAMA 联合布地奈德(每次 1mg)雾化吸入,一般每日 2~3 次,严重者可以增加次数	一般 5~7 日,如果气道反应性增高用 2~3 周
喘息性肺炎	同毛细支气管炎	同毛细支气管炎
喘息性支气管炎	同哮喘急性发作	同哮喘急性发作
咳嗽变异性哮喘	布地奈德每次 0.5~1.0 mg,每日 2 次,或联合 SABA 吸入	不少于 8 周
闭塞性细支气管炎	布地奈德每次 0.5~1.0 mg,每日 2 次,联合 SABA 或 SAMA,可以采用其他吸入装置	长期
呼吸道感染后咳嗽	布地奈德每次 0.5~1.0 mg,频次依病情而定	2~3 周
变应性咳嗽	布地奈德每次 0.5~1.0 mg,每日 2 次	4 周以上
肺炎支原体肺炎	布地奈德每次 0.5~1.0 mg,每日 2 次,有喘息者联合 SABA 吸入	1~3 周
急性喉气管支气管炎	布地奈德初始剂量为每次 2mg,此后可每 12 小时雾化吸入 1 次,最多用 4 次	1~2 日
百日咳及百日咳样综合征	痉咳期使用,布地奈德每次 0.5~1.0 mg,每日 2 次	2~6 周

（续　表）

疾病	剂量	疗程
支气管肺发育不良	布地奈德每次 0.5mg，每日 2 次，有喘息者联合 SABA 吸入	14～30 日
气管插管术前后	插管前 30 分钟雾化吸入布地奈德每次，0.5～1.0 mg，拔管后每 30 分钟雾化吸入布地奈德每次 0.5～1.0 mg，每日 4～6 次	依据患儿病情及拔管后喉部水肿恢复情况而定，一般 3～5 日

3. 黏液溶解药　包括 N-乙酰半胱氨酸和盐酸氨溴索，适用于痰液黏稠、分泌物过多排出困难的呼吸道疾病，如急性支气管炎、肺炎、慢性支气管炎及其病情恶化者、黏稠物阻塞及支气管扩张症等，一般疗程 5～10 日，根据患儿的临床反应和治疗效果调整剂量和次数。

N-乙酰半胱氨酸对鼻咽和胃肠道有刺激，可出现鼻涕增加、口腔炎、恶心和呕吐等不良反应。对于胃溃疡或有胃溃疡病史的患者，尤其是当与其他对胃黏膜有刺激作用的药物合用时慎用本品。支气管哮喘患者在治疗期间应密切观察病情，如有支气管痉挛发生，应立即终止治疗。

氨溴索不良反应有恶心、口腔及咽喉麻木、呕吐等，罕见有过敏反应。不推荐使用静脉剂型进行雾化治疗。

4. 干扰素　是一类具有广谱抗病毒、抗肿瘤和免疫调节作用的蛋白质，其中 IFN-α 用于治疗病毒性肺炎、毛细支气管炎、疱疹性咽峡炎等，使用的途径有肌内注射和雾化吸入。雾化吸入给药能直接作用于呼吸道黏膜，具有靶向性强、疗效高、安全性好、操作简便、儿童依从性高等优点，已经得到国内专家共识的推荐。肌内注射不良反应主要为低度发热和流感样症状,少数患肝炎等长期用药的患儿可出现轻度食欲减退、轻度脱发和轻度白细胞总数下降。雾化吸入不良反应很少,偶见低度发热。

5. 药物联合雾化吸入　根据病情需要,ICS、SABA、SAMA、黏液溶解药可以单一或联合雾化吸入,常用的联合包括 ICS 联合 SABA、SABA 联合 SAMA、ICS 联合 SABA及 SAMA 等。联合同时吸入时注意各种药物的配伍禁忌(表 15-2)。

表 15-2　常见雾化药物配伍禁忌

药品	布地奈德	丙酸倍氯米松	丙酸氟替卡松	沙丁胺醇	特布他林	异丙托溴铵	乙酰半胱氨酸	盐酸氨溴索
布地奈德	—	NI	X	C	C	C	C	NI
丙酸倍氯米松	NI	—	NI	NI	NI	NI	NI	NI
丙酸氟替卡松	X	NI	—	C	C	C	NI	NI
沙丁胺醇	C	NI	C	—	X	C	C	C
特布他林	C	NI	C	X	—	C	C	C
异丙托溴铵	C	NI	C	C	C	—	C	C
乙酰半胱氨酸	C	NI	NI	C	C	C	—	NI
盐酸氨溴索	NI	NI	NI	C	C	C	NI	—

注:C. 有临床研究确证特定混合物的稳定性和相容性;NI. 评价配伍稳定性证据不充分,除非将来有证据证明可行;X. 有证据确认或建议,特定混合物不能配伍。

(雾化吸入技术协作组深圳市儿童医院呼吸科刘晓莉护士、郑跃杰教授执笔)

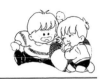

第 16 章

鼻腔冲洗、鼻腔给药、滴耳技术

第一节　鼻腔冲洗

一、概念

鼻腔冲洗是通过使用不同成分、浓度的盐水溶液冲洗鼻腔,机械性清理鼻腔-鼻窦内的黏液、粉尘、细胞残体、炎症因子及各种空气污染物(病原体、过敏原、PM2.5 等)的辅助治疗方式,用于多种鼻腔、鼻窦疾病治疗,也是鼻窦术前后重要的辅助治疗手段。

在相关指南中,低压力-高容量的冲洗方式被认为是最佳的冲洗方式,但是由于这项治疗方式存在的时间尚短(数十年),临床使用中,鼻腔冲洗使用工具、容量及压力、使用频率、持续时间、鼻冲洗液成分等均存在较大差异。临床常用的冲洗工具有挤压瓶、动力式雾化/脉冲器,常用的鼻冲洗液有生理盐水、海水、高渗盐水、配方盐等。

二、适应证与禁忌证

1. 适应证　可用于各年龄段过敏性鼻炎、急慢性鼻炎、鼻窦炎、呼吸道感染患儿及鼻-鼻窦手术治疗后的辅助治疗。

2. **禁忌证** 急性呼吸道感染或急性鼻炎患儿,鼻腔阻力较大时,为了避免引起头痛和(或)中耳炎,宜暂缓使用。

三、操作步骤

1. 治疗前准备

(1)装置选择:根据疾病需要选择相应的清洗液或者装置,儿童建议采用鼻腔喷雾器或者医院的负压置换治疗技术,成人可选择鼻腔喷雾器、洗鼻壶、瓶装生理盐水等。

(2)部位选择:要求双侧鼻腔没有活动性出血。

(3)体位选择:医院负压置换一般采用仰卧位,家庭冲洗建议采用坐位。

(4)环境要求:应注意环境清洁卫生,避免污染。

(5)消毒:洗鼻装置专人专用,鼻腔喷雾器喷头用过后需要75%乙醇棉球擦拭,洗鼻壶等一次性输液管等建议一次性使用和丢弃,医院负压置换所用装置和器具必须符合院感要求。

2. 治疗方法

(1)鼻腔喷雾器:适合儿童使用。喷嘴对准单侧鼻孔,一手固定,另一手挤压活塞或瓶身,喷出溶液冲洗鼻腔一次,可重复数次,鼻腔分泌物随同侧冲洗液流出;换另侧鼻孔重复该动作。根据鼻塞程度或鼻腔分泌物多少,每天冲洗次数在2~6次,有低渗、等渗、高渗性海盐水(图16-1-1)。

(2)洗鼻壶/动力式雾化/脉冲器:适合较大儿童及成人使用。将冲洗液(如布地奈德雾化液+生理盐水)装入冲洗器,接通装置电源,设置流速或时间,将喷嘴对准单侧鼻孔,手指固定;治疗时间完成后换对侧,每日 1～2 次(图 16-1-2)。

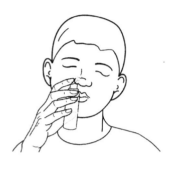

图 16-1-1　同侧鼻孔进水和
　　　　　　出水

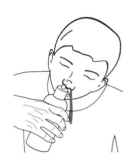

图 16-1-2　洗鼻壶冲洗一侧鼻孔进
　　　　　　水,另一侧鼻孔出水,适
　　　　　　合较大儿童和成人

(3)利用重力的鼻腔直接灌洗(需要患者主动配合):适合成人慢性鼻窦炎患者和鼻腔鼻窦手术术后患者。患儿采取头偏向一侧的坐位,将冲洗液袋(如注射用的 500ml 的生理盐水)置于患儿头部上方 15～20cm 处,冲洗管置于上方鼻孔,储液盘紧密贴附于对侧颌下区,直至冲洗液流尽换对侧操作。两侧鼻腔可交替灌洗,建议先冲洗病变较重一侧(图 16-1-3)。

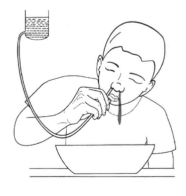

图 16-1-3　利用重力的鼻腔直接灌洗

四、注意事项

1. 鼻腔冲洗是一种安全的鼻腔治疗方法,偶有鼻部烧灼感、鼻痒、鼻出血、头痛、耳痛等不良反应,发生率低且轻微。在使用过程中,如果鼻腔阻力过大液体不易喷出时,勿强行操作,以免压力过大逆行损伤中耳或者鼻窦。

2. 鼻腔喷雾器冲洗,患儿坐、卧体位皆可;动力式雾化/脉冲器,一般采取坐位;利用重力的鼻腔灌洗需要患儿主动配合。

3. 部分冲洗液可从前鼻孔流出或者咽下,不会对身体造成伤害。

4. 高渗盐水冲洗会导致鼻部烧灼感,咽下会致咽干;含激素的鼻腔冲洗疗程不宜超过 7 日。

五、临床运用

1. 过敏性鼻炎 可以减少鼻腔过敏原的存留,属于预防级别的治疗,建议长期使用(常年性过敏)或过敏季节使用(间歇性过敏);每天早晚使用。

2. 上呼吸道感染及急性鼻-鼻窦炎 鼻塞严重的时候可先使用高渗盐水;谨防中耳压力性损伤;后可改用等渗盐水或含激素的冲洗液,使用时间为 5~7 日。使用频率可每天 4~5 日(含激素者不超过 2 次)。

3. 慢性鼻炎 长期使用,同“过敏性鼻炎”。

4. 鼻腔-鼻窦术后 使用 1~3 个月,前 1 个月每日 4~5 次,后 2 个月可以减少至每日 1~2 次。

(鼻腔冲洗、鼻腔给药、滴耳协作组首都医科大学北京儿童医院陈敏教授、深圳市儿童医院潘宏光教授执笔)

第二节 鼻腔给药(喷鼻,滴鼻)

一、概念

指往鼻腔局部滴药水或者喷雾药水的一种治疗方法。

二、适应证

鼻腔给药可广泛应用于鼻科疾病,如急性鼻炎/鼻窦炎、慢性鼻炎/鼻窦炎、过敏性鼻炎、各种鼻腔内镜检查前、各种鼻腔鼻窦手术前鼻腔的准备。

三、操作方法

1. 清洁双手,用药前擤鼻或者生理盐水冲洗鼻腔,充分晃动药瓶。

2. 滴鼻前,患儿取仰卧抬颏位或坐位头后仰,屏住呼吸,挤压瓶身,瓶口对准前鼻孔,滴1～2滴药物入单侧鼻孔;滴药可以保证药物停留在鼻腔、鼻窦、鼻咽部时间较长,有利于药物吸收(图16-2-1)。

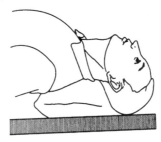

图 16-2-1　仰卧位

3. 喷鼻时,患儿取仰卧或坐位,用两指夹住喷嘴,余指握住瓶身,喷嘴伸入前鼻孔对准鼻腔外侧,指向后鼻孔方向,成人可以左手握药喷右侧鼻腔,右手喷左侧鼻腔。嘱其轻吸气,按动阀门,每侧喷 1～2 喷。剂量及次数参照每个药物使用说明书。

四、注意事项

1. 减充血药不能用于 2 岁以内儿童,使用一般不超过 1 周。

2. 鼻喷激素避免直接喷向鼻中隔。

3. 喷鼻或滴鼻后 3～5 分钟勿擤鼻。

4. 喷嘴勿进入鼻腔或贴上鼻黏膜。

5. 使用两种喷鼻剂时间隔 5 分钟。

6. 鼻腔分泌物多时,先进行鼻腔冲洗再用药。

五、临床运用

1. 过敏性鼻炎　可以有效缓解鼻腔黏膜水肿,缓解鼻痒、鼻塞等症状,减少鼻腔分泌物的产生。建议根据药物说明书或者指南使用。

2. 上呼吸道感染及急性鼻-鼻窦炎　缓解鼻塞和减少鼻腔分泌物,预防鼻窦鼻腔继发的细菌感染。

3. 慢性鼻炎　长期使用,同"过敏性鼻炎"。

4. 鼻腔-鼻窦手术后　使用 1～3 个月,有利于减少囊泡形成和息肉复发等,促进黏膜恢复,恢复鼻腔正常的呼吸和嗅觉功能。

(鼻腔冲洗、鼻腔给药、滴耳协作组首都医科大学北京

儿童医院陈敏教授、深圳市儿童医院潘宏光教授执笔）

第三节　滴　耳

一、概念

指往外耳道局部滴药水的一种治疗方法。

二、适应证

耳滴药法可广泛应用于耳科疾病，如急/慢性外耳道炎、急/慢性中耳炎、软化耵聍、麻醉或杀死外耳道昆虫类异物等。

三、操作方法

1. 洗净双手，患者侧卧，患耳朝上（图 16-3-1）。
2. 若耳道脓液过多，先滴入过氧化氢溶液 3～4 滴，待耳道内不再冒泡后，清洁棉签置于耳道口擦净、清洁。

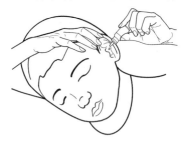

图 16-3-1　**患者侧卧，患耳朝上，滴前可用手温暖药瓶**

3. 向后上方或后下方（小婴儿）牵拉耳郭，将耳道拉直，滴入 2～3 滴药水；每日 2～3 次。

4. 保持滴药姿势 5～10 分钟，用手指按压耳屏数次，使药物充分进入耳道深部或中耳内。

5. 回至坐位或站立位，将流出的耳药水用棉签擦净。

四、注意事项

1. 冬季或天冷的时候，用手将耳药焐热接近体温再滴入耳道，以免诱发眩晕。

2. 耳药水瓶口不要接触手、耳道，以免污染。

3. 抗生素类滴耳液（氧氟沙星多见）使用勿超过 1 周，低龄婴儿一般不超过 3 日，避免真菌感染。

4. 不要使用耳毒性药物（链霉素、庆大霉素等）滴耳，以免造成感音神经性聋。

五、临床运用

1. 急/慢性外耳道炎　局部给药可有效抑制细菌或真菌感染，缓解耳痛、耳痒、耳流脓等症状。建议根据药物说明书或者指南使用。

2. 急/慢性化脓性中耳炎　局部给药可有效抑制细菌感染，缓解耳痛、耳痒、耳流脓等症状。配合口服药、静脉给药或者手术治疗。建议根据药物说明书或者指南使用。

（鼻腔冲洗、鼻腔给药、滴耳协作组首都医科大学北京儿童医院陈敏教授、深圳市儿童医院潘宏光教授执笔）

第17章

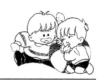

滴眼、泪道冲洗技术

第一节　滴　眼

一、概念

滴眼是将眼药水滴入结膜囊内，以达到眼部检查前的准备，预防及治疗眼部疾病的一种方法。

二、适应证

1. 常用于预防、治疗眼部疾病。

2. 检查前、涉及眼表和内眼手术的术前准备和术后治疗，如散瞳、缩瞳、荧光素钠染色、泪道通畅试验及角、结膜表面麻醉等。

三、操作方法

（一）操作前准备

1. 环境准备　环境清洁、舒适。

2. 用物准备　滴眼液、棉签、弯盘。

3. 核对

（1）核对患儿身份及眼别。

（2）核对医嘱及药物。

4. 患者评估

（1）全身情况及眼部情况,眼部皮肤及结膜是否完整无破损,有无红肿、分泌物等。

（2）药物过敏史。

（3）患儿及家长的心理状态、合作能力。

5. 操作告知

（1）操作的目的和方法。

（2）药物的名称、作用及不良反应。

（3）操作中可能出现的不适和风险,取得配合。

（二）操作实施

1. 再次核对患儿身份及眼别。

2. 患儿取仰卧位或仰座位,头略向后仰。如遇患儿不配合,必要时可由一人协助固定患儿头部,保持患儿颜面部朝上。

3. 擦净眼部分泌物。

4. 用棉签拉开患儿下眼睑,嘱患儿眼向上看,显露下方结膜囊,将 1 滴药液滴入下穹结膜囊内。

5. 嘱患儿轻轻闭眼 1～2 分钟,用棉签擦净外溢的药液。

6. 嘱患儿或家长用手指按压泪囊区 5 分钟左右,以免药液流入鼻腔,通过鼻黏膜过度吸收产生不良反应。

7. 嘱患儿勿揉搓眼,如出现眼红、眼肿、眼痛等不适症状,及时报告医师处理。

四、注意事项

1. 眼药一人一支一用。

2. 滴眼时滴眼液瓶口距离眼部 1～2cm,不能触碰到眼睑和睫毛,以免污染瓶口和滴眼液。

3. 角膜感觉灵敏,药液不能直接滴在瞳孔正中角膜区,以免引起患儿不适,增加配合难度。

4. 操作时动作要轻柔,不要压迫眼球。

5. 关注药液的毒性和不良反应,做好宣教,做好应急准备措施。

6. 同时使用两种以上的滴眼液时,一般间隔 5～10 分钟;滴眼液与眼膏同时使用时,先滴眼液后涂眼膏。

7. 同一患儿双眼滴不同种眼药时,眼药瓶身要做好明显标识区分。

8. 嘱患儿及家长注意手卫生,点眼药时洗净双手,剪短指甲。

(滴眼、泪道冲洗技术协作组深圳市儿童医院钟晖教授、何莉护士执笔)

第二节　泪道冲洗

一、概念

泪道冲洗是将连接有注射器的泪道冲洗针通过泪小点注入生理盐水或相应的药水,以清洁泪管,预防感染,改善眼部溢泪情况,了解泪道阻塞情况,使泪道通畅的一种方法。

二、适应证与禁忌证

1. 适应证　泪道冲洗适用于婴幼儿及成人泪道阻塞,

慢性泪囊炎,内眼术前常规清洁,泪道术后效果评估等。

2. 禁忌证 急性结膜炎、慢性泪囊炎急性期、眼球穿通伤等禁止冲洗泪道。

三、操作方法

(一)操作前准备

1. 环境准备 环境清洁、舒适。

2. 用物准备 一次性泪道冲洗针、一次性 5ml 注射器、泪点扩张器、生理盐水、无菌纱布、一次性弯盘、治疗巾、一次性橡胶手套、眼部表面麻醉药、抗生素眼膏、吸痰器、氧气吸入装置。

3. 核对

(1)核对患儿身份及眼别。

(2)核对医嘱及药物。

4. 患者评估

(1)既往心、脑、肺等重要脏器疾病史,全身情况,意识,生命体征。

(2)眼部情况,如眼部溢泪情况,分泌物的性状,泪小点的位置、形态,结膜有无充血,泪囊区有无红肿发炎。

(3)患儿及家长的心理状态,合作能力。

5. 操作告知

(1)冲洗泪道的目的和方法。

(2)操作中可能出现的不适和风险,取得配合。

(二)操作实施

1. 再次核对患儿身份及眼别。

2. 患儿取仰卧位,置干纸巾于双耳处,颌下铺治疗巾。

3. 擦净眼部分泌物。

4. 患眼点眼部表麻药 2～3 次,每次间隔 2 分钟。

5. 连接注射器与泪道冲洗针,排出冲洗针内的空气.

6. 固定患儿头部,显露泪小点,必要时用泪点扩张器扩张泪小点 1～2 次.

7. 冲洗针由下(或上)泪小点垂直插入 1～2mm,针头转向水平方向后沿泪小管推进 5～6mm 至泪囊,触及鼻骨侧面(有明显触壁感),缓慢注入生理盐水。

8. 一边缓慢推注冲洗液,一边观察患儿的面色、反应和冲洗液的流向及反流情况。

(1)泪道通畅:推注冲洗液无阻力,无反流,冲洗液体顺利流入鼻腔或咽部,表明泪道通畅。

(2)泪小管阻塞:冲洗针不能触及骨壁,推注冲洗液有阻力,冲洗液完全从注入原路返回。

(3)泪总管阻塞:冲洗针不能触及骨壁,推注冲洗液有阻力,冲洗液由下(上)泪小点注入,由上(下)泪小点反流。

(4)鼻泪管狭窄:推注冲洗液有阻力,冲洗液部分自泪点返回,部分流入鼻腔。

(5)鼻泪管阻塞:冲洗针能触及骨壁,推注冲洗液有阻力,冲洗液自泪小点反流,无冲洗液流入咽喉部或鼻腔。

(6)鼻泪管阻塞合并慢性泪囊炎:冲洗针能触及骨壁,推注冲洗液自泪小点反流,伴有黏性或脓性分泌物。

9. 冲洗完毕,擦干患儿眼部冲洗液或分泌物,涂抗生素眼膏。

10. 记录泪道冲洗情况,冲洗的结果判断(通或不通)。从何处进针,冲洗针头是否触及骨壁,推注冲洗液有无阻力,冲洗液的反流情况,是否有分泌物,分泌物的量和性状。

11. 整理环境,用物按规定分类收集处理。

四、注意事项

1. 泪道冲洗前 30 分钟患儿禁食、禁饮、排空尿液。

2. 严格按照无菌操作原则进行操作。

3. 操作时动作要轻柔以免损伤角膜、结膜,进针如遇到阻力时不可强行推进,以防损伤泪道。

4. 推注冲洗液时,如出现皮下肿胀,应立即停止冲洗,并按医嘱局部给予抗生素治疗,以防发生局部感染。

5. 冲洗过程中注意观察患儿面色及呼吸情况,必要时给予吸痰和氧气吸入。

6. 冲洗过程中如出现呛咳、呕吐,应立即停止冲洗,患儿头偏向一侧,清理呼吸道,避免发生误吸。

(滴眼、泪道冲洗技术协作组深圳市儿童医院钟晖教授、何莉护士执笔)

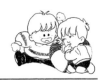

第18章

康复技术

第一节 运动疗法

一、粗大运动功能训练

(一)概念

粗大运动训练是通过各种运动功能的训练促进正常运动、姿势的发育。

(二)适应证

中枢神经系统损伤(包括儿童脑性瘫痪、脑外伤、脑血管意外及脑炎后遗症、脊髓损伤等)、发育性运动协调障碍、精神发育迟缓、运动发育迟缓、唐氏综合征等遗传性疾病等。

(三)操作方法

1. 头部控制训练

(1)来回转头:婴儿仰卧、在距眼30cm处用红球弧形移动,训练眼和头随红球转动,促进头在小范围内随意转动(图18-1-1)。

(2)俯卧抬头:婴儿俯卧、屈肘,在头前上方用玩具逗引,训练抬头和肘支撑,使胸部能离开床面,必要时稍加帮助(图 18-1-2)。

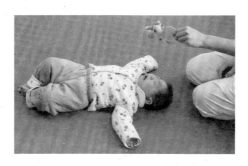

图 18-1-1 来回转头

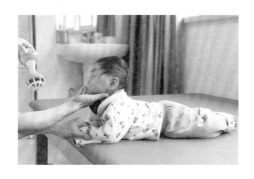

图 18-1-2 俯卧抬头

(3)拉起抬头:婴儿仰卧,轻拉双臂,使身体与床面呈45°,训练抬头,必要时给予帮助(图 18-1-3)。

(4)竖头训练:婴儿坐位,握住手臂,使上肢外展、外旋上举,促进竖头(图 18-1-4)。

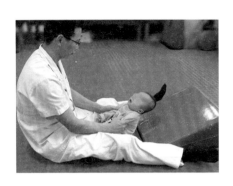

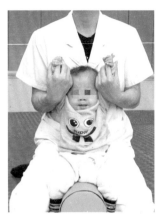

图 18-1-3　拉起抬头　　　　　图 18-1-4　竖头训练

2. 翻身训练

（1）向一侧转身 60°～90°（侧翻）：儿童仰卧位，用玩具从不同方向逗引或呼唤，使婴儿转动身体，开始时可给予帮助，促其向一侧转身 60°～90°（图 18-1-5）。

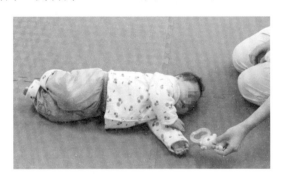

图 18-1-5　向一侧转身 60°～90°（侧翻）

（2）仰卧位下肢带动上肢翻身：治疗师/家长握其两脚踝部，向左翻时右腿屈向左侧扭动，并同时逗引其头部向左侧旋转。同样的方法向右翻身（图 18-1-6）。

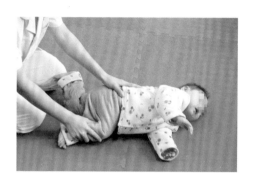

图 18-1-6　仰卧位下肢带动上肢翻身

（3）俯卧位上肢带动下肢翻身：小儿俯卧位，左侧上肢上举放在头侧，下肢伸直，治疗师/家长将儿童右上肢摆成屈肘姿势，右下肢微屈髋屈膝姿势，然后推其右手手掌根，使右上肢向右侧旋转，带动躯干和右下肢向右侧旋转（图 18-1-7）。

3. 坐位训练

（1）扶坐：两手扶婴儿髋部保持直坐位，用玩具逗引（图 18-1-8）。

（2）前倾坐位：婴儿坐治疗

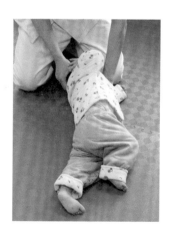

图 18-1-7　俯卧位上肢带动下肢翻身

床上,不给予支撑,训练独坐能力,可叩击背部给予帮助(图18-1-9)。

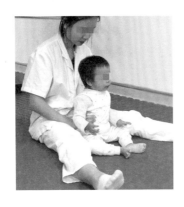

图 18-1-8　扶坐

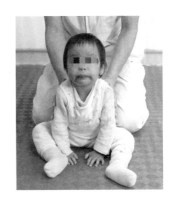

图 18-1-9　前倾坐位

(3)独坐:在治疗床上训练婴儿能直腰坐正,不要扶持。可进行叩击腰部、坐直椅等辅助训练,也可以用玩具逗引提高难度(图 18-1-10)。

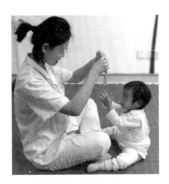

图 18-1-10　独坐

（4）动态坐位平衡：能静态独坐后，用玩具训练动态坐，向左右旋转身体，能保持平衡，可坐在平衡板或 Bobath 球上进行动态平衡训练（图 18-1-11）。

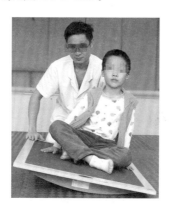

图 18-1-11　动态坐位平衡

4. 爬行训练

（1）腹爬：儿童取俯卧位，两人立于儿童两侧，分别握儿童一侧前臂与小腿，然后做伸左侧前臂，屈右侧小腿交替进行的运动。用刺激性手法刺激足跟，可用滚筒训练儿童上身的抬高，前方用玩具逗引，使其向前爬行（图 18-1-12）。

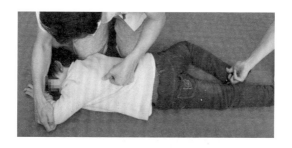

图 18-1-12　腹爬

（2）四位爬：儿童手膝立位，从右侧开始运动时，首先颜面向右上方，随右侧骨盆转动，右侧下肢屈曲。其后颜面向左方，体重移行至右上下肢，左上肢伸展，最后形成两手、两下肢支撑身体。有一定支持力时，可做前后左右的推位刺激（图18-1-13）。

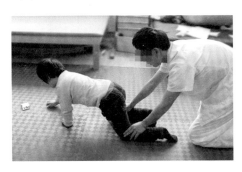

图 18-1-13　四位爬

（3）高爬训练：由四爬位转换为膝立位的正常爬行运动模式，从右侧开始，头部顺时针方向稍扭转、伸展，继之躯干向同方向扭转抬起，双手缓慢离开地面。使体重移到两下肢。可给其肩、手部以支持来完成此项动作（图18-1-14）。

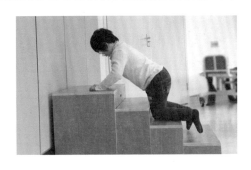

图 18-1-14　高爬训练

5. 跪位训练　婴儿直腰跪位,稳定后再使左腿屈曲呈直腰单腿跪。先扶手训练,后不扶手,反复训练(图 18-1-15)。

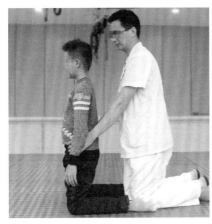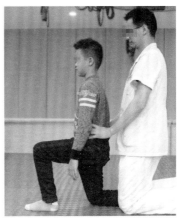

图 18-1-15　跪位

6. 站立训练

(1)扶腋下站立训练:扶小儿两侧腋下,逐渐减小辅助力量,训练婴儿自己用力站立(图 18-1-16)。

(2)扶物站立训练:让小儿扶着椅子或肋木架站立,腰膝不弯,开始时可以扶助腰部给予帮助,慢慢使其独立扶站(图 18-1-17)。

(3)独站训练:将儿童放在地上站立,不给帮助,可在一侧保护,提高站立平衡能力(图 18-1-18)。

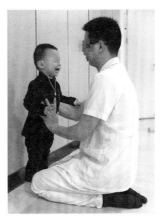

图 18-1-16　扶腋下站立

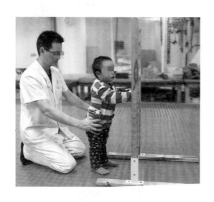

图 18-1-17　扶物站立

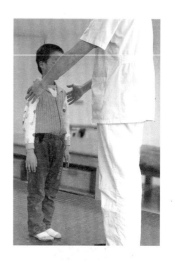

图 18-1-18　独站

7. 步行训练

（1）牵一手行走：让儿童扶物行走或牵一手或牵一短棍，然后能推助行器行走，逐步进展到扶一手行走（图 18-1-19）。

（2）辅助下行走：儿童站在地面上，母亲在前面引导，训练者在小儿身后用下肢顶住其后背，促使其开步行走（图 18-1-20）。

（3）向前迈步：单手扶单杠，直立站位。按照重心

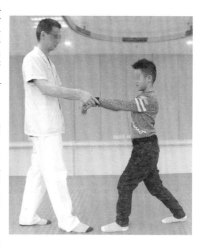

图 18-1-19　牵一手行走

转移至右腿,左腿向前迈过前面高 15cm 的单杠,同时重心前移至左腿,右腿向前迈过单杠,反复练习(图 18-1-21)。

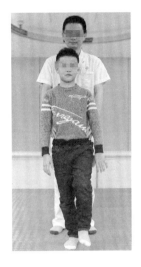

图 18-1-20 辅助下行走

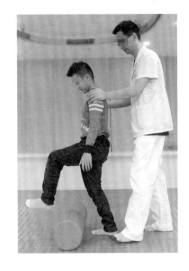

图 18-1-21 向前迈步

(4)在线内行走:地板上贴 2 条相距 30cm 的直线,嘱咐儿童只能在线内向前走,脚不能跨过线边缘,也可以做"过独木桥"游戏(图 18-1-22)。

8. 上下楼梯训练 双手/单手扶横栏,侧身两步一级上下楼梯,刚开始可在楼梯上贴上脚印,给儿童明确的提示。慢慢练习在不扶的情况下,儿童自己上

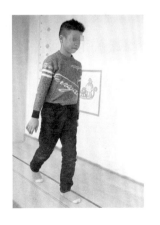

图 18-1-22 在线内行走

下楼梯。训练上下楼梯时,可给儿童动作提示,如"重心前移至左脚,左脚用力蹬,右脚抬起来跟上左脚"(图 18-1-23)。

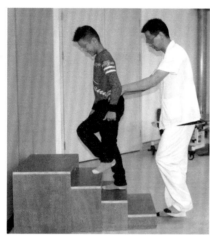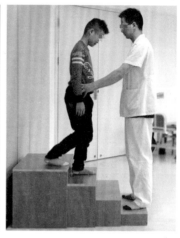

图 18-1-23 上下楼梯训练

二、关节活动

(一)概念

关节活动技术是利用各种方法维持和恢复因组织粘连或肌肉痉挛等多种因素导致的关节功能障碍的运动治疗技术。

(二)适应证

主动和主动-辅助关节活动度练习 患者可主动收缩肌肉,有或无辅助条件下可活动身体的该部分;肌肉较弱(低于 3 级)采用主动-辅助关节活动度训练;有氧练习时,多次重复主动或主动-辅助关节活动度练习改善心血管和呼吸功能。

（三）操作方法

1. 躯干被动活动　患者仰卧位，患侧下肢屈髋屈膝，治疗师一手放在患侧骨盆部位，另一手固定患者同侧肩关节，使肩和骨盆向相反方向旋转（图 18-1-24）。

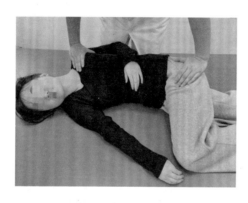

图 18-1-24　躯干被动活动

2. 肩关节屈曲被动活动　患者仰卧位，治疗师一手握住患者肘关节上方，另一只手握住腕关节处，缓慢把患者上肢沿矢状面向上高举过头（图 18-1-25）。

3. 肩关节外展被动活动　患者仰卧位，治疗师一手握住患者肘关节上方，另一只手握住腕关节处，缓慢把患者上肢沿额状面向上高举过头，当患者上肢被动移动到外展90°时，将上肢外旋后再继续移动至接近患者同侧耳部（图 18-1-26）。

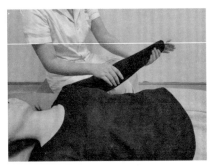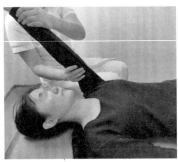

图 18-1-25　肩关节屈曲被动活动

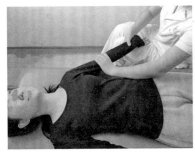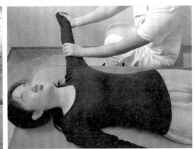

图 18-1-26　肩关节外展被动活动

4. 肩关节内外旋被动活动　患者仰卧位,肩关节外展90°伴肘关节屈曲,治疗师一手固定肘关节,另一只手握住患者腕关节,以肘关节为轴,将上肢向内外方向旋转(图 18-1-27)。

5. 肘关节被动运动　患者仰卧位,上肢呈外展位,治疗师一手固定肘关节,另一只手握住患者腕关节做肘关节的屈伸动作(图 18-1-28)。

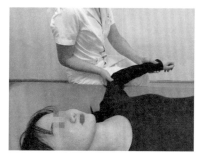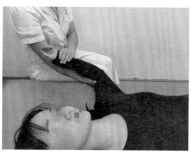

图 18-1-27　肩关节内外旋被动活动

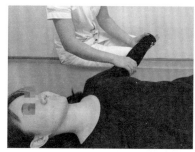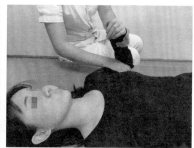

图 18-1-28　肘关节被动运动

6.前臂和腕关节被动活动　前臂的被动活动包括旋前、旋后动作。患者肘关节处于屈曲位,治疗师一手握住肘关节上方进行固定,另一手抓握手指,然后旋转前臂,做旋前旋后动作。腕关节被动活动方法是治疗师一手握住腕关节的上方,另一只手握住腕关节的下方,做腕关节的屈曲伸展动作(图 18-1-29,图 18-1-30,图 18-1-31)。

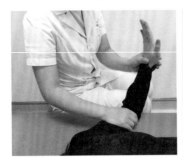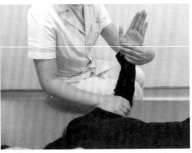

图 18-1-29　前臂被动活动

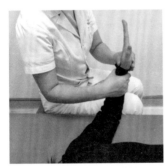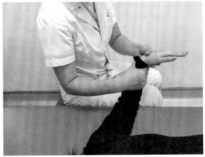

图 18-1-30　腕关节被动屈曲

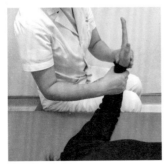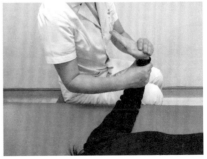

图 18-1-31　腕关节被动伸展

7. 髋关节屈曲被动活动　患者仰卧位,治疗师一手托住患者的小腿,另一只手托住患者的足跟,双手将患者大腿沿矢状面向上弯曲,使大腿前部尽量接近患者腹部(图 18-1-32)。

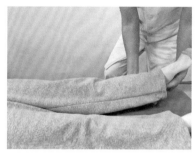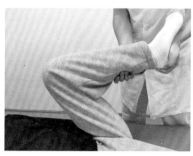

图 18-1-32　髋关节屈曲被动活动

8. 髋关节伸展被动活动　患者俯卧位,治疗师一手抓握踝关节的上方,另一只手从下方抓住膝关节前部,并用前臂托住患者小腿和膝关节,用力向上抬,伸展患者髋部(图 18-1-33)。

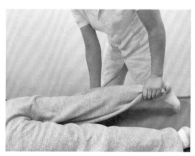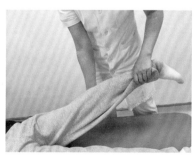

图 18-1-33　髋关节伸展被动活动

9. 髋关节外展被动活动　患者仰卧位,治疗师一手放在膝关节下方,另一手握住患者踝关节上方,将下肢沿额状面方向移动,一直达到全关节活动范围(图 18-1-34)。

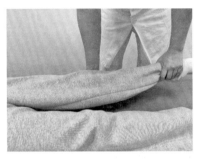
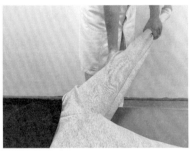

图 18-1-34　髋关节外展被动活动

10. 踝关节背屈被动活动　患者仰卧位,治疗师一手固定踝关节上方,另一只手握住患者的足后跟,前臂贴住患者的脚掌,用力向上方拉动(图 18-1-35)。

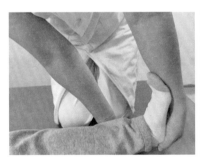
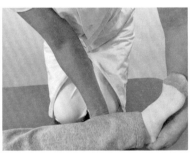

图 18-1-35　踝关节背屈被动活动

三、肌力训练

(一)概念

肌力训练是指在康复过程中,通过主动或被动方式,采用不同的肌肉收缩形式恢复或增强肌肉力量的训练。

(二)适应证

失用性肌肉萎缩、神经性肌肉萎缩、肌源性疾病、骨关节畸形、骨关节不稳、主动肌和拮抗肌不平衡等。

(三)操作方法

1. 肩部肌群肌力训练

(1)肩前屈肌群肌力 1～2 级训练

①患者体位:健侧卧位,上肢中立位置于体侧,肘关节放松。

②治疗师体位及操作方法:立于患者身旁,一只手握住患者肘关节,另一只手握住患者前臂,辅助患者进行前屈。

(2)肩前屈肌群肌力 3～5 级训练

①患者体位:仰卧位,上肢中立位肘关节伸直置于体侧。

②治疗师体位及操作方法:立于患侧,一只手握住前臂远端,另一只手在肱骨的远端向下施加阻力。也可选择坐位,治疗师坐在肩部外侧,一只手放在患者肩部上方固定患者肩部,另一只手放在肱骨远端向下施加阻力(图 18-1-36)。

(3)肩外展肌群肌力 1～2 级训练

①患者体位:仰卧位,上肢中立位置于体侧。

②治疗师体位及操作方法:立于患侧,一只手握住肘关节,另一只手握住前臂辅助进行外展,2 级肌力时只帮助支撑患侧上肢,嘱患者进行外展。

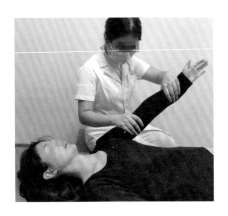

图 18-1-36　肩前屈肌群肌力训练

（4）肩外展肌群肌力 3～5 级训练

①患者体位：仰卧位，上肢中立位置于体侧。

②治疗师体位及操作方法：立于患侧，一只手握住前臂，另一只手置于肱骨远端向内施加阻力，抗阻进行外展。

选择坐位时，治疗师坐在肩部外侧，一只手放在患者肩部上方固定肩部，另一只手放在肱骨远端向内侧施加阻力（图 18-1-37）。

（5）肩后伸肌群肌力 1～2 级训练

①患者体位：健侧卧位，上肢中立位置于体侧。

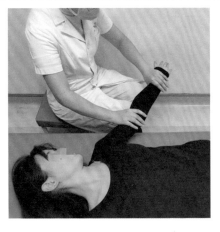

图 18-1-37　肩外展肌群肌力训练

②治疗师体位及操作方法：立于患侧，一只手握住肘关节，另一只手握住前臂。1 级肌力时辅助后伸；2 级肌力时只帮助支撑患侧上肢，嘱患者进行主动后伸。

（6）肩后伸肌群肌力 3～5 级训练

①患者体位：俯卧位，上肢中立位置于体侧。

②治疗师体位及操作方法：立于患侧，一只手固定肩胛骨，另一只手放在肱骨远端并向下施加阻力，患者抗阻后伸（图 18-1-38）。

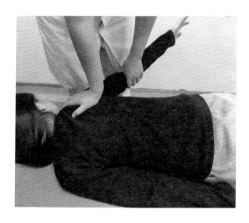

图 18-1-38　肩后伸肌群肌力训练

（7）肩内收肌群肌力 1～2 级训练

①患者体位：仰卧位，肩关节处于外展位，前臂中立位置于体侧。

②治疗师体位及操作方法：立于患侧，一只手握住患者肘关节，另一只手握住患者前臂。1 级肌力时辅助内收；2 级肌力时只帮助支撑训练侧上肢，嘱患者进行内收。

（8）肩内收肌群肌力 3～5 级训练

①患者体位:仰卧位,肩关节外展 90°,屈肘 90°。

②治疗师体位及操作方法:立于患侧,一只手握住患者肘关节,另一只手握住患者前臂并在肱骨远端向外施加阻力,患者抗阻进行内收(图 18-1-39)。

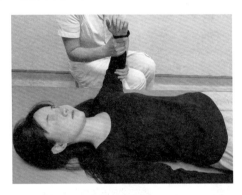

图 18-1-39　肩内收肌群肌力训练

(9)肩内旋肌群肌力 1~2 级训练

①患者体位:仰卧位,肩关节外展 90°,屈肘 90°。

②治疗师体位及操作方法:立于患侧,一只手握住患侧肘关节,另一只手握住前臂使前臂旋前。1 级肌力时辅助进行内旋;2 级肌力时只辅助固定训练侧上肢,嘱患者进行肩内旋。

(10)肩内旋肌群肌力 3~5 级训练

①患者体位:仰卧位,肩关节外展 90°,屈肘 90°。

②治疗师体位及操作方法:立于患侧,一只手握住肘关节,另一只手握住前臂尺侧远端并向头侧施加阻力,患者抗阻进行肩内旋(图 18-1-40)。

(11)肩外旋肌群肌力 1~2 级训练

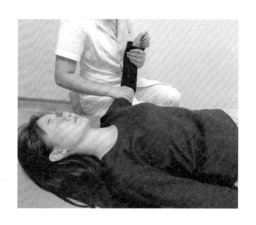

图 18-1-40　肩内旋肌群肌力训练

①患者体位:仰卧位,肩外展 90°,屈肘 90°。

②治疗师体位及操作方法:立于患侧,一只手握住肘关节,另一只手握住前臂远端。1 级肌力时辅助进行外旋;2 级肌力时只帮助固定上肢,嘱患者进行肩外旋。

(12)肩外旋肌群肌力 3～5 级训练

①患者体位:仰卧位,肩外展 90°,屈肘 90°。

②治疗师体位及操作方法:立于患侧,一只手握住肘关节,另一只手握住前臂远端并向足侧方向施加阻力,患者抗阻进行肩外旋(图 18-1-41)。

2. 肘部及前臂肌群肌力训练

(1)屈肘肌群肌力 1～2 级训练

①患者体位:健侧卧位,上肢置于体侧,前臂旋后。

②治疗师体位及操作方法:立于患侧,一只手握住肱骨远端,另一只手握住前臂远端。1 级肌力时辅助屈肘;2～3 级肌力时只帮助固定上肢,嘱患者进行屈肘。

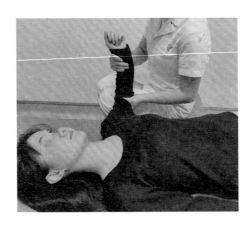

图 18-1-41 肩外旋肌群肌力训练

(2)屈肘肌群肌力 3～5 级训练

①患者体位:仰卧位,上肢置于体侧,前臂旋后。

②治疗师体位及操作方法:立于患侧,一只手固定肩关节,另一只手握住前臂远端并向足侧方向施加阻力,患者抗阻进行屈肘(图 18-1-42)。

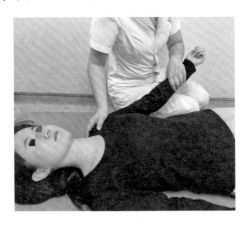

图 18-1-42 屈肘肌群肌力训练

（3）伸肘肌群肌力 1～2 级训练

①患者体位：端坐位，肩关节前屈 90°，肘关节完全屈曲，前臂中立位。

②治疗师体位及操作方法：端坐于患者侧方，一只手握住肱骨远端，另一只手握住前臂远端。1 级肌力时辅助伸肘；2 级肌力时只帮助固定训练侧上肢，嘱患者进行伸肘。

（4）伸肘肌群肌力 3～5 级训练

①患者体位：俯卧位，上肢外展 90°，肘关节垫一毛巾卷，前臂垂于床沿。

②治疗师体位及操作方法：立于身旁，一只手握住肱骨远端，另一只手握住前臂远端并向下施加阻力，患者抗阻进行伸肘（图 18-1-43）。

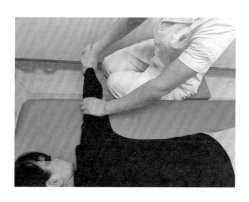

图 18-1-43　伸肘肌群肌力训练

（5）前臂旋前或旋后肌群肌力 1～2 级训练

①患者体位：端坐位，肘关节屈曲 90°，前臂中立位，手部放松。

②治疗师体位及操作方法：立于患侧，一只手握住肱骨

远端,另一只手握住前臂远端。1级肌力时辅助旋前/旋后;2级肌力时只帮助固定训练侧上肢,嘱患者进行旋前/旋后。

(6)前臂旋前或旋后肌群肌力 3～5 级训练

①患者体位:仰卧位,上肢稍外展,屈肘 90°,前臂中立位。

②治疗师体位及操作方法:立于患侧,一只手握住肱骨远端,另一只手握住前臂远端。增加旋前肌群肌力时,上方手向背侧施加阻力;增强旋后肌群肌力时,上方手向掌侧施加阻力,患者抗阻力进行旋前或旋后(图 18-1-44,图 18-1-45)。

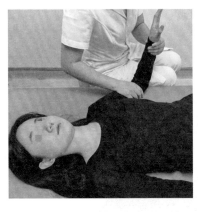
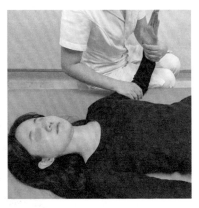

图 18-1-44　前臂旋前肌群肌力训练　　图 18-1-45　前臂旋后肌群肌力训练

(7)屈腕肌群肌力 1～2 级训练

①患者体位:端坐位,前臂中立位置于治疗桌上。

②治疗师体位及操作方法:立于患侧,一只手握住腕关节,另一只手握住掌指关节。1级肌力时治疗师辅助屈腕;2级肌力时只帮助固定,嘱患者进行屈腕。

(8)屈腕肌群肌力 3～5 级训练

①患者体位:端坐位,肩关节中立位,前臂旋后置于治疗桌上。

②治疗师体位及操作方法:立于患侧,一只手握住前臂远端,另一只手握住手掌并向桌面施加阻力,患者抗阻进行屈腕(图 18-1-46)。

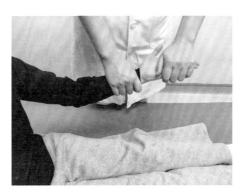

图 18-1-46　屈腕肌群肌力训练

(9)伸腕肌群肌力 1～2 级训练

①患者体位:端坐位,前臂中立位置于治疗桌上。

②治疗师体位及操作方法:面向患者而坐,一只手固定前臂远端,另一只手握住掌指关节,1 级肌力时治疗师辅助伸腕;2 级肌力时只帮助固定,嘱患者进行伸腕。

(10)伸腕肌群肌力 3～5 级训练

①患者体位:端坐位,肩关节中立位,前臂旋前置于治疗桌上。

②治疗师体位及操作方法:面向患者,一只手握住前臂远端,另一只手握住手背并向桌面施加阻力,患者抗阻进行伸腕(图 18-1-47)。

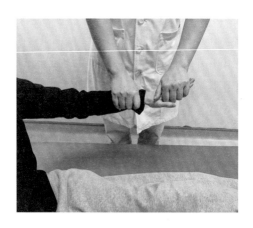

图 18-1-47　伸腕肌群肌力训练

（11）腕桡侧偏/尺侧偏肌群肌力 1～2 级训练

①患者体位：端坐位，前臂旋前置于治疗桌上。

②治疗师体位及操作方法：坐于身旁，一只手握住前臂远端，另一只手握住手背。1 级肌力时辅助腕关节桡侧偏或尺侧偏；2 级肌力时只帮助固定，嘱患者进行桡侧偏或尺侧偏。

（12）腕桡侧偏/尺侧偏肌群肌力 3～5 级训练

①患者体位：端坐位，前臂中立位放在治疗桌上，手自然垂于桌沿。

②治疗师体位及操作方法：坐于身旁，一只手握住前臂远端，当进行桡侧偏训练时用另一只手在第一掌骨桡侧向尺侧施加阻力；当进行尺侧偏训练时另一只手放在第五掌骨尺侧向桡侧施加阻力，患者抗阻进行桡侧偏或尺侧偏（图 18-1-48，图 18-1-49）。

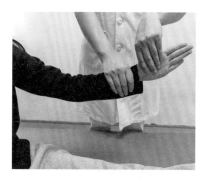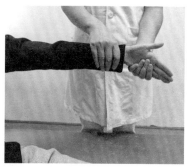

图 18-1-48　腕桡侧偏肌群肌力训练　　图 18-1-49　腕尺侧偏肌群肌力训练

3. 头颈部及躯干肌力训练

(1)颈前屈肌群肌力 1～2 级训练

①患者体位:侧卧位,头下垫枕,使脊柱处于中立位。

②治疗师体位及操作方法:立于患者身后,一只手托住患者头部,另一只手置于患者胸部使其保持固定。1 级肌力时辅助前屈;2 级肌力时只固定胸部,嘱患者进行颈前屈。

(2)颈前屈肌群肌力 3～5 级训练

①患者体位:仰卧位,头下垫枕,使脊柱处于中立位。

②治疗师体位及操作方法:立于患者头侧,一只手固定患者胸骨位置,另一只手置于患者前额并向下施加阻力,患者抗阻进行前屈(图 18-1-50)。

(3)颈后伸肌群肌力 1～2 级训练

①患者体位:侧卧位,头下垫枕,使脊柱处于中立位。

②治疗师体位及操作方法:立于患者身后,一只手托住患者头部,另一只手置于患者胸部使其保持固定。1 级肌力时辅助后伸;2 级肌力时只固定胸部,嘱患者进行颈后伸。

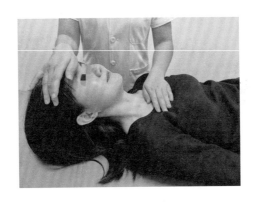

图 18-1-50　颈前屈肌群肌力训练

（4）颈后伸肌群肌力 3～5 级训练

①患者体位：俯卧位，颈部中立位。

②治疗师体位及操作方法：立于患者头侧，一只手置于肩胛骨处，另一只手置于患者头枕部向下施加阻力，患者抗阻进行后伸（图 18-1-51）。

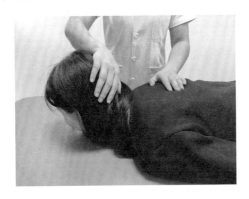

图 18-1-51　颈后伸肌群肌力训练

（5）躯干前屈肌群肌力 1～2 级训练

①患者体位：仰卧位，利用绑带固定下肢，双上肢置于体侧。

②治疗师体位及操作方法：面向患者而立，一只手托住患者头部，另一只手固定患者骨盆。1 级肌力时辅助头、肩抬离床面动作；2 级肌力时只帮助固定骨盆，嘱患者进行前屈。

（6）躯干前屈肌群肌力 3～5 级训练

①患者体位：仰卧位，双上肢置于体侧。

②治疗师体位及操作方法：面向患者而立，一只手置于膝关节，另一只手置于踝关节固定双下肢，患者努力做双手向前平举坐起和双手抱头能坐起（图 18-1-52）。

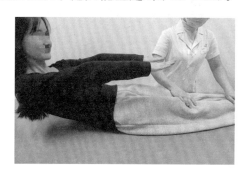

图 18-1-52 躯干前屈肌群肌力训练

（7）躯干后伸肌群肌力 1～2 级训练

①患者体位：俯卧位，利用绑带固定双下肢，双上肢置于体侧。

②治疗师体位及操作方法：立于身旁，一只手固定臀部，另一只手置于胸骨，1 级肌力时辅助头、胸抬离床面动作；2 级肌力时只辅助固定臀部，嘱患者进行头、胸抬离

床面。

(8)躯干后伸肌群肌力 3～5 级训练

①患者体位:俯卧位,利用绑带固定双下肢,胸部以上垂于床沿。

②治疗师体位及操作方法:立于身旁,一只手固定臀部,另一只手置于患者肩胛间区施加阻力,患者抗阻抬起上身(图 18-1-53)。

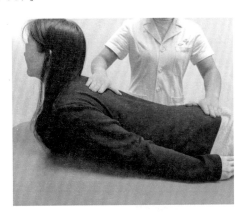

图 18-1-53　躯干后伸肌群肌力训练

(9)躯干旋转肌群肌力 1～2 级训练

①患者体位:端坐位,利用绑带固定骨盆。

②治疗师体位及操作方法:坐于患者身后,双手置于患者双肩,1 级肌力时辅助左右旋转;2 级肌力时只提供保护作用,嘱患者进行上身向左右旋转。

(10)躯干旋转肌群肌力 3～5 级训练

①患者体位:仰卧位,利用绑带固定双下肢,双上肢置于体侧。

②治疗师体位及操作方法：立于身旁，一只手固定患者双下肢，另一只手置于患者一侧肩部并向斜对侧施加阻力，抗阻进行对侧旋转（图 18-1-54）。

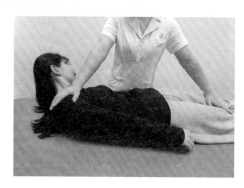

图 18-1-54 躯干旋转肌群肌力训练

4. 髋部周围肌力训练

（1）屈髋肌群肌力 1～2 级训练

①患者体位：健侧卧位，下肢中立位。

②治疗师体位及操作方法：立于身旁，一只手握住踝关节，另一只手托住膝关节。1 级肌力辅助屈髋；2 级肌力时只帮助托起训练侧下肢，嘱患者进行屈髋。

（2）屈髋肌群肌力 3～5 级训练

①患者体位：仰卧位，下肢中立位。

②治疗师体位及操作方法：立于身旁，一只手固定骨盆，另一只手置于股骨远端并向足侧方向施加阻力，抗阻进行屈髋（图 18-1-55）。

（3）髋后伸肌群肌力 1～2 级训练

①患者体位：健侧卧位，下肢中立位。

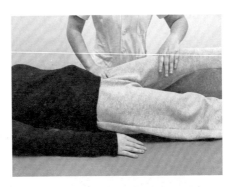

图 18-1-55　屈髋肌群肌力训练

②治疗师体位及操作方法：立于身旁，一只手固定骨盆，另一只手托住股骨远端。1 级肌力时辅助伸髋；2 级肌力时只帮助托起训练侧下肢，嘱患者进行伸髋。

（4）髋后伸肌群肌力 3～5 级训练

①患者体位：俯卧位，下肢中立位。

②治疗师体位及操作方法：立于身旁，一只手置于臀部固定骨盆，另一只手置于股骨远端并向下施加阻力，患者抗阻进行伸髋（图 18-1-56）。

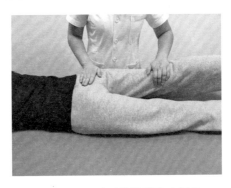

图 18-1-56　髋后伸肌群肌力训练

（5）髋外展肌群肌力 1～2 级训练

①患者体位：仰卧位，下肢中立位。

②治疗师体位及操作方法：立于患侧，一只手置于股骨远端，另一只手置于踝关节。1 级肌力时辅助髋外展；2 级肌力时只帮助托起训练侧下肢，嘱患者进行髋外展。

（6）髋外展肌群肌力 3～5 级训练

①患者体位：健侧卧位，下肢中立位。

②治疗师体位及操作方法：立于身旁，一只手置于髂前上棘固定骨盆，另一只手置于股骨远端外侧并向内侧施加阻力，患者抗阻进行髋外展（图 18-1-57）。

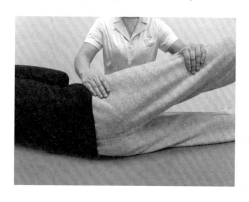

图 18-1-57　髋外展肌群肌力训练

（7）髋内收肌群肌力 1～2 级训练

①患者体位：仰卧位，患侧下肢外展约 30°。

②治疗师体位及操作方法：立于身旁，一只手置于膝关节，另一只手置于踝关节。1 级肌力时辅助髋内收；2～3 级肌力时只帮助托起训练侧下肢，嘱患者进行内收。

（8）髋内收肌群肌力 3～5 级训练

①患者体位:站立位,患侧下肢靠近固定架。

②治疗师体位及操作方法:立于身旁,将弹力带一端固定于固定架上,另一端置于患侧下肢踝关节处,患者抗阻进行髋内收(图 18-1-58)。

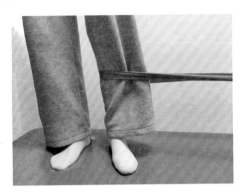

图 18-1-58　髋内收肌群肌力训练

(9)髋内旋或外旋肌群肌力 1～2 级训练

①患者体位:仰卧位,膝关节伸直,髋关节外旋/内旋位。

②治疗师体位及操作方法:立于身旁,内旋时一只手置于膝关节外侧,另一只手握住脚踝。外旋时一只手放在膝关节内侧,另一只手握住脚踝。1 级肌力时辅助髋内旋或外旋;2 级肌力时只帮助托起训练侧下肢,嘱患者进行髋内旋或外旋。

(10)髋内旋或外旋肌群肌力 3～5 级训练

①患者体位:端坐位,双小腿垂于床沿。

②治疗师体位及操作方法:立于身旁,增强内旋髋肌力时,一只手固定膝关节,另一只手握住外踝处并向内侧施加阻力;当增强外旋髋肌力时,一只手固定膝关节,另一只手握住内踝处并向外侧施加阻力(图 18-1-59,图 18-1-60)。

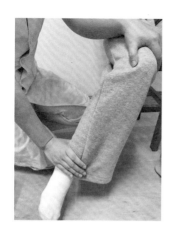

图 18-1-59 髋内旋肌群肌力训练

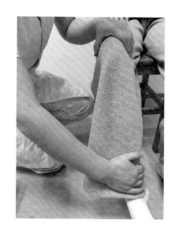

图 18-1-60 髋外旋肌群肌力训练

5. 膝部及小腿肌群肌力训练

(1)屈膝肌群肌力 1～2 级训练

①患者体位:健侧卧位,利用悬吊支撑患侧下肢,健侧下肢置于治疗床上。

②治疗师体位及操作方法:立于身旁,一只手固定股骨远端,另一只手握住小腿远端。1 级肌力时辅助屈膝;2～3 级肌力时只帮助托起患侧小腿,嘱患者进行屈膝。

(2)屈膝肌群肌力 3～5 级训练

①患者体位:俯卧位,下肢伸直置于治疗床上。

②治疗师体位及操作方法:立于身旁,一只手固定骨盆,另一只手置于小腿远端并向下施加阻力,患者抗阻进行屈膝(图 18-1-61)。

(3)伸膝肌群肌力 1～2 级训练

①患者体位:健侧卧位,利用悬吊支撑患侧下肢,健侧下肢置于治疗床上。

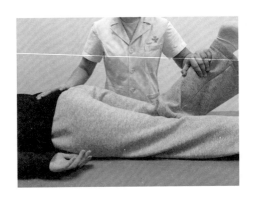

图 18-1-61　屈膝肌群肌力训练

②治疗师体位及操作方法：立于身旁，一只手固定股骨远端，另一只手握住小腿远端。1级肌力时辅助伸膝；2～3级肌力时只帮助托起训练侧小腿，嘱患者进行伸膝。

（4）伸膝肌群肌力 3～5 级训练

①患者体位：端坐位，小腿垂于床沿。

②治疗师体位及操作方法：立于身旁，一只手固定股骨，另一只手握住小腿远端并向后施加阻力，患者抗阻进行伸膝（图18-1-62）。

6. 踝足肌力训练

（1）踝背伸肌群肌力 1～2级训练

①患者体位：健侧卧位，利

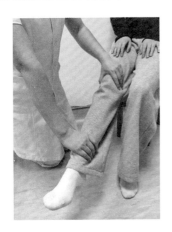

图 18-1-62　伸膝肌群肌力训练

用悬吊支撑患侧下肢,健侧下肢置于治疗床上。

②治疗师体位及操作方法:立于身旁,一只手固定小腿远端,另一只手握住足背。1 级肌力时辅助踝背伸;2～3 级肌力时只固定小腿远端,嘱患者进行踝背伸。

(2)踝背伸肌群肌力 3～5 级训练

①患者体位:端坐位,下肢垂于床沿。

②治疗师体位及操作方法:坐于身旁,一只手置于小腿远端,另一只手置于足背侧并向足底方向施加阻力,患者抗阻进行踝背伸(图 18-1-63)。

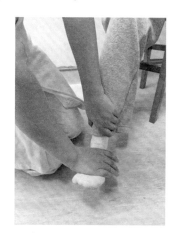

图 18-1-63 踝背伸肌群肌力训练

(3)踝跖屈肌群肌力 1～2 级训练

①患者体位:健侧卧位,利用悬吊支撑患侧下肢,健侧下肢置于治疗床上。

②治疗师体位及操作方法:立于身旁,一只手握住小腿远端,另一只手握住足背。1 级肌力时辅助踝跖屈;2～3 级

肌力时只固定小腿远端,嘱患者进行踝跖屈。

（4）踝跖屈肌群肌力3～5级训练

①患者体位:站立位。

②治疗师体位及操作方法:立于身旁,嘱患者单足站立,足跟抬起（图18-1-64）。

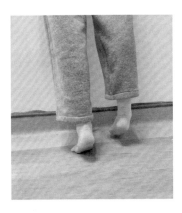

图 18-1-64　踝跖屈肌群肌力训练

（5）踝内翻或外翻肌群肌力1～2级训练

①患者体位:仰卧位,踝关节中立位。

②治疗师体位及操作方法:立于身旁,一只手固定踝关节。内翻训练时一只手握住足外侧缘,外翻训练时一只手握住足内侧缘。1级肌力时辅助踝内翻或踝外翻;2～3级肌力时只固定小腿远端,嘱患者进行踝内翻或踝外翻。

（6）踝内翻或外翻肌群肌力3～5级训练

①患者体位:端坐位,小腿垂于床沿。

②治疗师体位及操作方法:对面而坐,一只手握住小腿远端,当增强内翻肌群肌力时,另一只手握住足的内侧缘并

向下施加阻力；当增加外翻肌群肌力时，另一只手握住足的外侧缘向下施加阻力，患者抗阻力进行踝内翻或踝外翻（图18-1-65，图18-1-66）。

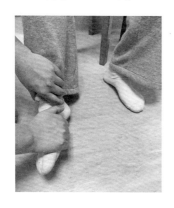 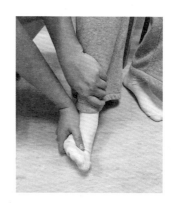

图 18-1-65　踝内翻肌群肌力训练　　图 18-1-66　踝外翻肌群肌力训练

四、牵伸训练

（一）概念

牵伸技术是运用外力拉长短缩或挛缩的软组织，做关节活动范围内的轻微超过软组织阻力的运动，恢复关节周围软组织的伸展性、降低肌张力、改善关节活动范围的技术。

（二）适应证

适用于各种原因导致的软组织挛缩、粘连或瘢痕形成，继发引起的关节活动范围降低和日常生活活动受限；预防由于制动、内外固定和失用等造成的肌力减弱，以及相应组织挛缩的发生。

(三)操作方法

1. 上肢肌肉徒手被动牵伸技术(每块肌肉或肌群牵伸时间为 30～60 秒)

(1)肩部前屈牵伸手法:患者仰卧位,上肢前屈,屈肘,前臂及手放松。治疗师面向患者,站在牵伸一侧,上方手从内侧握住肘关节/肱骨远端的后方,下方手放在肩胛骨腋缘固定肩关节,上方手将肱骨被动前屈到最大范围,以牵拉肩关节后伸肌群(图 18-1-67)。

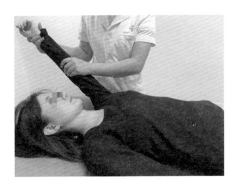

图 18-1-67　肩部前屈牵伸手法

(2)肩部后伸牵伸手法:患者俯卧位,上肢放在体侧,前臂及手放松。治疗师面向患者,站在牵伸一侧,上方手放在肩胛骨上固定肩胛骨,下方手从掌侧握住肘关节,托起肱骨远端,将肱骨被动后伸至最大范围,以牵拉肩关节前屈肌群(图 18-1-68)。

(3)肩部外展牵伸手法:患者仰卧位,肩外展,屈肘 90°。治疗师面向患者,站在牵伸一侧,下方手放在腋下,上方手托住肱骨远端将肱骨被动外展至最大范围,以牵拉肩关节内收肌群(图 18-1-69)。

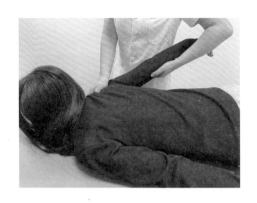

图 18-1-68　肩部后伸牵伸手法

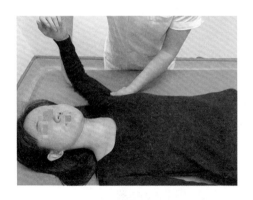

图 18-1-69　肩部外展牵伸手法

（4）肩部内旋牵伸手法：患者仰卧位，外展肩关节至舒服的位置（起始的 30°或 45°）或肩关节稳定在外展 90°、屈肘 90°。治疗师面向患者的足部，站在牵伸一侧，内侧手固定肱骨远端，外侧手移动前臂使肩关节内旋，使前臂向床面被动运动至最大范围，以牵拉肩关节外旋肌群（图 18-1-70）。

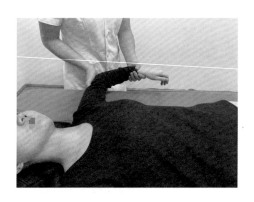

图 18-1-70　肩部内旋牵伸手法

（5）肩部外旋牵伸手法：患者仰卧位，外展肩关节至舒服的位置（起始的 30°或 45°）或肩关节稳定在外展 90°、屈肘90°。治疗师面向患者的足部，站在牵伸一侧，内侧手固定肱骨远端，外侧手移动前臂使肩关节外旋，使前臂向床面被动运动至最大范围，以牵拉肩关节内旋肌群（图 18-1-71）。

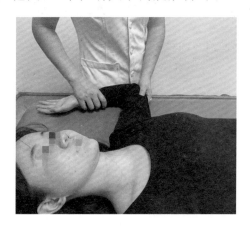

图 18-1-71　肩部外旋牵伸手法

（6）肘关节屈曲牵伸手法：患者仰卧位，上肢稍外展，治疗师面向患者，站在牵伸一侧，上方手握住前臂远端掌侧，下方托住肘部，上方手被动屈曲肘关节至最大范围，以牵伸伸肘肌群（图 18-1-72）。

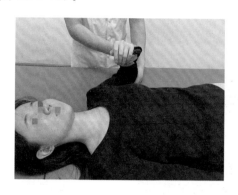

图 18-1-72　肘关节屈曲牵伸手法

（7）肘关节伸直牵伸手法：患者仰卧位，上肢稍外展，治疗师面向患者，站在牵伸一侧，内侧手放在肱骨近端，外侧手握住前臂远端掌侧，外侧手牵伸肘关节至最大范围，以牵伸屈肘肌群（图 18-1-73）。

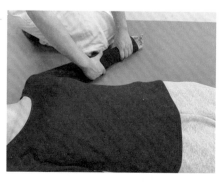

图 18-1-73　肘关节伸直牵伸手法

（8）前臂旋前、旋后牵伸手法：患者仰卧位或坐位，屈肘90°。治疗师面向患者，站在牵伸侧，下方手握住肘关节以固定肱骨，上方手握住前臂远端掌侧做旋前、旋后至最大范围（图18-1-74，图18-1-75）。

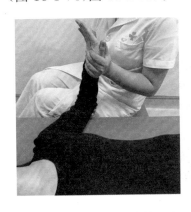 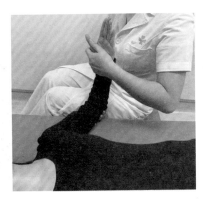

图 18-1-74　前臂旋前牵伸手法　　　图 18-1-75　前臂旋后牵伸手法

（9）腕关节伸展牵伸手法：患者前臂旋前，掌心向下。治疗师在牵伸一侧，一手握住前臂远端固定，另一手握住患者手掌使被动伸腕至最大范围（图18-1-76）。

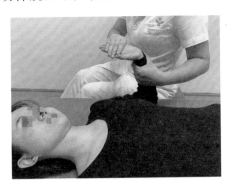

图 18-1-76　腕关节伸展牵伸手法

（10）腕关节屈曲牵伸手法：患者屈肘 90°，前臂旋后或中立位，手指放松。治疗师在牵伸一侧，一手握住前臂远端固定，另一手握住患者手掌背面，使被动屈腕至最大范围（图 18-1-77）。

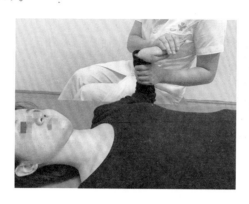

图 18-1-77　腕关节屈曲牵伸手法

2. 下肢肌肉徒手被动牵伸技术（每块肌肉或肌群牵伸时间为 30～60 秒）

（1）髋关节屈曲牵伸手法：患者仰卧位，下肢稍屈髋屈膝。治疗师面向患者，站在被牵伸患侧，远端手握住足跟，近端手托住患者股骨远端，双手托起下肢，同时被动屈曲髋关节和膝关节至最大范围（图 18-1-78）。

（2）髋关节后伸牵伸手法：患者俯卧位，牵伸侧下肢稍屈曲。治疗师面向患者，站在非牵伸侧，上方手放在臀部固定骨盆，下方手放在股骨远端托住大腿，托起大腿离开治疗床，后伸至最大范围（图 18-1-79）。

（3）膝关节屈曲牵伸手法：患者俯卧位，牵伸侧下肢屈曲，非牵伸侧下肢伸直。治疗师面向患者在牵伸一侧，上方手在臀部固定骨盆,下方手被动屈膝至最大范围(图 18-1-80)。

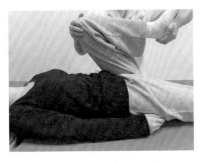

图 18-1-78　髋关节屈曲牵伸手法　　　图 18-1-79　髋关节后伸牵伸手法

(4)膝关节伸直牵伸手法:患者仰卧位,牵伸侧下肢屈曲,非牵伸侧下肢伸直。治疗师面向患者,在牵伸一侧,一手握住固定膝关节屈髋 90°,另一只手握住患者的足后跟被动伸膝至最大范围(图 18-1-81)。

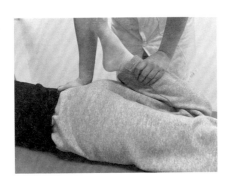

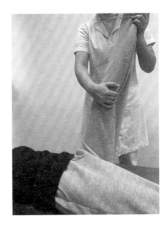

图 18-1-80　膝关节屈曲牵伸手法　　　图 18-1-81　膝关节伸直牵伸手法

（5）踝关节背伸牵伸手法：患者仰卧位，膝关节伸直。治疗师在牵伸下肢外侧，上方手握住内外踝固定小腿，下方手握住患者足跟，前臂掌侧抵住足底，使距腓关节至中立位（图 18-1-82）。

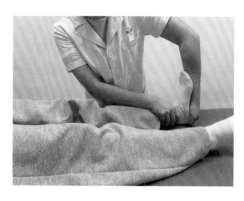

图 18-1-82 踝关节背伸牵伸手法

（6）踝关节跖屈牵伸手法：患者仰卧位，膝关节伸直。治疗师在牵伸下肢外侧，上方手托住踝关节后部固定小腿，下方手用力向下牵伸足至最大范围（图 18-1-83）。

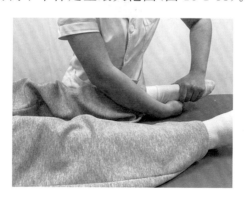

图 18-1-83 踝关节跖屈牵伸手法

五、平衡训练

(一)概念

平衡是指物体受到来自各个方向的作用力与反作用力大小相等,使物体处于一种稳定的状态。

(二)适应证

各种疾病导致平衡功能障碍,如脑外伤、脑性瘫痪、脊髓损伤、脑卒中等。

(三)操作方法

1. 坐位平衡训练

(1)坐位1级平衡训练:指不受外力和不进行身体运动的模式下,保持独立坐位姿势的训练方式。开始时需要治疗师或家属在身旁保护或给予一定的外力辅助来进行训练,训练目标是要求患者能够逐步过渡到无保护独立坐位(图18-1-84)。

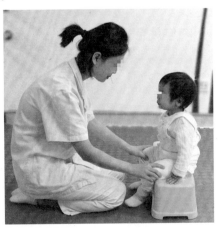

图 18-1-84 坐位 1 级平衡训练

（2）坐位 2 级平衡训练：一般在患者能够完成坐位 1 级平衡的基础上进行。治疗师指导患者在平衡范围内完成身体重心向各个方向的转移，如躯干屈曲、伸展、左右倾斜及旋转运动等，并保持平衡（图 18-1-85）。

（3）坐位 3 级平衡训练：一般在患者具有较好的坐位 2 级平衡的基础上进行。通常让患者在坐位下对抗外力干扰保持平衡。开始时可以是让患者在坐位下，治疗师给予患者不同方向的外力干扰来提升训练强度，让患者在外力干扰下保持平衡。之后可以进一步增加难度，如进行抛接球的训练，让患者在不同的姿势（抛接球时需要各个方向变换重心）下进行对抗外力（接球）干扰的平衡训练（图 18-1-86）。

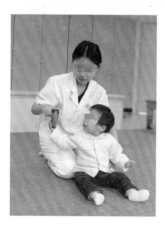
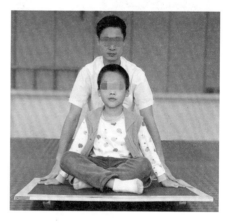

图 18-1-85　坐位 2 级平衡训练　　图 18-1-86　坐位 3 级平衡训练

2. 跪位平衡训练

（1）跪位 1 级平衡训练：指在不受外力和不进行身体运动的模式下，保持独立跪位姿势的训练方式。开始时可以给予患者提供外力支持来进行静态的跪位平衡训练,治疗师需要给予安全保护和指导。训练目标是要求患者能够逐步过渡到无保护独立跪位(图18-1-87)。

(2)跪位2级平衡训练:患者能够完成跪位1级平衡的基础上可以进行跪位2级平衡训练。治疗师指导患者在平衡范围内完成身体重心向各个方向的转移,如躯干屈曲、伸展、左右倾斜及旋转运动等,并保持平衡。在此基础上,患者还可以进行抗阻下的主动平衡训练,如让患者用弹力带进行屈曲、伸展等运动,并保持平衡(图18-1-88)。

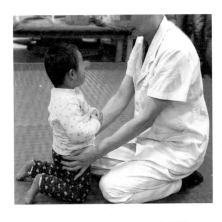 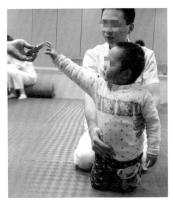

图18-1-87　跪位1级平衡训练　　图18-1-88　跪位2级平衡训练

(3)跪位3级平衡训练:一般在患者具有较好的跪位2级平衡的基础上进行。通常让患者在跪位下对抗外力干扰并保持平衡。开始时可以让患者在跪位下,治疗师给予患者不同方向的外力干扰来提升训练强度。之后可以进一步增加难度,如与患者进行抛接球的训练,让患者在不同的姿势体位下(抛接球时需要各个方向变换重心)对抗外力(接球)干扰,并保持跪位平衡(图 18-1-89)。

3. 立位平衡训练

(1)立位 1 级平衡训练:对尚不能独立站立保持平衡的患者进行立位 1 级平衡训练。训练前,患者应具备较好的躯干控制能力及下肢关节的控制能力。训练时可让患者两足间距与肩同宽以提高稳定性,让患者在帮助或保护下进行站立平衡的控制训练。训练一段时间后,患者能够独立站立后可逐步缩小两足间距,以减少支撑面积,增加难度(图 18-1-90)。

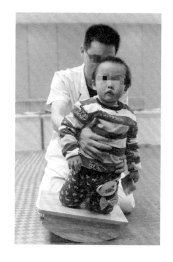 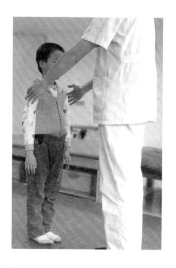

图 18-1-89　跪位 3 级平衡训练　　图 18-1-90　立位 1 级平衡训练

(2)立位 2 级平衡训练:当患者具有较好的独立站立保持平衡的能力后,可让患者进行立位 2 级平衡训练。训练时可让患者在站立情况下进行前屈、后伸、左右重心转移及旋转等自主运动,在运动中让患者保持平衡。训练过程中可通过增加自主运动的范围,或者在运动中增加阻力的方式来提升训练难度和强度(图18-1-91)。

(3)立位3级平衡训练:当患者能够较好完成立位2级平衡训练后可以开始立位3级平衡训练。训练的主要方式是在站立位给予患者不同方向和强度的外力以干扰患者平衡,借此来训练患者对抗外力干扰维持平衡的能力(图18-1-92)。

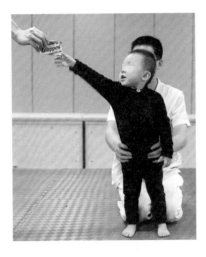 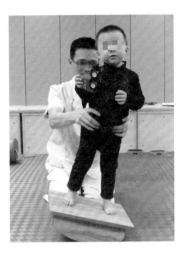

图 18-1-91　立位 2 级平衡训练　　图 18-1-92　立位 3 级平衡训练

六、协调训练

(一)概念
协调是指人体产生平滑、准确、有控制的运动的能力。

(二)适应证
小脑共济失调、大脑共济失调、感觉共济失调等。

(三)操作方法

1. 上肢协调训练

(1)双上肢交替上举。

(2)双上肢交替摸肩上举,左右侧上肢交替屈肘,摸同侧肩,然后上举。

(3)双上肢交替前伸,上肢要前伸至水平位,并逐渐加快速度。

(4)交替屈肘,双上肢起始位为解剖位,然后左侧交替屈肘,手拍同侧肩部,逐渐加快速度(图 18-1-93)。

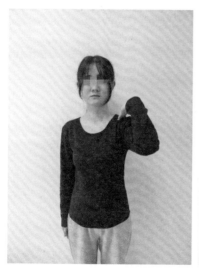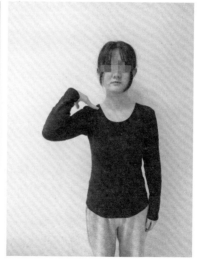

图 18-1-93　交替屈肘

(5)前臂旋前、旋后,肩关节前屈 90°,肘伸直,左右侧同时进行前臂旋前、旋后的练习;或一侧练习一定的时间,再换另一侧练习(图 18-1-94)。

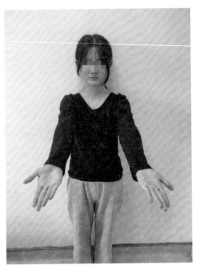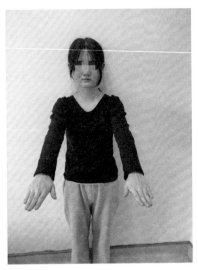

图 18-1-94　前臂旋前、旋后

（6）腕屈伸，双侧同时进行腕屈伸练习；或一侧练习一定的时间，再换另一侧练习。

（7）双手交替掌心拍掌背，双手放于胸前，左手掌心拍右手手背，然后右手掌心拍左手掌背，如此交替进行，逐渐加快速度。

2. 下肢协调训练

（1）交替屈髋，仰卧于床上，膝关节伸直，左右侧交替屈髋至 90°，逐渐加快速度。

（2）交替伸膝，坐于床边，小腿自然下垂，左右侧交替伸膝（图 18-1-95）。

（3）坐位交替踏步，坐位时左右侧交替踏步，并逐渐加快速度（图 18-1-96）。

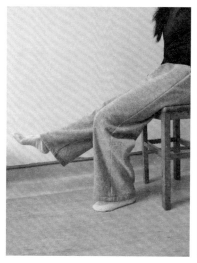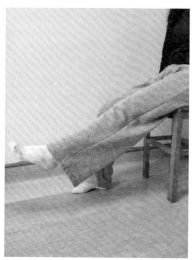

图 18-1-95　交替伸膝

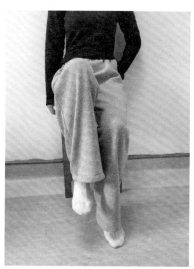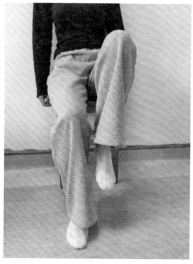

图 18-1-96　坐位交替踏步

（4）拍地练习，足跟触地，脚尖抬起做拍地动作，可以双脚同时或分别做。

3. 整体协调性训练

（1）原地踏步走，踏步的同时双上肢交替摆臂，逐渐加快速度。

（2）原地高抬腿跑，高抬腿跑的同时，双上肢交替摆臂，逐渐加快。

（3）跳绳、踢毽子等。

（康复技术协作组深圳市儿童医院李瑞豪、谭朱江主管技师执笔，曹建国教授审核）

第二节 作业疗法

一、手功能训练

（一）概念

手功能训练是针对手的感觉异常和运动功能障碍进行的综合干预技术，包括感觉功能训练和运动功能训练。

（二）适应证

儿童发育障碍，如脑性瘫痪、智力障碍、发育性协调障碍和孤独症谱系障碍等及手外伤。

（三）操作方法

1. 手感觉功能训练

（1）感觉刺激训练：主要方法有用布或刷子擦刷手臂、手及每一个手指（图18-2-1）；将手完全插入黏土中，分别用其余四指与拇指将黏土撑开，在指间挤压黏土（图18-2-2）。

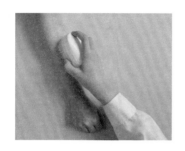

图 18-2-1　擦刷手臂

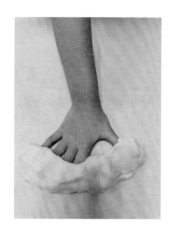

图 18-2-2　手指插黏土

　　在装有沙子或稻米的容器中寻找小物件(图 18-2-3);将手放入凉水杯和热水杯交替,也可进行适当的电刺激。

　　(2)感觉脱敏训练

　　①材质刺激法:交替使用平滑的和粗糙的材料进行局部摩擦。按照轻重交替的原则用材料摩擦 1～2 分钟,每日可重复多次(图 18-2-4,图 18-2-5)。

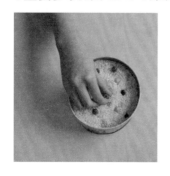

图 18-2-3　稻米中寻小物件

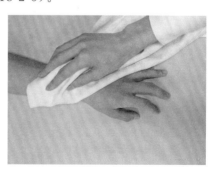

图 18-2-4　粗糙材料擦刷手臂

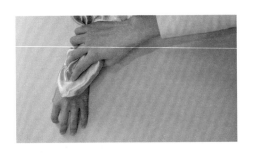

图 18-2-5　平滑材料擦刷手臂

②坚果摩擦法:采用不同大小的珠子或坚果,用手反复抓握、摩擦和拍打,每次 5～10 分钟,每日 2～3 次,根据儿童的实际情况调整。

③温度刺激法:将手交替放入冷、热水(39～42℃)中,进行反复刺激,每次 10 分钟,每日 2～3 次(图 18-2-6)。

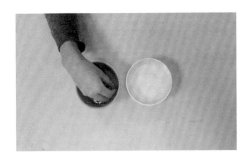

图 18-2-6　冷、热水刺激

④压力刺激法:根据儿童的实际情况,定制不同压力的压力手套,长时间给皮肤压力刺激,每次 30 分钟,每日 2 次。

(3)感觉教育:是发展中枢感知能力和重塑感觉准确性的一种技术,可以降低感觉阈值,提高患者对物体的感知能力,主要内容包括分辨疼痛性质、温度高低、物体形态、物体形状、物体长度、物体重量、物体质地、物体硬度等,如口袋内放入不同形状的积木,用手来分辨。

2. 手运动功能训练

(1)关节活动度训练:遵循无痛和避免继发性损伤的原则,可由患者主动进行,也可进行被动关节活动训练或助力关节活动训练。早期在无痛范围内进行,逐渐增加活动范围和活动次数;中后期训练,尽量达到最大活动范围。每天可多次进行,轻柔持续的牵拉比暴力短时的牵伸有效。

(2)肌力训练:按照全范围关节活动度和无痛原则进行,注意关节保护和过渡训练。运动方式从等长运动到等张运动和等速运动过渡。阻力大小由治疗师通过徒手或训练设备给予,通过增加练习次数可以增强肢体的耐力。

(3)姿势稳定性训练:包括手支撑训练、推拉磨砂板训练、腕掌关节及掌指关节训练。

(4)手抓放物品训练

①促进手伸展训练:于小指侧向掌心方向推挤用力,可诱发手掌打开;将拇指桡侧外展,用一只手通过儿童掌心握住,然后将腕关节背屈并施加一定压力,保持数秒也可诱发手掌张开;轻轻敲击其手臂指伸肌腱,再由腕部向手指方向轻擦,可配合"手打开"的语言提示;将儿童的手抬高过头,并使肘关节伸展,腕关节掌屈,同时配以语言提示。

②抓握训练:可将一根稍长于儿童手掌的圆柱形物件放在其手掌内,帮助弯曲手指,使其能抓住物件,并保持拇指处于对掌位。数秒后,逐渐减少对手部的帮助,同时向上拉动物件,使儿童的手指产生对抗,或在侧面扭动该物件。

当儿童已有较大的抓握力量时,让其继续练习抓握几次。当儿童已能握持住手中的物件时,应鼓励其伸手抓握物件。

(5)手指分离运动控制训练

①捡拾小玩具、珠子或豆子,并将其放入狭小开口容器内。

②使用个别手指控制玩具或用品,如琴键、笛子、计算机键盘、镊子夹持小块海绵、剪纸、橡皮泥、拧螺丝、拧瓶盖、描图练习、写字练习(笔杆可以由粗到细)等(图18-2-7,图18-2-8,图18-2-9,图18-2-10)。可与日常生活活动相结合,如拉拉链、扣纽扣、使用筷子等(图18-2-11,图18-2-12,图18-2-13)。

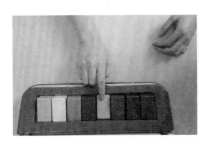

图 18-2-7　按琴键

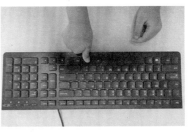

图 18-2-8　按计算机键盘

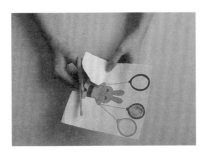

图 18-2-9　剪纸

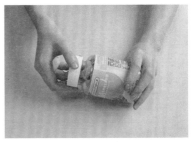

图 18-2-10　拧瓶盖

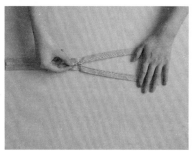

图 18-2-11　拉拉链

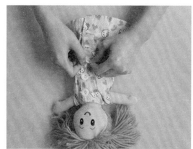

图 18-2-12　系纽扣

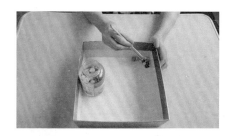

图 18-2-13　使用筷子

③单个手指的游戏,可用眼或不用眼来引导,并保持其他手指弯曲在手掌内。翘起单个手指并摆动。手指涂颜料印指印,手指弹弹子,往手指上套指环(图 18-2-14)。

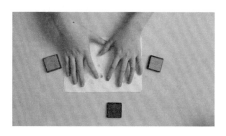

图 18-2-14　印指印

(6)拇指外展训练

①放松拇指内收肌群:轻柔地按摩拇指根部紧张的肌肉,从拇指掌根部向指间方向轻轻推出,每次 3 分钟,每日 3～5 遍。

②增加拇指外展的肌力:针对儿童具体的能力引导儿童外展拇指。早期不能主动外展拇指时,可被动进行拇指外展活动,让儿童体验拇指外展动作。当儿童能力逐渐加强时,减少对儿童的辅助,用玩具引导儿童把手指打开,到后期可以进行抗阻训练(图 18-2-15,图 18-2-16)。

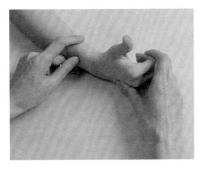 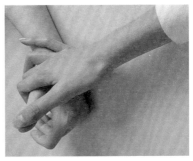

图 18-2-15　拇指外展　　　图 18-2-16　拇指外展抗阻训练

(7)增进手部精细运动的操作性活动

①木钉板插板游戏:将木钉放在插盘旁边的盒子里,让患手一次一根地将木钉插入插盘的洞中,插完后再一根一根地拔出放回盒子里,期间可适当增加活动趣味性(图 18-2-17)。

②串珠子:患者双手配合将大小各异的珠子串在线上(图 18-2-18)。

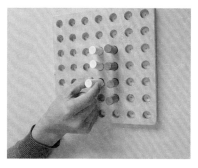

图 18-2-17　木钉板游戏

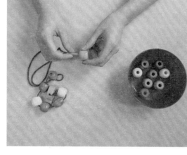

图 18-2-18　串珠游戏

③拧螺丝：一手握住螺栓，另一手拇指、示指、中指握住螺母（图 18-2-19）。

④转动圆圈/圆柱/圆盘：用五指指腹捏住圆柱形的纸卷芯，朝一个方向转动它，然后朝另一个方向转动；或者可以把纸卷芯换成透明胶卷或木圆盘，进行同样的操作。

⑤其他游戏：可因地制宜地设计打绳结、拾豆子、拾硬币、用镊子或筷子夹捏小物件、翻书、点钞等游戏活动，训练手的灵活性和协调性（图 18-2-20）。

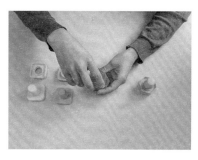

图 18-2-19　拧螺丝游戏

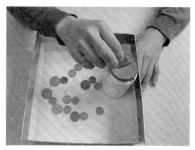

图 18-2-20　拾硬币游戏

（8）双手配合的协调性训练：上述提到的活动可单手操作，或健手作为辅助手，由患手进行主要的操作。而下面讲述的活动中，双手操作的难度系数和使用频率相当，而且要求双手非常密切地配合。

①用双手互相配合操纵小滚珠在木头迷宫里行走、拐弯，避免滚珠滚落到途中的小洞里面。

②患手抛沙包，健手接住沙包；健手抛出沙包，患手抓住沙包。

③上肢抬举训练器练习、穿珠子、拼装乐高玩具等。

④转动方向盘练习。

⑤触屏电脑打地鼠游戏：双手按照提示触按或轻拍屏幕的指定区域参与游戏。

（9）游戏训练：选择孩子感兴趣的游戏，共同参与，游戏时间可根据孩子实际情况控制在 5～10 分钟。

（四）注意事项

1. 根据儿童的功能选择适合的训练，因人而异。

2. 注重训练的趣味性，尽量让儿童主动参与。

3. 操作过程中注意姿势和体位正确，避免代偿。

4. 训练前应适当热身，训练后放松，避免肌肉损失。

5. 训练任务由易到难，训练过程中注意根据患者反应及时调整方案。

（五）临床应用

1. 脑性瘫痪　患儿可进行感觉刺激训练、手部关节活动度训练、拇指外展训练、手指分离运动控制训练、手抓放物品训练、姿势稳定性训练、手部肌力训练、游戏训练等，依孩子情况选择训练项目组合，每遍 30～40 分钟，每日 1～2

次,每周 3～5 日。

2. **智力障碍**　根据患儿情况可进行手指分离运动控制训练、手抓放物品训练、姿势稳定性训练等训练项目,每次 30～40 分钟,每周 5～7 次。

3. **发育性协调障碍**　患儿可进行手部关节活动度训练、手部肌力训练、手指分离运动控制训练、姿势稳定性训练、游戏训练等。依孩子情况选择项目组合训练,每次 30～40 分钟,每周 5～7 次。

4. **孤独症谱系障碍**　患儿可进行感觉刺激或脱敏训练、感觉教育及游戏训练,每次 20～30 分钟,每周 3～5 次。

5. **手外伤**　可进行感觉刺激、关节活动度训练、手部肌力耐力训练、姿势稳定性训练、手眼协调性训练等,依损伤情况选择组合训练,每次 25～30 分钟,每周 5～7 次。

(康复技术协作组深圳市儿童医院张冬雪、白雪主管技师执笔,曹建国教授审核)

二、日常生活活动能力训练

(一)概念

日常生活活动是指人们为了维持正常生活及适应生存环境而每天必须反复进行的、最基本的、最具有共同性的活动。日常生活活动能力是指儿童进行 ADL 活动,完成自理活动、与家庭和社会环境接触并且产生互动的能力。

(二)适应证

脑性瘫痪;全面发育迟缓;孤独症谱系障碍;颅脑外伤、脑出血、脑肿瘤、缺血缺氧性脑病等中枢神经损伤;臂丛神经损伤;神经肌肉病;染色体病及相关遗传综合征;智力障碍等。

(三)操作方法

1. 进食训练　选择适合儿童的桌椅,让儿童保持稳定坐位(若儿童难以保持坐姿稳定,可选用矫正桌椅),使其双足着地,髋关节屈曲 90°,肩部与上肢向前,头部轻度前屈;准备匙或筷及碗(如果进食过程中碗容易滑动,可选用吸盘碗或用防滑垫或湿毛巾垫在碗下),辅助引导患儿用匙舀起食物或用筷子夹起食物放入口中(图 18-2-21,图 18-2-22)。如果患儿抓握比较困难,可以加粗匙把便于抓握或者用弹力绷带或万能袖带将汤匙固定在手掌上;如果患儿上肢运动不充分导致不能舀起食物和运送食物到口,可以选用可弯曲的"L"形勺。

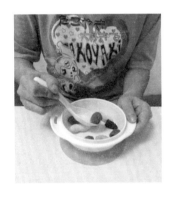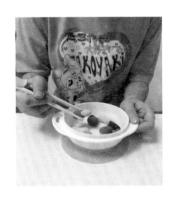

图 18-2-21　进食训练①　　　　图 18-2-22　进食训练②

2. 如厕训练　准备儿童用的马桶或尿桶或马桶垫,坐面与儿童臀部紧密接触,后面有支持物,儿童坐在上面双足刚好着地,髋关节屈曲,双下肢分开,肩与上肢尽量向前(图18-2-23)。让儿童脱下裤子,身体慢慢下移坐在马桶上,完成排便动作；清洁后站起将裤子提起。如果儿童难以保持姿势平衡，可以借助固定于墙壁的栏杆来维持稳定。

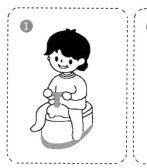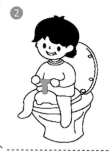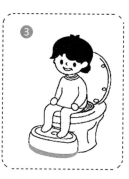

图 18-2-23　如厕训练

3. 更衣训练

（1）戴/脱帽子：准备颜色鲜艳、图案可爱的宽松帽子，如果儿童无法分辨帽子前后，可以准备正面有图案的帽子或者在帽子正前方做醒目标记（图 18-2-24，图 18-2-25）。先示范戴帽子动作/脱帽子动作，再辅助儿童戴/脱帽子，慢慢减少辅助直至他独立完成。

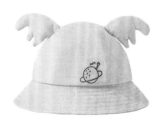

图 18-2-24　帽子①

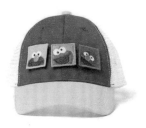

图 18-2-25　帽子②

（2）穿/脱上衣：准备衣袖宽松的外套或套头衫。①穿外套方法：先分清前后左右（可做颜色或图案标记），将一只手穿进对应的袖子，把另一只袖子从后面拉到合适位置，再将另一只手伸进袖子，双手一起拉上衣前面两边进行整理（图18-2-26，图18-2-27）。②脱外套的方法：把衣领向后翻，将衣服从肩膀脱下，再把双手伸到背后，用一只手抓住另一只袖子向下拉，一手伸出袖子外面后，再把两手放到前面，脱掉另一只袖子（图18-2-28，图18-2-29）。③穿套头衫方法：先分清前后左右（可做颜色或图案标记），把左右手套进相应袖子里，握住领口，把衣服套过头部，再把衣服拉下来。④脱套头衫的方法：将双手举高，从头后将衣服向前拉，露出头部后，把双手放在身前，脱掉袖子。

（3）脱/穿鞋：准备宽松舒适的鞋，先练习脱/穿无鞋带的鞋，再依序练习脱/穿带魔术贴/拉链/系鞋带的鞋。

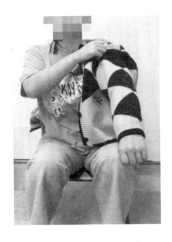

图 18-2-26　穿外套①

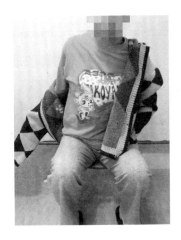

图 18-2-27　穿外套②

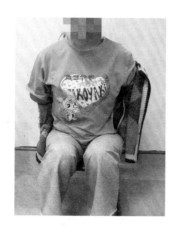

图 18-2-28　脱外套①

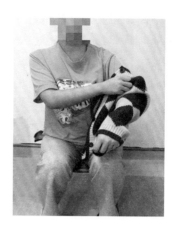

图 18-2-29　脱外套②

①脱鞋方法:解开魔术贴/拉链/鞋带,将脚后跟从鞋中脱出,再将脚掌及脚趾从鞋中脱出(图 18-2-30,图 18-2-31)。

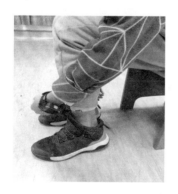

图 18-2-30　脱鞋①

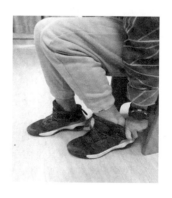

图 18-2-31　脱鞋②

②穿鞋方法:分清左右,鞋尖超前摆放,打开魔术贴/拉链/鞋带,将脚掌脚趾放入鞋中,再将脚后跟放入鞋中,用手把鞋跟拉上,粘上魔术贴/拉上拉链/系好鞋带(图 18-2-32,图 18-2-33)。

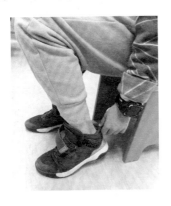
图 18-2-32　穿鞋①

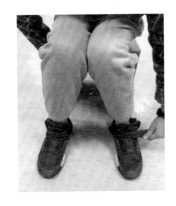
图 18-2-33　穿鞋②

(4)脱/穿袜子:准备颜色鲜艳、有卡通图案的可爱袜子。①脱袜子方法:将拇指放在袜子内侧,其余手指抓住袜子外侧向下拉,露出脚跟后,再顺着脚趾方向向前推,最后从脚趾方向把袜子拉出来。②穿袜子的方法:分清袜子前后,将脚趾对准袜筒伸进去,手抓住袜子外侧往脚跟方向拉,再将脚跟穿进去,最后拉平袜口。

(5)脱/穿裤子:准备带弹力带的宽松舒适的裤子,合适高度的靠背椅,让儿童坐下时双足能够着地。①脱裤子方法:儿童稍微抬起臀部,双手抓住裤腰将裤子从腰部拉到膝盖处,抬起一条腿从裤管脱出,踩回地面后再将另一条腿抬起从裤管脱出。②穿裤子的方法:先分清裤子的前后(可做颜色或图案标记),儿童用双手把裤腰拉开,抬起一条腿伸进裤管,拉高裤管,露出脚底,再把另一条腿伸进裤管,拉高并露出脚底,抓住裤腰把裤子拉到膝盖处,稍微抬起臀部,将裤子从膝盖处拉到腰部。

4. 沐浴训练　依患儿肢体障碍情况不同,沐浴时采取不同体位(舒适、稳定、安全的),准备相应的沐浴用具。对肌张力增高的患儿采取俯卧位沐浴(家长用手托住胸腹部),选择盆浴;对肌张力低下的患儿采取半坐位沐浴,让其坐在沐浴床(图 18-2-34)上进行沐浴。若患儿不能维持稳定坐位,可以使用躯干固定带;对平衡能力和手功能尚可的患儿可坐在防滑垫上、四脚带吸盘的小凳上或安装扶手的浴盆中自己沐浴,必要时家长在一旁辅助及陪同。

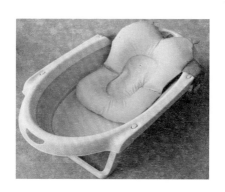

图 18-2-34　沐浴用具

(四)注意事项

1. 训练开始前要注意健康的维持,保证儿童获得充分的睡眠,精神状态佳。

2. 训练时家长需要在旁看护,可视情况借助矫正椅、固定扶手、防滑垫等,保证训练中儿童的安全。

3. 进食训练禁止在仰卧位进行,过程中避免儿童的头向后倾,也不能将食物直接倒入儿童嘴里,以免发生呛咳或窒息。

4. 如果儿童两侧功能障碍程度不一致,更衣训练时一般先穿功能障碍重的一侧,脱衣则从功能障碍轻的一侧开始。

5. 盆浴时水温要适宜,避免带来不良刺激,水位不宜过高,以浸泡到儿童胸部为宜。

(五)临床应用

1. 脑性瘫痪 患儿常表现为单侧或双侧上肢肌张力及姿势异常,肌力下降,精细操作能力不足,肢体协调障碍等,影响日常生活独立性,可进行进食训练、如厕训练、更衣训练、沐浴训练等。

2. 全面发育迟缓 患儿的粗大和精细动作发育及认知功能发育往往明显落后于正常同龄儿童,在日常生活活动中常表现为对物品欠缺认知,操作困难、出现失误及动作完成质量和速度下降,可进行进食训练、如厕训练、更衣训练、沐浴训练等。

3. 孤独症谱系障碍 患儿在日常生活活动中可表现为社交能力低下、安坐能力差、手眼协调欠佳、肢体协调能力欠佳、动作笨拙等,可进行进食训练、如厕训练、更衣训练、社交训练(外出购物、乘公交车、餐厅用餐、寻找公共卫生间如厕)等。

4. 染色体病及相关遗传综合征、智力障碍 患儿对物品认知能力不佳,欠缺时间空间分辨能力和逻辑思考能力,可进行进食训练、如厕训练、更衣训练、沐浴训练等。

(康复技术协作组深圳市儿童医院张丹婷主管技师执笔,曹建国教授审核)

三、认知训练

(一)概念

认知是指人们在对客观事物的认识过程中,是感觉输入信息的获得、编码、操作、提取和使用的过程,是输入和输出之间发生的内部心理过程。这一过程包括知觉、注意力、思维、记忆力和语言等。

(二)适应证

认知疗法广泛应用于发育障碍疾病:学习障碍、注意缺陷多动障碍、孤独症谱系障碍、脑性瘫痪、脑积水、唐氏综合征、克汀病、苯丙酮尿症等;脑部其他疾病:小儿急性脑炎、小儿脑血管病、小儿缺血缺氧性脑病、小儿颅脑外伤等。

(三)操作方法

1. 记忆训练

(1)视觉记忆训练:①将 3 张儿童常见物品的图片摆放在桌面,让儿童看 30 秒,让儿童记住。②把图片拿走,重新摆放其中的 2 张图片在桌面,问儿童少了哪张图片(图 18-2-35,图 18-2-36)。

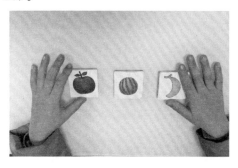

图 18-2-35　卡片记忆①

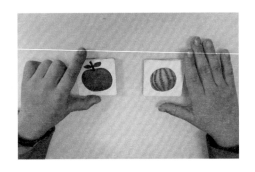

图 18-2-36　卡片记忆②

（2）听觉记忆训练：①"少了什么"训练。例如，治疗师说出 3 种儿童常用的物品，如裤子、扣子、衬衫，让儿童记住；再接着说第二遍时少说一个物品，再加上一个新的物品，问儿童刚才少了哪个物品。②记忆广度训练，如随机说出一个电话号码，让儿童复述出来。

2. 注意训练

（1）卡片游戏：①取 3 张不同的卡片，随机排列在桌子上，如从左到右依次是猴子、熊猫、大象，随便选取 1 张要记住的卡片，如大象，让儿童盯住这张卡片。②分别把 3 张卡片倒扣在桌上，由治疗师随意更换 3 张卡片的位置，然后，让其说出大象在哪里（图 18-2-37，图 18-2-38）。

（2）穿珠子训练：选用大小不同的珠子和绳子，令儿童根据珠子的大小选择与之配套的绳子，要求儿童一只手拿珠子一只手拿绳子，将绳子从珠子洞里穿出（图 18-2-39）。

3. 躯体构图训练

（1）模仿识别训练：作业治疗师与儿童面对面坐，治疗师指自己的眼，在确定儿童注视的情况下，让儿童指自己的

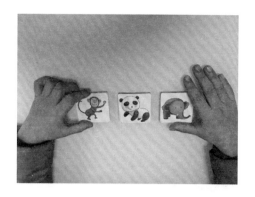

图 18-2-37　注意训练①

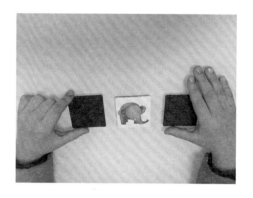

图 18-2-38　注意训练②

眼,同时对他说"眼在这里"或让儿童指治疗师的眼,如果儿童模仿不出来,治疗师可以拿着儿童的手帮助其指眼,照此步骤依次训练其识别五官及身体其他部位。

(2)图片识别训练:作业治疗师与儿童面对面坐着,用身体各部位的图片教儿童识别。

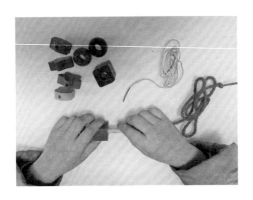

图 18-2-39　穿珠训练

（3）涂鸦识别训练：让儿童把画有五官等身体部位图片按治疗师的指令用彩笔涂上颜色，如治疗师拿出 1 张画着耳的图片，让儿童给耳涂色，边涂边说"这是我漂亮的小耳朵"（图 18-2-40）。

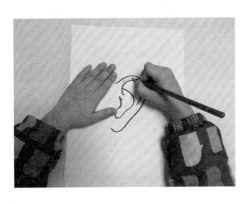

图 18-2-40　耳识别

（4）组装人体模型或动物拼图：让儿童拆卸和组装人体模型，对其进行识别身体各部位的训练，或将动物的身体按图组合起来（图 18-2-41）。

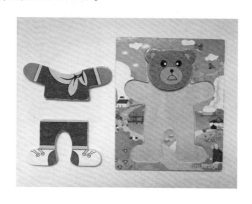

图 18-2-41　动物拼图

4. 空间关系训练

（1）上下的识别训练：将儿童喜欢的玩具放在桌子上，让儿童说出玩具的位置。例如，把草莓放在积木下面，让儿童说出草莓的位置（图 18-2-42）。

（2）左右的识别训练：在儿童的左手心贴一张色彩鲜艳的贴画，告诉儿童这个是左手，没贴贴画的手是右手，然后让儿童按指令完成动作。例如，把左手举起来，把右手放在桌子上，用左手去拍右手等（图 18-2-43）。

（3）前后的识别训练：将 1 个小鼓放在前面，1 个碗放在小鼓的后面，儿童手中拿 1 个小棒，让其说出小鼓的位置，如果儿童答对了，奖励敲小鼓。如果说对了碗的位置，再奖励敲碗（图 18-2-44）。

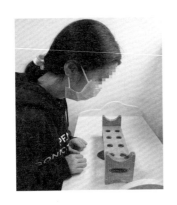

图 18-2-42　上下识别

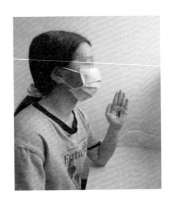

图 18-2-43　左右识别

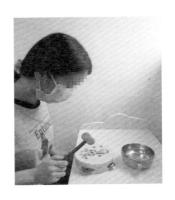

图 18-2-44　前后识别

（4）拼图训练：让儿童看图在底板上拼出与图相同的卡片的空间位置（图 18-2-45）。

5. 颜色识别训练

（1）颜色的匹配训练：先选用两种对比强烈的颜色，治疗师选择其中一种颜色，让儿童从一堆颜色中挑出跟治疗

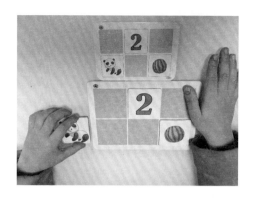

图 18-2-45　拼图训练

师手中所选相同的颜色。反复进行,直到儿童能够正确地挑出这种颜色为止。再换另一种颜色,逐渐增加训练颜色的种类(图 18-2-46)。

　　(2)颜色的命名训练:当儿童能够匹配 4 种以上的颜色时,就可以进行颜色的命名训练。治疗师选用 2 种对比强烈

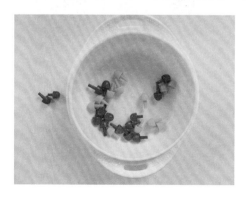

图 18-2-46　颜色匹配

的颜色,如红色和绿色,先教给儿童其中一种颜色的命名,然后让儿童按指令从两种颜色中指出并说出其命名。

6.形状识别训练

(1)形状的匹配训练:先训练圆形和正方形,教儿童用手触摸圆形和正方形,感受圆形光滑的弧线和正方形的边角,随后利用形状镶嵌板和形状匹配盒进行匹配训练。开始先进行上面的两种形状的匹配,随着儿童的进步再逐渐进行三角形、长方形、半月形、梯形、菱形、多边形等常见图形的匹配训练(图18-2-47)。

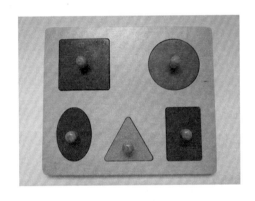

图 18-2-47　形状匹配

(2)形状的命名训练:当儿童可以进行 4 种图形的匹配时,即可训练形状的命名,先进行圆形的命名训练。可以给儿童画圆,一边让其给圆涂色,一边说"圆形",由易到难,逐渐增加训练形状的数量。当儿童慢慢识别形状后,再进行日常生活用品,常见动物、常见交通工具图形的匹配和命名训练。

(四)注意事项

1. 训练内容的选择 需要选择与儿童日常生活动作和学习密切相关、急需解决的现实性课题,同时选择儿童感兴趣的内容,难易程度应与儿童的智力水平相当。儿童可以独立完成。

2. 训练方法 将课题分阶段进行训练,要多给予鼓励,提高及维持儿童训练的积极性。训练的场景应结合儿童的实际生活,循序渐进。

3. 调整环境 为了儿童能更好与环境互动,在环境中执行日常生活活动,训练的环境尽量与家庭和学校的环境相似,强化环境结构的模式化。

4. 心理援助 指导家长、老师及周围的人对儿童给予理解,并给予儿童心理支持。

5. 反复训练 通过视觉、听觉反复练习。

(五)临床应用

1. 发育障碍疾病

(1)脑性瘫痪:患儿缺乏感觉、知觉运动体验,常伴有视觉、听觉、触觉、方位(特别是以儿童自身为准辨认左右、上下等空间位置)、距离、形状、颜色、注意力、记忆力等感知觉、认知功能障碍。需要进行记忆训练、注意训练、空间关系训练、颜色识别训练、形状识别训练。

(2)智力发育障碍:与同龄正常儿童相比,智力障碍儿童的认知发育速度慢、发育水平低。需要进行记忆训练、注意训练、躯体构图训练、空间关系训练、颜色识别训练、形状识别训练。根据患儿的实际水平调整训练的难易程度。

(3)注意缺陷多动障碍:主要表现为与年龄不相称的注

意力集中困难,注意持续时间短,活动过度。需要进行注意训练。

(4)孤独症谱系障碍:是以社会交往障碍、言语和非言语交流障碍、狭隘兴趣、重复性刻板行为为主要特征,还涉及感知、认知、情感、思维、运动功能、生活自理能力和社会适应等多方面的功能障碍。认知发展多不平衡,音乐、机械记忆、计算能力相对较好,甚至超常。需要进行躯体构图训练、空间关系训练、颜色识别训练、形状识别训练。

2.脑部其他疾病　患儿经过恢复期,可能遗留某些症状,临床表现为不同程度的神经功能障碍,如意识、运动、感觉、言语、认知功能等方面的功能障碍。认知障碍包括感觉、记忆、注意、推理、反应和执行能力下降等。针对功能障碍,需要进行记忆训练、注意训练、躯体构图训练、空间关系训练、颜色识别训练、形状识别训练。

(康复技术协作组深圳市儿童医院顾小元主管技师执笔,曹建国教授审核)

第三节　言语训练

一、语言训练

(一)概念

语言训练是指为改善、调整、预防不符合期望和不被接受的语言沟通行为所特别设计的有计划的行动或教学。语言训练是一个漫长的过程,单字、单词、概念、句、文章的形成、出现,需详细制订计划目标,还要根据训练中的实际情况,逐步改进、修订训练计划和训练方法,使儿童更有效地掌握、运用语言。

(二)适应证

(1)单纯的语言障碍儿童:特定型语言障碍儿童、语言发展迟缓儿童、语言学习障碍儿童。

(2)因主障碍而伴随语言障碍的儿童:如脑性瘫痪、智力障碍、听力障碍、孤独症谱系障碍、注意力缺陷多动障碍、后天性脑创伤等。

(三)操作方法

1. 语言前技能训练

(1)要求技能训练

①选择儿童喜欢的食物或玩具,要求儿童用目光或手势来表示后才给予。

②将儿童想要的物品放在儿童看得见拿不到的地方,要求儿童用手势或语言主动寻求帮助。

③与儿童进行感兴趣且熟悉的肢体运动类游戏,突然停顿,引导儿童能主动要求继续游戏。

④日常生活中利用各种机会创造沟通动机,让儿童在生活中自然地学习沟通、熟练地运用沟通。在与儿童互动的过程中,要强调眼神交流,只有在儿童看着成人的眼时成人才做出反应。

(2)共同注意能力的训练

①目光接触阶段,主要是发展儿童的目光探测能力。

• 强化物诱导的目光接触训练方法:治疗师将儿童喜欢的物品放在手心,呈现在儿童眼的正前方,待确认儿童的眼注视到物品后,治疗师慢慢将放置物品的手掌回收至治疗师的眼前方,让儿童看到治疗师的眼。当儿童与治疗师有目光接触时,治疗师立即将手掌中的物品奖励给儿童。多次练习,直至儿童能通过强化物诱导的方式与治疗师建立高频率的目光接触。

• 强化物＋手势诱导的目光接触训练方法:治疗师将儿童喜欢的物品放在手心,呈现在儿童眼的正前方,待确认儿童的眼注视到物品后,治疗师将物品迅速握在掌心,并迅速伸出另一只手的手指将儿童的目光引导至治疗师的眼前方,让儿童注视治疗师的眼。当儿童与治疗师有目光接触后,治疗师立即将手掌中的物品奖励给儿童。多次练习,直至儿童掌握该项技能。

• 手势诱导的目光接触训练方法:治疗师将一根手指呈现在儿童眼前,待确认儿童注意到治疗师的手指后,治疗师用自己的手指将儿童的目光引导至治疗师的眼前,当儿童与治疗师有目光接触后,治疗师立即给予儿童奖励。多次练习,直至儿童掌握该项技能。

②应答性共同注意阶段:主要是发展儿童对他人发起的共同注意有恰当反应和主动回应能力。

• 手势提示的应答性共同注意训练方法:将儿童喜欢的玩具放在儿童不易注意到的位置,治疗师将一根手指呈现在儿童眼前,待确认儿童的目光注意到治疗师的手指后,治疗师将自己的手指移向自己的眼前。待儿童与治疗师有目光接触后,治疗师发出"看"的声音,同时将手指指向放玩具的方位。当儿童能够根据治疗师手指所指的方向对玩具进行目光注视时,治疗师立即将玩具给儿童玩以作奖励。多次练习,直至儿童掌握该项技能。

• 语言提示的应答性共同注意训练方法：与训练应答手势性共同注意的方法一致，仅是将提示方式由手势变为语言提示。

• 目光指示的应答性共同注意训练方法：训练儿童能够根据语言治疗师的目光去判断治疗师目光注视的方向或物品。

③自发性共同注意阶段：主要发展儿童主动引发他人进行共同注意的能力。

• 动作引发他人注意的共同注意训练方法：将儿童喜欢的物品放在桌子上（儿童看得到拿不到的地方），当儿童伸手或起身去拿物品时，辅助者（在儿童身后）及时引导儿童去拉治疗师的手，治疗师立即将物品拿给儿童，把物品作为儿童用动作引发治疗师共同注意的奖励。多次练习，直至儿童掌握该项技能。

• 语言引发他人注意的共同注意训练方法：将儿童喜欢的物品放在桌子上（儿童看得到拿不到的地方），当儿童伸手或起身去拿物品时，辅助者（在儿童身后）及时提示儿童发出语音来引发与治疗师的目光接触，再通过手指指向物品的方式，将治疗师的目光引导到物品之上。然后治疗师立即将物品拿给儿童，把物品作为儿童用语言引发治疗师共同注意的奖励。多次练习，直至儿童掌握该项技能。

• 主动分享物品引发他人共同注意的训练方法：将儿童喜欢的物品放在儿童面前，在辅助者的帮助指引之下，儿童引发与治疗师对物品的共同注意，治疗师可以表现出开心或惊奇的反应，并奖励儿童。多次练习，直至儿童掌握该项技能。

（3）模仿能力的训练：根据正常儿童模仿能力的发展，可以将模仿内容分为动作和声音，包括：①肢体动作模仿，如拍手、拍腿、摸头、挥手再见等；②操作物品的模仿，如搭积木、拍击铃鼓、刷牙等；③口部动作的模仿，如张大嘴、圆唇、展唇、伸舌、弹舌等；④语言的模仿：包括单音节（如"啊""呜""嘀嘀""喵喵"等）、多音节（如"滴滴答答""叽里咕噜""咔嚓咔嚓"等）、词语、短语、句子。

将模仿的过程分为五个阶段，由浅入深，循序渐进，当儿童在前一阶段的训练内容能完成80%时，就可以进入下一个阶段的训练（表18-3-1）。

表 18-3-1　模仿分为五阶段

模仿五阶段	举例
阶段一：儿童操作任意其感兴趣的玩具，治疗师模仿儿童的动作	儿童用手拍鼓面，治疗师模仿儿童的动作
阶段二：治疗师示范阶段一中儿童的动作，引导儿童模仿	治疗师示范"手拍鼓面"的动作，引导儿童模仿
阶段三：治疗师用阶段一和阶段二中相同的玩具示范新的动作，引导儿童模仿	治疗师示范"鼓槌敲鼓"的动作，引导儿童模仿
阶段四：治疗师用新玩具示范熟悉或新奇的动作，引导儿童模仿	治疗师示范"鼓槌敲木琴"的动作，引导儿童模仿
阶段五：治疗师用多种不同的玩具示范熟悉或新奇的动作，引导儿童模仿	治疗师示范"手拍桌面""筷子敲杯子""手摇沙锤"等动作，引导儿童模仿

2. 理解能力的训练

(1)理解简单指令

①理解日常指令:利用日常情景及游戏活动,提供机会让儿童练习跟从指令。训练举例:理解口语指令"举手""拍手"。

· 第一步:治疗师发出口语指令"拍手"并做出拍手动作,引导儿童模仿。如果儿童不会模仿,就手把手帮助儿童(辅助)做出正确动作,逐渐减少辅助,多次练习,直至儿童能执行口语指令"拍手"做出拍手动作,治疗师立即给予强化"对了,拍手"。

· 第二步:用同样的方法学习口语指令"举手"。

· 第三步:随机发出口语指令"拍手""举手",让儿童执行口语指令做出相应的动作,直至10次中有8次正确,以确认儿童掌握了该项言语指令。

②理解一个部分指令:在日常生活或游戏活动中教导儿童回应目标指令。训练举例:治疗师与儿童面对面坐着,桌子上摆放一个空饮料瓶和一些小弹珠,治疗师发出口语指令"把弹珠放进饮料瓶",指示儿童按指令把桌上的弹珠放进空饮料瓶中。

(2)词汇理解

①单词的导入和理解:可以从日常生活中、身边的事物和有兴趣的日常事务开始,如动物、食物、交通用具等;也可以是动作词语,生活中的日常行为、游戏行为、社交行为中的动作词汇等。可以进行范畴分类、相关性匹配和指认训练。在各种各样的名词、动词扩大后,可以继续逐步导入形容词、方位词等。学习词汇的规律一般为:名词、动词、形容词、时间词、方位词、数量词、人称代词、指示代词、副词、介

词、连词、助词、感叹词。训练举例：活动目标，理解常用名词——交通工具名称；训练用具，交通工具嵌板。

• 第一步：治疗师只出示汽车拼板，发出指令"拿汽车，放进去"，让儿童将汽车拼板放进汽车凹槽（图 18-3-1）。如果儿童不能完成，可以降低难度，只留下汽车凹槽，其他的都用纸盖上，让儿童放进去；然后用同样的方法训练儿童将火车拼板放进火车凹槽（图 18-3-2）。

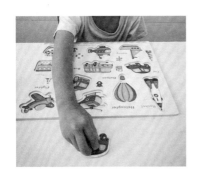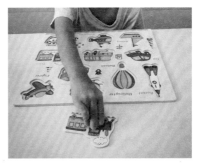

图 18-3-1　"汽车"的训练　　　　图 18-3-2　"火车"的训练

• 第二步：出示汽车拼板和火车拼板，两者之间有一定距离，治疗师发出指令"拿火车"，引导儿童拿起火车拼板放进火车凹槽，连续 2～3 遍指认"火车"的练习，直至儿童没有辅助也能正确完成指令（图 18-3-3）；再转换目标物品，发出指令"拿汽车"，引导儿童拿起汽车拼板放进汽车凹槽，连续练习 2～3 次"汽车"指认，直至儿童没有辅助也能完成指令；然后随机发出"拿火车""拿汽车"的指令，开展两个物品的分辨练习，直至儿童 10 次中有 8 次正确。

• 第三步：引入第三个物品（飞机）的教学，用步骤二开展"飞机"和"汽车"车的分辨练习,再开展"飞机和火车"的分辨练习;然后出示"火车""飞机""汽车"三个拼板,随机发出指令"拿飞机""拿火车""拿汽车",让儿童完成相应的指令动作(图 18-3-4)。

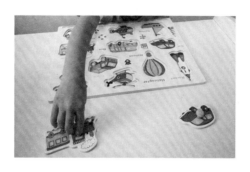

图 18-3-3 "汽车"和"火车"的分辨训练

• 第四步:引入第四个物品"公共汽车"的教学,直至能完成四个物品随机轮换的分辨训练(图 18-3-5)。

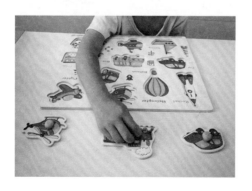

图 18-3-4 "汽车""火车""飞机"的分辨训练

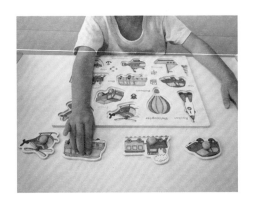

图 18-3-5 "汽车""火车""飞机""公共汽车"
的分辨训练

• 第五步：出示全部拼板，治疗师随机说出物品名称
（交通工具），引导儿童选出相应的物品/拼板（图 18-3-6）。

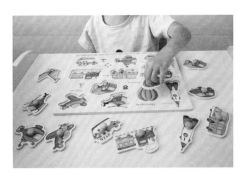

图 18-3-6 交通工具的理解训练

②词汇的扩大：在语法规则学习时，以词汇学习为前提
条件。这里指的是词汇量扩大同时也要促进质的扩大，即
通过范畴词（概念）的形成，同义词、近义词、反义词等的学

习,来充实词汇的意义内容,理解复数词汇间的相互关系。例如:说"鞋"一词是指脚上穿的东西,包括"皮鞋、凉鞋、拖鞋"等各种各样的鞋,虽然各种鞋的形状、质地、用途不尽相同,但都是在脚上穿的。要用对比和联系的方法教儿童把不同的东西进行归类,形成不同的概念系统。举例如下。

- 家具:床、桌子、椅子、柜子、沙发等。
- 衣服:衬衣、毛衣、外衣、背心、裤子等。
- 动物:牛、马、羊、兔、鸡、熊猫、老虎等。
- 水果:香蕉、苹果、梨、桃、西瓜、葡萄等。

(3)句子理解的训练:包括简单单句、复杂单句和复句的理解训练。

①双词句的理解:从双词句的学习开始,把含有名词、动词、形容词等各类词的双词句作为学习的重点。例如:"妈妈的帽子"等含有名词的双词句,"大的苹果"等含有属性词的双词句,"妈妈吃""吃苹果"等含有动词的双词句。训练者用语言作为刺激条件,适当选择相应的图片进行教示。选择的教示内容,可以按进行双词句中一个成分的辨别来选择合适的词句(如"红帽子、红鞋"中1/2的选择等);也可以进行两个成分的辨别选择(如"红帽子、红鞋、黄帽子、黄鞋"中1/4的选择等)。随阶段递增难度加大,从而促进对双词句的理解。

②三词句的理解:在学习双词句的基础上,可以进行含有名词、动词、形容词等词类的三词句的学习。以"小江的红书包""小明的黑色球""妈妈吃苹果"等词句为主进行教示。方法同前,训练者用语言给予刺激,让儿童选择适当的相应的图片。与双词句一样,随选择项数目的增加,教示内

容的阶段、难度也增高。

③句式的学习：动词、形容词等有一定使用方法的变化，陈述句、完成句、疑问句、否定句、祈使句、感叹句等在叙说时，需加入、改变一定的词和句子成分，如连词、助词、动词、介词等，以及定语、状语、补语等。在教示过程中要使儿童能理解各种词、句式所表示的不同义，使其能学会这些变化词、句式的使用规则，理解、使用基本的组句方法。

例如：有 2 张图片，"喝汽水""喝完了汽水"。要区别这两张图片，利用图片和文字来学习，也可进行实际情况的操作、演习，促使儿童理解正在做的动作和做完的动作应该如何区别、表示。在学习了肯定句后，用对比的方法来教示否定句，如"吃"与"不吃"，利用图片来理解否定句的含义。在前两个句式的基础上，进一步系统地学习"吃吧""吃过了""好吃"等句式。

④复合句的学习：当儿童学会了简单句，语言得到了一定的发展，他所表达的内容越来越丰富。这时，语言治疗师要教会儿童一些复合句，帮助他表达更复杂的内容，包括并列复句、递进复句、选择复句、转折复句、因果复句、条件复句、假设复句等。例如，教示儿童学习并列复合句句型，"又……又……"如"蛋糕又香又甜"；"有……还有……"如"花有红的，还有黄的。"在训练室可利用图书、图片来教示，在日常生活中要有意识地反复使用此句型，在买冰棍吃冰棍时，让孩子说"又热又渴"，在睡觉时说"又累又困"等。

（4）篇章的理解训练：可以是故事（情境）内容的理解训练，包含对时间、人物、地点、起因、经过、结果、人物感受等的理解；也可以是排列程序图的训练，即将相关图片按照事件发展顺序排列。

①理解故事内容:训练者给儿童讲故事,准备故事内容图片,以图像方式分析故事内容,包括人物、地点、时间、起因、经过、结果、人物感受等,然后可向儿童提问题,帮助儿童整合故事内容。

②按顺序排列程序图或故事情节:可利用视觉提示辅助儿童排列故事卡的先后顺序。如利用写有数字的纸卡并排放在桌上,让儿童把故事卡按顺序排列在数字卡下面(图18-3-7)。

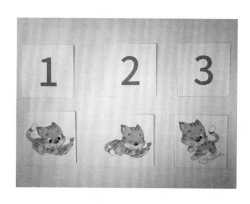

图 18-3-7　图片排列训练

注意事项:所选故事篇幅应较短,插图需清晰简单;给儿童讲述故事时,要留意儿童是否注视故事书,训练者可轻轻握着儿童的手指指着插图,以帮助儿童联系所听到和所看到的内容;需根据儿童的理解能力来决定需要排列的图卡数量,每张图卡必须清楚和具体地表达出故事的情节。

3. 表达能力的训练　口语表达训练包括实词(名词和动词)表达训练、双词句表达训练、三词句表达训练、问句

(简单问题和复杂问题)表达训练、描述图画能力的训练、描述程序性图画能力的训练、描述故事或事件能力的训练等。

(1)词语命名训练:目标是让儿童掌握早期词语,满足日常生活的沟通需要,能够使用单独的词语说出生活中最常接触到的人、物品及事件。依据早期词语习得结果,将儿童最早习得的名词和动词作为词语命名训练的核心内容。训练举例:活动目标,命名物品的名称——杯子、老虎;训练用具,玩具杯子、老虎。

①第一步:首先,通过词语理解的训练来让儿童正确选择物品,治疗师拿起该物品让儿童说出名称,如桌上摆放着杯子和大象,治疗师说"大象",儿童一边跟着说"大象"(也可能什么也不说),一边去碰大象,治疗师将大象拿起来,用手指着大象说"大象",如果儿童能跟随治疗师的示范说出"大象",大人就立刻强化"对了,这是大象"。

②第二步:同样地,用杯子来做这样的练习。治疗师先发指令说"杯子",在儿童正确地碰了杯子之后,治疗师马上拿起杯子,一边用手指着杯子,一边示范说"杯子",让儿童跟随模仿。

③第三步:用以上方法,在几个回合中交替进行词语理解和词语命名的练习。同时,逐渐减少辅助,如治疗师发出"杯子"的指令后,儿童正确地碰了杯子,治疗师再拿起杯子时,一边指,一边只是说"杯……"或只做出该名称的口型,儿童一旦能够完整地说出"杯子",治疗师就立刻强化,然后进一步地减少辅助,直到最后治疗师拿起杯子后什么也不说,只是用手指着,儿童也能说出"杯子"。对"大象"也是如此渐进地练习。

④第四步：直接开展主动命名的练习。治疗师不再说出物品名称，直接将物品拿起来用手指着，让儿童说出物品的名称，"大象"或"杯子"。具体的教法是，在前文描述的在词语理解后转入主动命名的训练过程中，如治疗师先说"大象"，在儿童碰了大象之后，治疗师马上拿起大象来让孩子说出"大象"；接下来，治疗师不再发"杯子"的指令，而是直接拿起杯子来指着，让儿童说出"杯子"。熟练后，治疗师再导入"这是什么"的问题，治疗师指着杯子并问"这是什么"，儿童说出目标名词"杯子"，治疗师立即给予口头赞赏并描述儿童的回答"对了，这是杯子"。

（2）二词句的表达训练：儿童熟练掌握了一些物品或人物的名称（名词）、动作（动词）、颜色和形状（形容词）等之后，我们可以开始教儿童将这些词组合起来表达，包括名词＋名词、动词＋宾语、主语＋动词、形容词＋名词等。训练举例：活动目标，表达二词句（动词＋宾语）；训练用具，玩具杯子、香蕉、图片等。

①第一步：通过词语理解训练来练习"指令×物品"，教儿童掌握理解词语的技能。在桌上摆放 2 个物品（如香蕉、杯子）；确定要教的 2 个动作（如拍、拿），将动词与目标物品的名称组合起来，治疗师可以发出"拍、杯子""拿、香蕉"等 4 种指令。

②第二步：通过主动命名的教学来练习动词＋宾语的表达。在教完上面的"指令×物品"的词语理解训练之后，要马上让儿童说出来，练习动词＋宾语的表达。治疗师发指令说"吃、香蕉"；儿童正确地做出动作后，治疗师马上做出同样的动作，并问"怎么样"，辅助儿童回答"吃、香蕉"，然

后逐渐撤销辅助;之后引入图片教学。

(3)三词句的表达训练:如果我们在儿童之前掌握的动词＋宾语组成的词组(如吃香蕉)的基础上加上主语,如"爸爸吃香蕉",这样就构成了3个词组成的句子。训练举例:活动目标,表达由主语＋谓语＋宾语组成的三词句;训练用具,家人照片(如妈妈切苹果,妈妈喝水,爸爸看书,爸爸吃饭等)。

①第一步:复习由两个词组成的词组:在桌上放3张妈妈做某些活动的照片,治疗师说"切苹果"等,引导儿童正确选取;之后,治疗师指着照片问"在干什么",引导儿童正确回答,如"切苹果"等。

②第二步:练习由3个词组成的句子:在桌上放置不同人物做同样动作的照片,治疗师问"爸爸是?""妈妈是?"等,看儿童能否选对。继续使用同样的照片教具,治疗师说"爸爸,切苹果""妈妈,切苹果",引导儿童正确选取。儿童正确选取后,治疗师马上问"这是?",引导儿童回答"爸爸,切苹果"等。"爸爸,切苹果""妈妈,切苹果""爸爸,看书""妈妈,看书",摆放四张这样的照片,治疗师说"爸爸,看书",引导孩子正确选取。在儿童能够熟练地选取之后,治疗师问"这是?",引导孩子回答"爸爸,看书"等。使用各种照片进行练习,儿童熟练了之后,我们就不必让儿童先听指令再选取了,而是直接让儿童看照片,然后问他"这是?",引导儿童使用由三个词组成的句子来正确回答。

(4)三词以上句子的表达:在动词前加入名词(地方名称)以说明位置。如妹妹在沙发上看电视。延展句子长度以说明人物或位置,如爸爸买蛋糕和巧克力给妹妹;妈妈乘公交车去超市买水果。

（5）回答问题

①表达个人意愿的是与否：选择儿童喜欢的事和讨厌的事。先从喜欢的事开始。

• 第一步：喜欢的事：治疗师问儿童"抱一下可以吗？"辅助儿童回答"可以"，然后抱儿童。逐渐减少辅助，让儿童自己能说"可以"。

• 第二步：讨厌的事：治疗师问儿童"拧一下可以吗？"如果儿童说"可以"，就拧一下，并且拧痛。再问一次"拧一下可以吗？"辅助儿童回答"不可以"，然后不再拧儿童。逐渐减少辅助，让儿童自己能说"不可以"。

②回答事实的是与否

• 第一步："不是"的教学，一开始，我们只教儿童学习在必须做出否定回答时说"不是"，而在必须做出肯定回答时，我们暂时不教"是"，只引导儿童正确说出物品名称。如给儿童出示大象。

治疗师："这是什么？"儿童："大象。"治疗师："对啦。"

治疗师："这是，面包？"儿童："不是。"

治疗师："对啦，真棒！"

治疗师："这是，面包？不……"儿童："不是。"

治疗师："这是，面包？"儿童："不是。"治疗师："太棒了！"

治疗师："这是，大象？大象。"儿童："大象。"治疗师："对！"

治疗师："这是，大象？"儿童："大象。"治疗师："真聪明！"

就像这样，治疗师需要一边辅助，一边通过随机练习来教儿童肯定/否定的正确回答，直到儿童在无辅助的情况下能在 10 个回合中答对 8 个回合以上。

•第二步：在熟练掌握了第一步的内容之后，再引入"是"的教学。

③回答问题"什么""谁""哪里""在干什么"：使用儿童熟悉的家人在儿童熟悉的场所（厨房、客厅、浴室等）中的照片。如出示一张妈妈在厨房洗碗的照片，治疗师指着妈妈的脸问"谁"，引导儿童回答"妈妈"；接着，治疗师指着作为图片背景的洗水台问"哪里"，引导儿童回答"厨房"。就"谁"与"哪里"交替提问几个回合，手指照片的位置渐渐地越来越不明确，最后撤销辅助，不再手指。就"谁"与"哪里"随机提问，直到儿童在 10 个回合中能够正确回答 8 个回合以上。在儿童能够熟练区辨"谁"与"哪里"的提问之后，我们可以再加上"在干什么"。

④回答"为什么""会怎么样""该怎么办"的问题：在日常生活中，教儿童说明事情的原因或理由，推测将要发生的事情，引导儿童思考在当时的场景中做出怎样的行为才符合社会道德准则。如将积木搭起来后，再把球推过去撞倒积木。治疗师指着积木问"怎么？"，引导儿童回答"倒了"。然后，再问"为什么倒了"，引导儿童回答原因（"因为球撞上去了"）。治疗师将装有水的杯子倾斜过来，问儿童"会怎么样"，引导儿童回答"会打翻"。如果儿童不明白，治疗师可以做给他看。

（6）叙事能力

①叙述个人事件：介绍自己的个人资料：准备写有儿童个人资料的纸卡。治疗师先向儿童讲解个人资料卡的内容，并示范叙述儿童的个人资料一次，然后治疗师把个人资

料卡收起。治疗师出示个人资料卡,并对儿童说"请你介绍一下自己",随即指着个人资料卡并以口型说出"我是"以引导儿童说出自己的个人资料。

②叙述一般性事件:准备洗手的程序图片。治疗师先向儿童出示洗手的程序图卡,并简述图片的内容,然后示范按照洗手的先后顺序排列图片(可给图片加上数字以显示顺序)来描述洗手的步骤。然后治疗师指着已排列的程序图卡问儿童"我们再洗一次手,你告诉我是怎样洗手",同时逐一指着程序图卡,以引导儿童描述洗手的程序。

③叙述简单故事:准备故事内容图片和一本儿童熟悉和喜爱的故事书。治疗师向儿童叙述故事的内容时,同时出示"人物""时间""地点""起因""经过""结果"和"感受"的内容提示卡,并逐一示范描述有关内容。然后治疗师让儿童复述故事内容,对儿童说"我们再说一遍,你告诉我是怎样的",随即打开故事书,并同时逐一出示内容图片,以引导儿童复述故事的内容。

4. 文字符号的训练

(1)目的:提高文字符号的理解和应用能力。正常儿童的文字学习是在语言发展的基础上的,对于语言障碍儿童,文字符号可以作为交流行为的媒介,成为言语交流替代手段之一。

(2)具体实施:文字符号的训练包括文字的理解训练(阅读理解)、文字的书写训练和文字的朗读训练。文字符号的训练必须根据儿童的具体发展情况和疾病情况,从而明确训练目的。一般来说,训练遵循文字符号(字形)-意义-音韵的构造性。文字符号训练从结合意义的学习进行,再与音韵结合,最终使文字符号－意义－音韵的构造对应成立,并不是说单纯的会写、会读。

①文字符号意义的训练:可以利用图片进行,如字卡－图卡匹配、图卡－字卡匹配、对呈现的示范项进行字卡或图卡的选择;也可以设计文字操作游戏,根据文字内容选择游戏操作。

②文字符号的音韵学习(朗读):在文字符号理解训练(字图卡匹配和操作)的同时赋予文字的音韵,提示方式可参照口语表达训练的提示方法,根据儿童语音发展和疾病损伤,从构音可能的词汇开始训练。

③文字符号(字形)的辨别学习:结合文字意义进行选择辨别,可从类似性较低的文字开始,逐渐向类似性高的文字过渡,尽量从言语能够理解的文字开始。

④文字符号书写的训练:有抄写、命名性书写、听写等形式。

(四)注意事项

1. 根据儿童具体的情况,恰当选择合适的治疗模式。

2. 训练应遵循由简到难的顺序,避免操之过急。

3. 训练中要让儿童保持正确的姿势,这对训练发音有着重要的作用,同时治疗师(或教师)要一直保持和儿童平视的角度。

4. 每个儿童的理解力、爱好、兴趣和接受能力都不一样,而且在不同的时间段或不同的环境中,儿童对喜欢的东西也可能是不一样的,因此选择什么作为强化物,应根据具体情况来定。如果选择的是物质强化,则一定是长期食用对儿童生长发育无影响的;在选择精神强化时,要选择儿童可理解的、能接受的强化方式。在孩子做出正确反应后,1秒钟内就要强化,强化物种类要丰富,口头表扬要充满感情地、夸张地给出,强化物要少量地、一点一点地给出,强化物的给予频率要渐渐降低。

5. 训练时治疗师的指令应简洁明了,不重复指令,不反复呼名。

6. 训练开始时,我们应给予儿童最充分的帮助,而以后则必须逐渐地撤去辅助。不能突然间不辅助了,因为如果不能充分地给予适当的辅助,儿童就会屡次失败,连续失败的话,儿童就会失去学习的动力。

7. 尽可能多地在真实场景中使用儿童能理解的语言描述,充分调动起儿童在日常生活环境中使用目标语言的积极性。

8. 儿童在语言治疗过程中,如果出现异常行为问题,需要有效地采取行为管理方式加以应对。

(康复技术协作组深圳市儿童医院王超主管技师执笔,曹建国教授审核)

二、构音训练

(一)概念

构音训练是按照构音检查结果对患者进行正确构音的训练。构音运动的发生受到神经和肌肉协调性的影响。因此,语音的训练应从康复生理的角度,遵循由易到难的原则,解决呼吸、喉部、腭部和腭咽区、下颌、唇部及舌的运动问题。构音训练的目的是改善患者构音器官的运动功能,提高患者声母和韵母及声韵调组合的构音清晰度,促进患者能清楚说话。

（二）适应证

各种原因导致的不同程度的言语障碍，包括言语呼吸障碍，言语发声障碍，言语共鸣障碍，构音障碍，语音障碍，儿童言语发育迟滞，听障、智障、脑瘫、自闭症所致的言语障碍，失语，口吃等。

（三）操作方法

1. 呼吸训练

（1）言语腹式呼吸训练：①仰卧位，双下肢屈曲，通过触觉感知鼻吸气时腹部凸起，嘴呼气时腹部凹入，帮助儿童建立正确、自然舒适的生理腹式呼吸方式；②治疗师的手平放在儿童的上腹部，在吸气末时，随着儿童的呼气动作向上向内平稳地施加压力，通过横膈的上升运动使呼气相延长，可结合吹笛子、吹吹龙等游戏进行训练（图 18-3-8）；③逐步让儿童呼气时发"a""u"等音过渡至言语腹式呼吸。

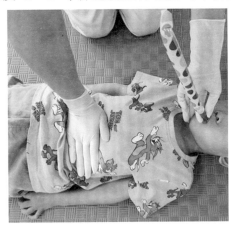

图 18-3-8　吹吹龙

（2）快速用力呼气法：儿童尽量用鼻深吸气，然后用力快速地将气流从口腔呼出，吹动纸条。训练时将呼气与发音结合训练，根据患者情况选择合适的元音或送气音，如"p""t""k"及以此开头的单、双音节词（图 18-3-9）。

（3）缓慢平稳呼气法：①把几根蜡烛固定在桌子上，以一字形排开并点燃，患者坐在桌子的旁边，与桌子上的蜡烛保持一段距离，深吸气，然后缓慢平稳地吹气，使蜡烛的火苗不断闪动但不灭。或用吸管吹水泡，尽量延长吹气时间，鼓励儿童吹出更大更多的水泡。②患者鼻深吸气后，平稳缓慢地将气流呼出，同时发元音 a、o、e、i、u、ü（图 18-3-10），或发擦音 h、x、f、s、sh 及以此开头的单、双音节词，发音应保持连贯，发音时间越长越好。

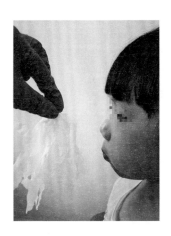

图 18-3-9　吹纸条

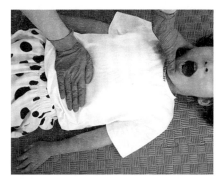

图 18-3-10　呼气结合元音 a 的发音训练

2. 发声训练

（1）声带放松训练：①通过打嘟的形式，让患者自然闭合双唇，深吸气，气流由肺部发出，双唇振动并带动声带振动，持续发"嘟"音。②通过夸张的哈欠和叹息动作，使声道充分打开，咽部肌肉放松，然后在叹息时发以"h"开头的字、词或句子，如"哈""喝""花"等。

（2）音调训练：通过阶梯式音调上升或下降的训练，使患者建立正常音调，并增加言语时音调控制能力。①降调训练：使用降调哼音调，在目标音调处停顿，停顿的音调保持从 1 数到 5，如"mi-re-do-12345"；②逐渐撤销哼调的辅助，让患者直接发处于"高-中-低"不同阶梯度上的字词，如"喝（高）-喝（中）-喝（低）"。③降调、升调梯度发音的交替训练。

（3）音量训练：①让患者坐在椅子上，双手抓住椅子，用力上拉椅子的同时突然加大力气发音，发音时可首先选用单元音，再逐渐过渡到词语，来增加其言语的响度；②指导患者数数 1－5/6－10 时，音量由小逐渐增大；再由大逐渐减小，音量一大一小交替；或发元音，音量由小至大，由大至小，大小音量交替。

（4）音质训练：①用咀嚼器、饼干或果汁软糖诱导患者进行咀嚼的同时发音，如以 w 开头的词语"娃娃""乌云"等；②通过闭嘴哼鸣的方式发音，嘴唇自然闭合，气流从鼻腔出来，使声道内的气流在哼鸣时反作用于声带，促进患者声带的闭合，改善其音质。

3. 腭咽功能训练

（1）冷刺激腭弓：压舌板压住舌头，显露软腭，嘱患者发

"a"音并观察软腭的运动,用冰冻棉棒快速自内向外、自下而上地划过软腭。

（2）推撑训练:患者双手放在桌面上向下推或双手置于桌下向上抬或用力推墙或两手掌对撑,用力同时发"a"音。

（3）单向吸管吸吮训练:用力吸吮单向吸管使其内变扁,促进腭肌收缩上提。

（4）引导气流训练:引导儿童使气流通过口腔,减少鼻漏气,如吹羽毛、吹纸条、吹蜡烛、吹喇叭、吹口哨、吹气球等,所选的物品费力程度由轻渐重。

（5）发音法:吸气后发短音"a",反复数次;发长音"a",持续数秒;反复发"ga-a ga-a ga-a""ka-a ka-a ka-a"等音,感受声音的变化及舌根、软腭的运动变化。

（6）辨音训练:分辨鼻音与非鼻音,让患者发"爸-骂""波-摸""鼻-泥""被-妹""猫-包"等。

4. 下颌运动训练

（1）下颌开、闭训练:①让患者尽量张口,将 2～3 个压舌板放入上下齿之间咬住,然后拿出,重复做张开-咬住的动作;②逐步增加至 7 个压舌板以增加下颌张开之高度。

（2）下颌稳定性训练:①让患者左侧磨牙咬住压舌板（图 18-3-11）,头、下颌保持平直,治疗师用柔和而稳定的拉力将压舌板往外拉,患者尽量咬住,不让压舌板拉出,保持 15 秒;②重复在右侧做一次;③让患者两侧磨牙同时咬住压舌板（图 18-3-12）,治疗师用柔和而稳定的拉力同时将两个压舌板往外拉,患者尽量咬住,不让压舌板拉出,保持 15 秒。

（3）下颌分级调控训练:①低位控制法（磨牙咬住 7～8 根压舌板,让下颌保持低位,发"a"音）;②中位控制法（磨牙

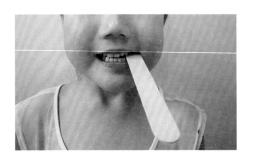

图 18-3-11　左侧咬压舌板训练

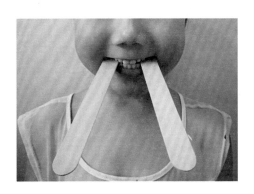

图 18-3-12　双侧咬压舌板训练

咬住 4～5 根压舌板,或将压舌板竖起,下颌咬住,发"o"的音);③高位控制法(将压舌板横向夹住,发"i"的音)。

(4)下颌转换运动训练:将"下颌分级调控训练"中的 3 种下颌分级控制治疗法综合起来,通过不同位置的转换运动而完成。

5.唇部运动训练

(1)唇肌按摩法:分别针对唇肌(口轮匝肌、平行肌、唇角肌、唇横肌、唇直肌)的组成,按照肌肉的走向对唇肌进行揉按,促进唇肌的感知觉正常化。

(2)唇闭合运动训练:①让患者双唇抿住压舌板,先横向放置训练(图 18-3-13),逐渐过渡至水平伸出放置训练(图 18-3-14),治疗师水平向左、右或水平向外牵拉,让患者维持唇闭合动作抿紧压舌板;②将已系好牙线的纽扣放在双唇中间含紧,然后用手拉着牙线,往外拉,暂停数秒钟,再放开;也可左右拉以训练嘴角肌肉力量。

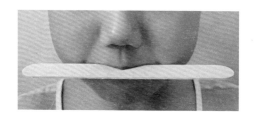

图 18-3-13　横向抿压舌板

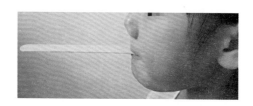

图 18-3-14　水平抿压舌板

(3)圆唇运动训练:①用吸管吸黏稠的液体,促进圆唇,患者要在吸管末端圆唇吸啜,不可咬吸管,吸和咽的时候都不可以吐出舌头;②嘴唇包住吹吹龙的柄,不能用牙齿咬住,吹吹吹龙(图 18-3-15)或吹泡泡等。

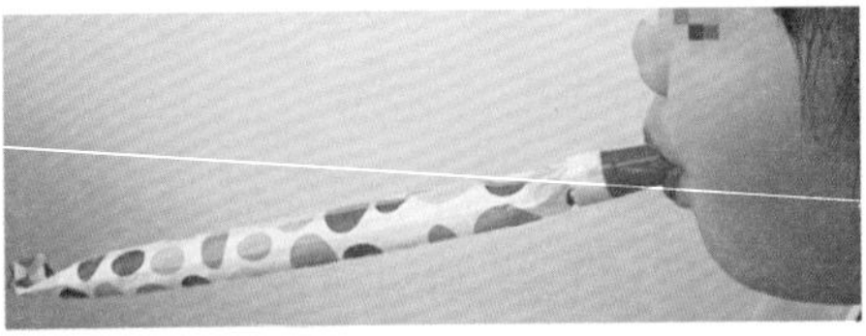

图 18-3-15　吹吹吹龙

(4)展唇运动训练:①模仿大笑;②咧开嘴角发“i”。

(5)唇齿接触运动训练:夹饼干、舔果酱、发唇齿音“f”。

(6)圆展交替运动训练:①亲吻微笑(从亲吻的唇形转为大笑,重复4次);②亲吻皱眉(从亲吻的唇形转为皱眉生气的表情,重复4次);③微笑—噘嘴;④“i-u”交替发音。

6. 舌部运动训练

(1)增强舌感知觉的治疗:①向上刷舌尖(压舌板置于舌尖下面,向上刷舌尖使其发痒);②横向刷舌尖(压舌板从舌尖一侧横向移到另一侧,使舌尖发痒);③前后刷舌尖(用压舌板从前向后使舌尖发痒);④后前刷舌尖(从距离舌尖2cm的地方向舌尖方向移动,使舌尖发痒);⑤后前刷舌侧缘(将压舌板从舌侧边向舌尖移动,使舌尖发痒,再换另一边);⑥一二三拍打我(用压舌板拍打舌尖、舌的两侧和舌面,并指出拍打的是哪个地方)。

(2)提高舌肌肌力的治疗:①舌尖后推(用压舌板抵住舌尖,同时向后推,舌尖抵抗向前用力);②舌尖侧推(把压舌板放在舌尖的一侧,让舌尖推压舌板,同时治疗师抵抗);③舌尖上抬(用压舌板下压舌尖,舌尖向上抵抗);④舌体下压(把压舌板放在舌体下面并向上推,让患者用舌体下压压舌板);⑤舌体侧推(将压舌板从舌的一侧向对侧推,并让患者抵抗）；⑥舌体上抬（用压舌板下压舌体，同时让患者将整个舌体向上挤）；⑦左右两半上抬（用压舌板在舌的一侧向下压，让患者上抬舌体，则舌的对侧向上抬起，持续 5 秒；换到对侧进行）；⑧舌尖与脸颊相碰（舌尖抵住脸颊，用手指寻找舌尖的位置）。

（3）舌向前运动治疗技术：①张嘴，舌尽量伸出，向上、下运动，每个方向停 5 秒；②在压舌板上放些花生酱、糖、果酱类，让患者用舌尖去舔，做 10 次。

（4）舌向后运动治疗技术：①使用吸舌器向外牵拉舌，促进舌后缩；②发"u""ou"音。

（5）舌前后转换运动训练：①舌前伸—后缩交替运动；②"i"-"u"交替训练。

（6）马蹄形上抬运动治疗技术：①压舌板刺激法（用压舌板刺激舌前 1/3 处，舌尖及舌两侧缘上抬，舌尖下降成碗状）；②按摩刷刺激法（用按摩刷刺激舌中部，舌尖及舌两侧缘上抬，舌尖下降成碗状）；③吸管刺激法（让患者吸黏稠的液体，如酸奶）；④勺底压舌法（用一把平的勺子底部压住舌中部）；⑤敲击舌中部法（治疗师用牙刷敲击舌中部）。⑥发"d""t""n"音。

（7）舌后部上抬运动治疗技术：①敲击舌中线刺激法（用婴儿牙刷或咀嚼玩具敲击舌中线的中央位置，舌向后隆起成球状）；②发"g""k"音。

（8）舌侧边缘上抬运动治疗技术：①舌侧边刺激法（治疗师用按摩刷按前后方向刺激舌侧边，被刺激的舌侧边上抬）；②向中线压舌法（治疗师用压舌板将舌压向舌中线处）；③向下压舌侧缘法（用压舌板向下压舌侧缘，并让患者用力向上顶);④刺激上腭法(用压膜刷刺激相应舌侧边的上腭,让患者上抬对应的舌侧边);⑤刺激马蹄形反应区(用压舌板、按摩刷、咀嚼器刺激马蹄形反应区,使两侧边上抬);⑥食物转送法(将食物从一侧的臼齿送到另一侧的臼齿处,促进舌侧边上抬);⑦臼齿咀嚼法(将牛肉干放置在一边的臼齿处咀嚼数秒,再转到另一边臼齿处咀嚼)。

(9)舌尖上抬与下降运动治疗技术:①舌尖舔物法(把棒棒糖放在舌尖上方,诱导患者舌尖上抬);②舌尖上下运动(张开嘴巴,舌尖向上抵住上牙龈,接着抵住下齿龈,上下交替运动);③发"i"音。

(10)舌前部上抬运动治疗技术:舌前部拱起(用舌尖上抬训练器凹槽对准舌前部,向下压舌前部,让患者向上顶,促使舌前部上抬,同时发"j""q""x"的音)。

7. 发音训练

(1)发音认识:治疗师通过视觉、听觉、触觉和演示等多种方法,帮助患者认识目标音位的发音部位和发音方式。

(2)做无声的构音运动:如"p"音,治疗师使用纸片飘动的视觉反馈及手法辅助(控制患者闭唇动作及避免气流从鼻腔流出)下,诱导患者做快速吐气的动作。

(3)诱导发音:先训练发韵母,然后发声母;声母先由双唇音开始,待患者能发声母后,训练将已掌握的声母与韵母相结合,最后过渡到单词和句子的练习。

(4)泛化训练:在日常生活情境中强化目标音位,帮助患者将所习得的目标音位更快地迁移到日常生活用语中。

8. 韵律训练

(1)重读治疗法:将节奏训练与连续语音的发音训练有

机结合,旨在通过建立正确的重读方式提高患者连续语音的韵律。

①慢板节奏训练:采用慢拍,一次完整的慢板节奏训练应持续 6 秒钟,其中 3 秒钟为吸气,3 秒钟为发音。慢板节奏一训练:训练节拍为"吸气,强-弱-弱",如"吸气,I-i-i";慢板节奏二训练:训练节拍为"吸气,弱-强-弱",如"吸气,i-I-i";慢板节奏三训练:训练节拍为"吸气,弱-强-强",如"吸气,i-I-I"。(小写字母的表示非重读韵母,大写字母的表示重读韵母)。

②行板节奏训练:训练节拍为"吸气,弱-强-强-强",如"ba-BA-BA-BA"。

(2)语速与节律调控训练:可利用节拍器或唱歌游戏培养儿童的节奏感和韵律感。

(四)注意事项

1. 训练前应同患儿建立良好的医患关系,取得患儿的配合。

2. 注意训练中的口腔卫生、训练工具的消毒。

3. 训练内容应循序渐进,由易到难。

4. 注意正确语音的正强化,避免错误语音的负强化。训练者不必反复在患儿面前强调他或她的语音是如何如何错,错在哪里,只要告诉他们正确的发音模式和正确的发音即可。因为语音习得的过程就是不断通过视觉模仿和听觉反馈,逐步由不清晰语音向清晰语音过渡的过程。如果训练者只是一味地在患儿面前强调他或她如何错,不但会引起患儿的反感,使患儿对继续训练产生抵触情绪,难以产生训练效果。严重者可能导致儿童听了很多遍训练者模仿的错误语音,从而对错误语音更加印象深刻。

5. 儿童很多语音的习得离不开对口腔正确运动模式的视觉模仿,如唇音的学习最能说明视觉模仿的必要性。因此,训练中将图片或实物放在训练者的嘴边,将训练者发音时的口型和实物一同置于儿童的视野内,将会使儿童更好地完成语音的视觉模仿。

6. 重视家庭训练,患儿家长应该在语言治疗师的指导下,积极、有步骤地进行基本的家庭康复训练。

(康复技术协作组深圳市儿童医院王超技师执笔,曹建国教授审核)

三、摄食-吞咽障碍训练

(一)概念

是针对吞咽障碍的康复治疗技术和方法,包括不用食物、针对功能障碍的间接训练(基础训练)和使用食物同时并用体位、食物形态等补偿手段的直接训练(摄食训练)。

(二)适应证与禁忌证

1. 适应证 脑卒中患者、脑外伤患者、周围神经损伤患者、脑瘫儿童、精神发育迟滞患者等。

2. 禁忌证 运动训练所针对的关节、肌肉出现损伤或疼痛;局部皮肤、黏膜破损、溃疡;过度疲劳或身体不适。

(三)操作方法

1. 口腔感觉刺激技术

(1)冷刺激

①腭弓刺激:嘱患者张口,以棉棒蘸冰水置于前腭弓处,沿前腭弓方向自上而下摩擦5次,然后嘱患者闭唇,要求

空吞咽,注意动作轻柔,力度适中,避免黏膜损伤。

②舌根刺激:嘱患者张口,以棉棒冰蘸水置于舌后1/3,从一侧边缘摩擦至另一侧边缘,摩擦5次,然后嘱患者闭唇,要求空吞咽,注意动作轻柔,力度适中,避免黏膜损伤。

刺激有效的标准:刺激完毕后,患者闭唇后可在3秒内出现一次吞咽动作;上述操作,可每日2~3次,每次10分钟,患者咽反射引出,出现呕吐反射,则治疗终止。

③冷刺激:如果患者流涎过多,治疗师可对患者唇内侧和颊部黏膜进行冷刺激,增强患者感知能力,同时刺激唾液腺,每次10分钟,每日3次。同时辅以吞咽诱发手法和口头提醒患者进行吞咽,配合口腔运动训练,可显著减少流涎和唾液分泌。

(2)振动觉刺激:将改良振动棒(图18-3-16)的头部放于需要刺激的部位,如患侧唇、颊部、舌、咽后壁、软腭等部位,开启电源振动,可滑动振动棒的头部振动需要刺激的部位,直到被刺激的器官产生动作或感觉。

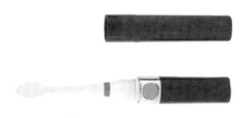

图18-3-16　改良振动棒

(3)气脉冲感觉刺激训练:使用手动挤压气囊(图18-3-17),气囊导管经软性材料包裹,放于口腔,出气端对准软腭、舌根、腭弓或咽后壁等部位,通过手动快速挤压气囊,产

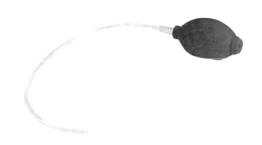

图 18-3-17　手动挤压气囊

生气脉冲,可刺激舌咽神经支配的口咽部相关区域,从而诱发吞咽反射的启动。

(4)味觉刺激:治疗师取出味觉刺激物(如柠檬片),以棉棒蘸取柠檬汁后放于舌两侧缘,每次刺激 3~5 秒,间歇 30 秒,共 10 分钟,每日 3 次。刺激后,根据患者的实际吞咽能力,进行空吞咽训练。味觉感受器是一种快适应感受器,某种味长时间刺激时,其味觉敏感度迅速降低。因此,进行味觉刺激时,同一种味刺激时间不宜过久,刺激的部位不宜固定。

(5)K 点刺激:K 点的位置(图 18-3-18)位于磨牙后三角的高度,在腭舌弓和翼突下颌的凹陷处。通过刺激 K 点可以诱发患者的张口动作和吞咽启动。刺激方法:治疗师使用长棉签沿着口腔一侧舌缘向后刺激 K 点,如刺激有效,患者会出现咀嚼样动作及空吞咽动

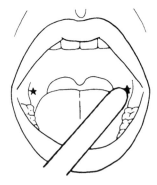

图 18-3-18　K 点

作;如果患者张口困难,可经齿龈和颊黏膜间的腔隙向后,经磨牙后区刺激 K 点,可引起患者反射性张口动作。刺激强度为轻触,动作需轻柔,刺激时需注意左右反应是否有差别,有差别时选择刺激有效侧。

2. 口腔运动训练技术

(1)口唇闭锁训练

①治疗师可用指腹反复、快速轻叩口轮匝肌肌腹,刺激唇部肌肉的收缩,诱发唇的闭合出现,然后治疗师在患者闭唇时向闭合运动方向的反方向施加一定的阻力,力量可循序渐进,使患者在抵抗阻力中逐步增强唇部闭合的力量。

②使用棉签做非营养性吸吮训练(图 18-3-19),过渡至使用海绵棒蘸取少量水尝试进行吸吮-吞咽训练(图 18-3-20),再过渡至使用吸管杯进行进食训练(图 18-3-21)。

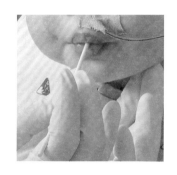

图 18-3-19　吸吮训练(使用棉签)

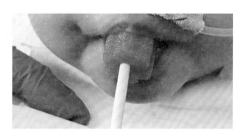

图 18-3-20　吸吮-吞咽训练(使用海绵棒)

（2）下颌运动训练

①当肌肉高度紧张、咬反射残留时，可对高度紧张的肌肉进行冷刺激按摩和牵伸疗法，使咬肌放松。当咬肌紧张低下时，可对咬肌进行振动刺激和轻拍。

②利用不同粗细及软硬度的橡胶咬合训练棒（图 18-3-22）进行下颌开、

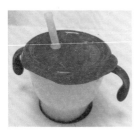

图 18-3-21　吸管杯

闭及侧向运动的咬合训练，模拟切割、研磨等咀嚼动作，以提高患者下颌的运动功能，使患者逐渐获得更大的下颌咀嚼范围及咀嚼力量。

③使用硬质食物（如条状磨牙饼干）做咀嚼训练（图18-3-23），治疗师将磨牙饼干放在患者一侧磨牙之间，手持饼干的另一端，通过适当移动饼干在患者口内的位置，让患者咀嚼饼干至糊状，根据患者吞咽功能情况咽下或吐出。在另一侧完成相同的咀嚼动作。另外，用纱布包裹住饼干可防止患者因咀嚼功能不足引发的危险，具有较高的安全性。

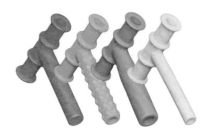

图 18-3-22　橡胶咬合训练棒

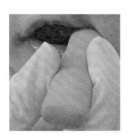

图 18-3-23　咀嚼训练

（3）舌肌的主动牵拉和抗阻训练：使用吸舌器进行舌部的牵拉、摆动、抗阻等训练。

①向外拉伸舌肌时速度适当加快，但拉伸长度不变，避免引起痛感。快速拉伸舌肌可向舌肌有效传递兴奋信息，兴奋本体感受器，有效感受舌的运动方向和运动位置。

②向上、下、左、右各方向运动舌部时，需辅以口头指令，并要求患者主动运动舌肌向要求的方向运动，使患者充分感知舌尖运动的方向。

③进行抗阻运动时，建议用吸舌器吸住舌尖（图18-3-24）。要求患者回缩舌尖，如患者有一定的闭唇能力，也可要求患者用口夹紧舌肌，患者回缩舌部的过程，也可以兴奋舌肌的本体感受器，感受舌运动方向。

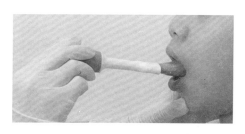

图18-3-24　舌的牵拉、抗阻训练

④使用吸舌器进行舌肌牵拉和抗阻训练时，应注意牵拉力度适中，避免暴力操作，避免出现痛感；舌牵拉长度适中，以舌尖出唇1cm左右为宜；一次持续牵拉时间不宜过长，因舌尖部为负压牵引，一定程度影响舌尖血液循环，时间过长，易致舌尖暗红、肿胀，所以一次牵拉时间建议不超过5秒。连续牵拉治疗时间建议控制在5分钟，以免舌尖反复的缺血、充血，引起舌尖肿胀。

⑤在舌尖牵拉、抗阻回缩和牵拉舌向各方向运动的过程中,需注意平拉舌尖,避免舌系带与下列牙齿反复摩擦,致舌系带损伤或溃疡。

3. 呼吸训练

(1)腹式呼吸:患者卧位屈膝,治疗者两手分别置于患者的上腹部和胸部,让患者以鼻吸气、以口呼气,呼气结束时上腹部的手稍加压于上方膈部的方向,患者以此状态吸气。也可在腹部放上 1～2kg 的沙袋,让患者体会吸气时腹部膨胀、呼气时腹部凹陷的感觉。

(2)缩唇呼吸:吸气时用鼻子,呼气时嘴呈缩唇状施加一些抵抗,缓慢呼气。吸气与呼气的比率为 1:2,逐渐达到吸气和呼气的比例为 1:4。

4. 吞咽训练——门德尔松吞咽法

(1)对于喉部可以上抬的患者,当吞咽唾液时,让患者感觉有喉向上抬时,同时保持喉上抬位置数秒;或吞咽时让患者以舌尖顶住硬腭、屏住呼吸,以此位置保持数秒,同时让患者示指置于甲状软骨上方,中指置于环状软骨上,感受喉结上抬。

(2)对于上抬无力的患者,治疗师用手上推其喉部来促进吞咽。只要喉部开始抬高,治疗师即可用置于环状软骨下方的示指与拇指上推喉部并固定。注意:要先让患者感到喉部上抬,上抬逐渐诱发出来后再让患者借助外力帮助,有意识地保持上抬位置。此法可增加吞咽时喉提升的幅度并延长提升后保持不降的时间,因而也能增加环咽段开放的宽度和时间,起到治疗作用。

5. 进食训练

(1)设置食物性状:容易吞咽的理想食物性质通常有以

下特征:柔软,密度及性状均一;有适当的黏性,不易松散,在口腔内容易形成食团;易于咀嚼,通过咽及食管时容易变形;不易在黏膜上黏附滞留。

（2）调整进食体位:30°或 60°仰卧位（图 18-3-25）、颈部前倾、肩背部垫高、健侧喂食。

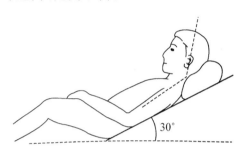

图 18-3-25　30°仰卧、颈部前屈的半坐卧位

（3）调整一口量:应从小量（1～5ml）开始,逐步增加,掌握合适的一口量。

（4）设置进食速度:应以较常人缓慢的速度进行摄食、咀嚼和吞咽。通常一般每餐进食的时间控制在 45 分钟左右为宜。

（5）减少食物残留的代偿动作。

①空吞咽:吞咽一口食物后,反复做几次空吞咽,使口内滞留食物全部咽下,然后再进食下一口。

②交替吞咽:让患者交替吞咽固体食物和流食,或每次吞咽后饮水 1～2ml。

③点头样吞咽:颈部后仰,使会厌谷变窄,挤出滞留食物,随后低头并做吞咽动作。

④转头吞咽:单侧梨状隐窝内残留食物时,头部向受损

侧转动并做点头样吞咽动作;两侧梨状隐窝内残留食物时,反复左右转动头部进行侧方吞咽。

⑤倾斜吞咽:向健侧倾斜头部并吞咽的动作,有利于食团随重力进入口腔和咽部的健侧,适用于单侧舌部和咽部功能障碍。

⑥屈颈缩下颌吞咽:让患者做屈颈同时头部后缩的动作,增加咽部向下推挤食物的力量,有利于吞咽反射迟缓的患者产生充分的吞咽。

(四)注意事项

1. 实际临床应用中,口腔感觉刺激治疗多建议采用感觉统合刺激训练,不建议仅采用单一的感觉刺激进行治疗。

2. 进行下颌开、闭的训练时,不可过度要求运动范围或急于求成,而导致患者下颌关节脱位或其他损伤。训练应建立在循序渐进的基础上,通过更多协调的下颌运动而获得。

3. 使用吸舌器时应注意吸引的力度不宜过大,能固定舌部即可,牵拉轻柔避免损伤舌体,抗阻训练需根据患者的完成情况逐渐增加阻力的大小以调整训练难度。

4. 呼吸训练时应避免过度憋气或换气,训练时间不宜过长,因人而异。

5. 为了防止口咽部食物残留或进食后反流造成误吸,应在进食后检查口咽部。

(康复技术协作组深圳市儿童医院王超技师执笔,曹建国教授审核)

参考文献

[1] 中华人民共和国国家标准（GB/T 21709.10—2008）针灸技术操作规范：第 10 部分：穴位埋线[J].中国针灸,2009,29(5):405-406.

[2] 孔勉,刘振寰,黄晨.中医儿科临床诊疗指南·精神发育迟滞（制订）[J].中医儿科杂志,2016,12(2):1-5.

[3] 牟梓君,何丽云,宋虎杰,等.基于 1584 份病历的小儿脑瘫针刺选穴规律研究[J].中国针灸,2021,41(3):355-358.

[4] 王兴,陈丹.脑性瘫痪患儿中医证候学研究[J].陕西中医药大学学报,2020,43(2):57-60.

[5] 高姗,关丽君.小儿脑性瘫痪头 MRI 表现与中医证型的调查研究[J].中国中西医结合儿科学,2017,9(5):448-450.

[6] 李诺,刘振寰.应用中医体质分型治疗脑性瘫痪的临床研究[J].中医儿科杂志,2014,10(4):49-53.

[7] 马丙祥,雷爽,张建奎,等.脑性瘫痪中医辨证分型调查结果分析[J].中华中医药杂志,2013,28(12):3545-3547.

[8] 金炳旭,赵勇,钱旭光,等.穴位埋线对不随意运动型脑瘫患儿坐位能力的影响[J].针刺研究,2019,44(9):668-671.

[9] 吴剑辉,张静,庄礼兴.埋线疗法治疗小儿癫痫的临床研究[J].广州中医药大学学报,2010,27(6):576-578.

[10] 金炳旭,刘振寰,赵勇,等.针刺辅助治疗对不同类型脑瘫患儿运动功能疗效相关因素分析——附 520 例回顾性分析[J].中国针灸,2016,36(7):709-714.

[11] 王潇慧,张媛,袁斯远,等.穴位埋线治疗癫痫随机对照研究的系统评价[J].中华中医药杂志,2018,33(5)2120-2124.

[12] 薛奇明,张晓慧,雍凤娇,等.穴位埋线治疗功能性便秘随机对照研究[J].四川中医,2019,37(6):180-182.

[13] 金炳旭,钱旭光,赵勇,等.微创埋线治疗儿童精神发育迟滞临床观察[J].上海针灸杂志,2020,39(6):715-719.

[14] 丘雅维,胡丙成.穴位埋线治疗便秘的临床选穴规律研究[J].中国中医药科技,2019,26(2):315-317.

[15] 金炳旭,李诺,赵勇,等.穴位埋线对自闭症儿童共同注意及社交沟通能力的影响:随机对照研究[J].中国针灸,2020,40(2):162-166.

[16] 刘征,张译文,马琳,等.穴位埋线法治疗癫痫临床研究的 Meta 分析[J].广州中医药大学学报,2021,38(2):317-324.

[17] 李唯,薛远志.穴位埋线治疗遗尿疗效分析[J].上海针灸杂志,1996(4):23-24.

[18] 张俊峰.穴位埋线治疗儿童遗尿 86 例[J].光明中医,2009,24(2):335-336.

[19] 金玉晶,韩雪,葛国岚,等.运用穴位埋线从肺、脾、肾论治小儿反复呼吸道感染[J].中医学报,2016,31(9):1277-1280.

[20] 石来军,赵旸.穴位埋线辨证治疗小儿反复呼吸道感染疗效观察[J].西部中医药,2015,28(7):117-119.

[21] 胡倩,杨松柏,梅志刚,等.针灸治疗臂丛神经损伤的 Meta 分析[J].时珍国医国药,2020,31(12):3064-3068.

[22] 安彩莲,严兴科,卜筱梅,等.基于临床文献研究埋线治疗过敏性鼻炎的选穴规律[J].甘肃中医药大学学报,2020,37(1):102-106.

[23] 王雪竹,杨才德.穴位埋线法治疗过敏性鼻炎临床评述[J].中国中医药现代远程教育,2020,18(14):150-152.

[24] 汪受传.中医儿科学[M].北京:中国中医药出版社,2002.

[25] 高树中,杨骏.针灸治疗学[M].北京:中国中医药出版社,2016.

[26] 龚廷贤.万病回春[M].人民卫生出版社,1984.

[27] 肖少卿,陶航.中国灸法治疗学[M].银川:宁夏人民出版社,1996.

[28] 汪受传,虞坚尔.中医儿科学[M].9 版.北京:中国中医药出版社,2012.

[29] 吴亦鼎(清).神灸经纶[M].邓宏勇,许吉校注.北京:中国中医药出版社,2015.

[30] 雷丰(清)撰;俞晓旸,李勤璞标点.灸法秘传时病论[M].北京:中华书

局,2018.

[31] 刘明军,陈邵涛.小儿艾灸[M].北京:中国中医药出版社,2020.

[32] 国家市场监督管理总局、国家标准化管理委员会.中医技术操作规范:儿科:第3部分:小儿针灸疗法 GB/Z 40893.3－2021[S].2021.

[33] 张天生,刘晓波.通督灸操作规范及临床应用[J].中国民间疗法.2020(24):33-36＋136

[34] 陈锦锦,张航,单莉杰,等.督灸治疗强直性脊柱炎的临床研究进展[J].中国民间疗法,2018,26(1):95-96.

[35] 李月红,辛效毅,秦慧娟,等.温督通痹方督灸联合针刺治疗强直性脊柱炎临床观察[J].上海针灸杂志,2019,38(10):1163-1167.

[36] 乔瑜,赵羊洋,李凯歌,朱新枝,原佩玉,张天生.通督灸临床应用研究进展[J].山西中医学院学报.2019(2):146-148.

[37] 宫玉梅.铺灸疗法治疗小儿遗尿18例[J].中医儿科杂志,2008,4（2）:45-46.

[38] 林玉屏.中药热熨疗法治疗软组织损伤概况[J].辽宁中医药大学学报,2010,12(3):3.

[39] 张琳.图解常见病中药外治疗法[M].上海:化学工业出版社,2018.

[40] 李慧梅.小儿肠系膜淋巴结炎治疗经验总结[J].光明中医,2019(2):3.

[41] 杜春雁,马融,胡思源.一种止遗尿熨烫剂及其制备方法.CN103223007B[P].2014.

[42] 胡永慧,佘一鸣,韩立云,刘素香,陈常青.中药透皮贴剂的临床应用进展[J].中草药,2017,48(13):2787-2792.

[43] 陈辉.内服外用中药治疗小儿流行性腮腺炎64例[J].中国民族民间医药杂志,2003(6):341-342.

[44] 王雪峰.图解小儿病中医外治法[M].北京:人民军医出版社,2013.

[45] 黄彩云.中药封包联合肝病治疗仪治疗慢性乙型病毒性肝炎的护理探索[J].实用临床护理学杂志,2018,3(22):22,26.

[46] 郭晓琴,任晓琴.中药封包用于癌性疼痛的疗效观察[J].中西医结合研究.2016,8(1):33.

[47] 李楠,张程.蜡疗加中药封包对先天性肌性斜颈患儿的影响[J].西部中医药,2018,31(9):121-123.

［48］张奕颖.中药穴位贴敷对流感患者退热作用的临床观察［J］.国医论坛,2020,3(35):25-26.

［49］丁珍.中药穴位贴敷治疗小儿反复呼吸道感染的研究进展［J］.临床医药文献杂志,2019,6(20):190-191.

［50］林柳.辨证穴位贴敷治疗慢性持续期小儿哮喘的临床研究［D］.广西中医药大学.2016:24.

［51］赵西斌.冬病夏治穴位贴敷治疗小儿哮喘74例临床观察［J］.中医儿科杂志,2018,7(14):52-53.

［52］于尚多.穴位贴敷联合小儿推拿治疗小儿非特异性慢性咳嗽临床研究［D］.长春中医药大学,2019:10.

［53］刘成报,刘习书.外敷膏治疗过敏性鼻炎临床体会［J］.中医外治杂志,2004,13(3):47.

［54］黄珊,吴蔚,王鹰,等.清金膏2号方穴位贴敷联合西医常规疗法治疗小儿肺炎76例临床观察［J］.江苏中医药,2014,(8):62-63.

［55］张新建.中药外敷法辅佐治疗小儿肺炎104例临床疗效观察［J］.中医儿科杂志,2006,2(3):23-24.

［56］董丽霞.解毒利咽汤配合穴位贴敷治疗小儿急性化脓性扁桃体炎疗效观察［J］.山西中医药大学学报,2020,21(6):438-440.

［57］叶玉珍.中药外敷涌泉穴治疗小儿口疮200例临床观察［J］.北方药学,2013,10(1):111.

［58］刘序君,郭湄.吴茱萸外敷治疗鹅口疮［J］.中国民间疗法,2003,11(1):25.

［59］管永煜,吕玉堂.中药穴位贴敷治疗小儿疱疹性口炎62例临床分析［J］.康复与疗养杂志,1996,11(1):027.

［60］陈英芳,耿少怡,高志伟,等.通便散贴敷神阙穴配合推拿治疗小儿实证便秘60例临床观察［J］.河北中医,2010,32(12):1804.

［61］郭军军,汪雅.中药穴位贴敷治疗儿童中枢介导的腹痛综合征150例［J］.中医外治杂志,2019,28(1):29.

［62］宋阿冬.中药穴位贴敷治疗小儿呕吐128例［J］.河北中医,1998,20(4):200.

［63］吴安平,杨芳,王远娟,等.中药穴位贴敷联合蒙脱石散保留灌肠外治

小儿泄泻[J].光明中医,2017,32(21):3138-3139.

[64] 翟昌纯.中药内服配合中药穴位贴敷治疗小儿厌食症60例临床观察[J].现代医药卫生,2014,10(1):122-123.

[65] 王喜聪,袁海红,邢彦伟.调胃化食散穴位贴敷配合针刺治疗小儿积滞症68例临床观察[J].中医中药,2009,47(12):108-109.

[66] 王绍洁,矫承媛,赵文华.敷脐疗法治疗儿童尿频100例疗效观察[J].中国中西医结合儿科学,2009,1(1):100-102.

[67] 尉靖敏.中药贴敷治疗小儿遗尿[J].中国民间疗法,2017,25(9):14.

[68] 鲍玉芳.中药加穴位贴敷治疗慢性肾炎35例临床观察[J].湖南中医杂志,2016,32(10):10-12.

[69] 唐莉,杨佳妙,邵征洋.加味导赤散配合涌泉穴位贴敷治疗小儿夜惊疗效观察[J].浙江中西医结合杂志,2019,29(1):66-67.

[70] 田明明.止汗散穴位贴敷治疗小儿汗证临床观察[J].四川中医2015.33(3):115-117.

[71] 袁增辉.中药穴位贴敷配合耳压法治疗小儿抽动症[J].临床医药文献杂志,2018,5(24):178.

[72] 王艳,贾跃进.腹针结合中药穴位贴敷治疗单纯性肥胖疗效观察[J].光明中医,2015,30(1):104-105.

[73] 王立勇,郭彦生.中药内服外敷治疗小儿痄腮[J].中医中药,2009,16(9):97.

[74] 钟兆贝,张仲源.中药外敷涌泉穴治疗儿童麦粒肿138例临床观察[J].中医外治杂志,2002,11(5):23.

[75] 周曙华.药物外敷结合熏洗法治疗肛周脓肿的效果分析[J].现代实用医学,2016,28(8):1077-1078.

[76] 刘艳春.针刺配合中药外敷治疗小儿丘疹样荨麻疹156例[J].吉林中医药,2000(3):37.

[77] 宋建蓉.刁本恕外治法治疗小儿外感高热经验探析[J].四川中医,2010,28(7):1-2.

[78] 王喜,李建,齐广瑞.用中药外洗疗法治疗小儿湿疹的效果观察[J].当代医药论丛,2015,13(12):32-33.

[79] 张文光.水疝汤外洗加艾灸阳池穴治疗睾丸鞘膜积液33例[J].中国民

间疗法,2008,16(12):20-21.

[80] 莫长城,杨少华.中药内服、外洗治疗小儿水痘 45 例疗效观察[J].实用中西医结合临床,2007,2(1):60,68.

[81] 丁伟,张翔.祛风凉血汤外洗辅助治疗小儿过敏性紫癜疗效观察[J].中医药临床杂志,2012,24(10):958-959.

[82] 李慧柳,苏文桂.清开灵注射液加中药外洗治疗带状疱疹 78 李临床观察[J].河北中医,2011,33(3):420-421.

[83] 王晶,解玲芳,凌蓉蓉,等.中药熏洗法辅助治疗小儿外感发热的临床观察与护理[J].山西医药杂志,2013,42(6):610-612.

[84] 王妍炜,林志红,张蕾.中药熏蒸和耳穴压豆联合常规方案治疗小儿过敏性紫癜的临床观察[J].中国中西医结合杂志,2017,37(10):1264-1266.

[85] 全香美,王芳,李冬梅.中药熏蒸疗法治疗小儿肾气不足型遗尿 80 例[J].中国民间疗法,2015,23(5):12-13.

[86] 陈婕.喜炎平注射液联合中药熏洗治疗小儿手足口病的效果观察[J].当代医学,2016,22(36):188-189.

[87] 吴伟,陈海琼.中药熏蒸联合功能训练治疗小儿痉挛型脑瘫临床研究[J].中华中医药学刊,2018,36(8):1920-1922.

[88] 张蕾.中药熏蒸治疗不随意运动型小儿脑瘫的临床观察[J].光明中医,2009,24(3):484-485.

[89] 杨丽珍,秦秀.自拟外阴洗方熏洗治疗小儿外阴阴道炎 50 例[J].广西中医药,2015,38(4):28-29.

[90] 唐诗鹏,陆建国,曹江.内外侧交叉固定联合中药熏洗对小儿肱骨髁上骨折治疗优良率及术后疼痛程度的干预作用[J].四川中医,2020,38(8):152-155.

[91] 谢晓焜,邱晓虎.手法加中药熏洗治疗小儿创伤后肘关节僵硬[J].中医正骨,2004,16(6):32-33.

[92] 孙德立,李刚,刘少举.儿童髋扭伤 147 例临床分析[J].中医正骨,1998,10(4):25-26.

[93] 辛艺铭.手法配合中药熏洗治疗小儿髋关节滑膜炎体会[J].按摩与导引,1993(4):31-32.

［94］张勤良.中药熏洗并按摩治疗小儿脱肛临床观察［J］.辽宁中医药大学学报,2012,14(6):161.

［95］张清旺.中药熏洗治疗小儿鞘膜积液 165 例［J］.国医论坛,2006,21(5):33.

［96］沙剑虹.银杏汤剂熏洗治疗小儿腹泻［J］.中国民间疗法,2009,17(3):66.

［97］郭碧霞,谢承.一次性头皮针软管在小儿保留灌肠中的应用［J］.中西医结合护理(中英文),2018,4(2):20-22.

［98］周红燕,陈婷婷.停顿式保留灌肠在高热惊厥患儿护理中的运用［J］.实用临床护理学杂志,2016,1(8):109-110.

［99］李立,廖星,赵静,等.中国小儿急性上呼吸道感染相关临床指南的解读［J］.中国中药杂志,2017,42(8):1510-1513.

［100］汪受传,赵霞,韩新民,等.小儿肺炎喘嗽中医诊疗指南［J］.中医儿科杂志,2008,4(3):1-3.

［101］王亚雷,李晨帅,张亚娜.华盖散煎剂直肠推入法治疗小儿肺炎喘嗽(风寒闭肺)临床观察［J］.光明中医,2020,35(16):2474-2476.

［102］韩新民,汪受传,虞舜,等.小儿泄泻中医诊疗指南［J］.中医儿科杂志,2008,4(3):1-3.

［103］朱林存.中药自拟方灌滴疗法治疗小儿肠系膜淋巴结炎 56 例临床观察［J］.中国民间疗法,2019,27(5):13-15.

［104］李俊丽,李淑娟,赵俊荣,等.中医综合疗法对新生儿 VAP 并发中毒性肠麻痹治疗的疗效研究［J］.河北中医药学报,2018,33(1):33-35.

［105］周鹏飞,刘佃温,刘世举,等.溃结Ⅱ号灌肠方治疗远端溃疡性结肠炎的临床研究［J］.中医药导报,2018,24(9):72-74.

［106］杨杰,姜小艳,李健.理肠汤结合溃疡灵灌肠治疗脾虚湿困型溃疡性结肠炎 40 例［J］.陕西中医药大学学报,2019,42(3):108-111.

［107］中华中医药学会脾胃分会.溃疡性结肠炎中医诊疗专家共识意见(2017)［J］.中华中医药杂志,2017,32(8):3585-3589.

［108］王翠玲.热性惊厥的研究进展及合理用药［J］.中国临床医师杂志,2017,45(3):18-21.

［109］曹立菊.中药直肠给药在儿科疾病治疗中的应用［J］.天津中医学院

学报,2000(2):51-53.

[110] 贺爱燕,胡思源,刘虹,魏剑平.陈宝义教授对小儿病毒性心肌炎的中医理论认识和辨治经验[J].陕西中医,2010,31(2):204-205+218.

[111] 李辉.中药保留灌肠在小儿难治性肾病综合征治疗中的应用[J].中医临床研究,2016,8(25):95-96.

[112] 叶进,喻闽凤,徐卉卉,刘晓芳.中医儿科临床诊疗指南·蛔虫病(修订)[J].中医儿科杂志,2017,13(6):6-10.

[113] 肖声扬.健脾顺腑汤灌肠复位治疗婴幼儿肠套叠的临床研究[D].广州中医药大学,2010.

[114] 张天生,刘晓波.通督灸操作规范及临床应用[J].中国民间疗法.2020(24):33-36+136.

[115] 陈锦锦,张航,单莉杰,等.督灸治疗强直性脊柱炎的临床研究进展[J].中国民间疗法,2018,26(1):95-96.

[116] 李月红,辛效毅,秦慧娟,等.温督通痹方督灸联合针刺治疗强直性脊柱炎临床观察[J].上海针灸杂志,2019,38(10):1163-1167.

[117] 乔瑜,赵羊洋,李凯歌,朱新枝,原佩玉,张天生.通督灸临床应用研究进展[J].山西中医学院学报,2019(2):146-148.

[118] 宫玉梅.铺灸疗法治疗小儿遗尿18例[J].中医儿科杂志,2008,4(2):45-46.